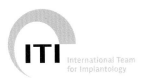

第九卷

国际口腔种植学会（ITI）口腔种植临床指南
——老年患者的口腔种植治疗

ITI Treatment Guide
Implant Therapy in the Geriatric Patient

丛书主编　（荷）丹尼尔·维斯梅耶（D. Wismeijer）

　　　　　（澳）斯蒂芬·陈（S. Chen）

　　　　　（瑞士）丹尼尔·布瑟（D. Buser）

主　　编　（瑞士）佛罗克·穆勒（F. Müller）

　　　　　（英）斯蒂芬·巴特（S. Barter）

主　　译　宿玉成

译　　者　汪　霞　彭玲燕　马　蕊　孟浩宇

　　　　　刘　倩　张　欣

北方联合出版传媒（集团）股份有限公司
辽宁科学技术出版社
沈　阳

图文编辑：

邢俊杰　高霞　凌侠　董明　胡书海　季秋实　贾崇富　姜龙　李晓杰　刘慧颖　任翔　许诺
杨茜　于旸　尹伟　左恩俊　高阳　李霞　浦光瑞　权慧欣　吴大雷　郑童娇　田冬梅　左民
温超　段辉　吴涛　邱焱　蔡晓岚　阎妮　李海英　郭世斌　李春艳　刘晶　刘晓颖　孟华
潘峻岩　秦红梅　沈玉婕　陶冶　刘娜

This is translation of
Implant Therapy in the Geriatric Patient, ITI Treatment Guide Volume 9 (English Edition)
By Frauke Müller, Stephen Barter
© 2016 by Quintessence Publishing Co, Ltd

© 2019，辽宁科学技术出版社
本书由Quintessence Publishing Co, Ltd独家授权辽宁科学技术出版社在中国出版中文简体字版本。著作权
合同登记号：06–2017年第42号。

图书在版编目（CIP）数据

老年患者的口腔种植治疗 /（瑞士）佛罗克·穆勒（F.
Müller），（英）斯蒂芬·巴特（S. Barter）主编；宿玉成主
译.—沈阳：辽宁科学技术出版社，2019.7（2023.3重印）
ISBN 978–7–5591–0772–5

Ⅰ.①老…　Ⅱ.①佛…　②斯…　③宿…　Ⅲ.①老年人—
种植牙—口腔外科学　Ⅳ.①R782.12

中国版本图书馆CIP数据核字（2018）第121170号

出版发行：辽宁科学技术出版社
　　　　　（地址：沈阳市和平区十一纬路25号　邮编：110003）
印 刷 者：辽宁新华印务有限公司
经 销 者：各地新华书店
幅面尺寸：210mm×280mm
印　　张：20.25
插　　页：4
字　　数：500千字
出版时间：2019年7月第1版
印刷时间：2023年3月第2次印刷
责任编辑：陈刚　苏阳　殷欣
版式设计：袁舒
责任校对：李霞

书　　号：ISBN 978–7–5591–0772–5
定　　价：368.00元

投稿热线：024–23280336
邮购热线：024–23284502
E-mail:cyclonechen@126.com
http://www.lnkj.com.cn

国际口腔种植学会（ITI）口腔种植临床指南
第九卷

ITI Treatment Guide

丛书主编：

（荷）丹尼尔·维斯梅耶（D. Wismeijer）

（澳）斯蒂芬·陈（S. Chen）

（瑞士）丹尼尔·布瑟（D. Buser）

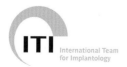

主编：

（瑞士）佛罗克·穆勒

（F. Müller）

（英）斯蒂芬·巴特

（S. Barter）

主译：

宿玉成

译者：

汪 霞 彭玲燕 马 蕊 孟浩宇

刘 倩 张 欣

第九卷

老年患者的口腔种植治疗

Quintessence Publishing

Berlin, Barcelona, Chicago, Istanbul, London,
Mexico City, Milan, Moscow, Paris, Prague, Seoul,
Tokyo, Warsaw

本书说明

本书所提供的资料仅仅是用于教学目的，为特殊和疑难病例推荐序列的临床治疗指南。本书所提出的观点是基于国际口腔种植学会（ITI）共识研讨会（ITI Consensus Conferences）的一致性意见。严格说来，这些建议与国际口腔种植学会（ITI）的理念相同，也代表了作者的观点。国际口腔种植学会（ITI）以及作者、编者和出版商并没有说明或保证书中内容的完美性或准确性，对使用本书中信息所引起的损害（包括直接、间接和特殊的损害，意外性损害，经济损失等）所产生的后果，不负有任何责任。本书的资料并不能取代医师对患者的个体评价，因此，将其用于治疗患者时，后果由医师本人负责。

本书中叙述到产品、方法和技术时，使用和参考到的特殊产品、方法、技术和材料，并不代表我们推荐和认可其价值、特点或厂商的观点。

版权所有，尤其是本书所发表的资料，未经出版商事先书面授权，不得翻印本书的全部或部分内容。本书发表资料中所包含的信息，还受到知识产权的保护。在未经相关知识产权所有者事先书面授权时，不得使用这些信息。

本书中提到的某些生产商和产品的名字可能是注册的商标或所有者的名称，即便是未进行特别注释。因此，在本书出现未带专利标记的名称，也不能理解为出版商认为不受专利权保护。

本书使用了FDI世界牙科联盟（FDI World Dental Federation）的牙位编码系统。

国际口腔种植学会（ITI）的愿景：

"……通过教育和研究，全面普及和提高口腔种植学及其相关组织再生的知识，造福于患者。"

译者序

无疑，牙种植已经成为牙缺失的理想修复方法。

大体上，口腔种植的发展经历了3个历史阶段：第一阶段是以实验结果为基础的种植发展阶段，其主要成就为骨结合理论的诞生和种植材料学的突破，开启了现代口腔种植的新时代；第二阶段是以扩大适应证为动力的种植发展阶段，其主要成就为引导骨再生技术的确立和种植系统设计的完善；第三阶段是以临床证据为依据的种植发展阶段，或称之为以循证医学研究为特点的种植发展阶段，其主要成就为种植理念的形成和临床原则的逐步确定。显然，这是口腔种植由初级向高级逐步发展的一个过程。在这一进程中，根据临床医师的建议不断进行种植体及上部结构的研发和改进，在积累了几十年的临床经验后，开始依据治疗效果回顾并审视各种治疗方案和治疗技术。

为此，国际口腔种植学会（ITI）教育委员会基于共识研讨会（ITI Consensus Conference），对牙种植的各个临床方面形成了共识性论述，并且开始出版"国际口腔种植学会（ITI）口腔种植临床指南"系列丛书。本书为该系列丛书的第九卷，其主要成就包括：

· 关注老年患者种植治疗的医学考量。

· 探索老年患者身心变化与牙种植治疗方案之间的关系。

· 总结了老年患者牙种植治疗工艺并发症和生物学并发症的处理及预防。

因此，译者认为本书是目前老年口腔种植的指导性文献和经典著作。

尽管本书英文版目前已经由多种文字翻译出版。国际口腔种植学会（ITI）和国际精萃出版集团要求包括中文在内的各种文字翻译版本必须和原英文版本完全一致。换句话说，本书除了将英文翻译成中文外，版式、纸张、页码、图片以及中文的排版位置等与原书完全一致。这也体现了目前本书在学术界与出版界中的重要位置。

由于本书出现了许多新的名词、定义和概念，因此在翻译过程中，译者在北京召开了数次关于本书的讨论会，专家们给予许多建议，在此深表谢意。同时，也感谢我的同事们花费了大量的时间校正译稿中的不妥和错误。

尽管译者努力坚持"信、达、雅"的翻译原则，尽量忠实于原文、原意，但由于翻译水平有限，难免出现不妥和错误之处，请同道批评指正。

至此，我们已经将"国际口腔种植学会（ITI）口腔种植临床指南"系列丛书的第一卷（《美学区种植治疗：单颗牙缺失的种植修复》，2007年出版）、第二卷（《牙种植学的负荷方案：牙列缺损的负荷方案》，2008年出版）、第三卷（《拔牙位点种植：各种治疗方案》，2008年出版）、第四卷（《牙种植学的负荷方案：牙列缺失的负荷方案》，2010年出版）、第五卷（《上颌窦底提升的临床程序》，2011年出版）、第六卷（《美学区连续多颗牙缺失间隙的种植修复》，2012年出版）、第七卷（《口腔种植的牙槽嵴骨增量程序：分阶段方案》，2014年出版）、第八卷（《口腔种植生物学和硬件并发症》，2015年出版）、第九卷（《老年患者的口腔种植治疗》，2018年出版）以及《牙种植学的SAC分类》（2009年出版）的中文译本全部奉献于读者。感谢读者与我们共同分享"国际口腔种植学会（ITI）口腔种植临床指南"系列丛书的精华，服务和惠顾于牙列缺损与缺失的患者。

"国际口腔种植学会（ITI）口腔种植临床指南"系列丛书是牙种植学领域的巨著和丰碑。它将持续不断地向读者推出牙种植学各个领域的经典著作。

最后，也感谢国际口腔种植学会（ITI）、国际精萃出版集团和辽宁科学技术出版社对译者的信任，感谢辽宁科学技术出版社在本系列丛书中译本出版过程中的合作与贡献。

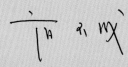

前 言

通过之前8卷的系列丛书，"国际口腔种植学会（ITI）口腔种植临床指南"已经成为牙种植从业者非常宝贵的参考资料。前8卷我们已经涉及了牙种植的所有经典临床内容，第九卷我们选择通过解决老年患者的问题来诠释生命周期循环。

事实上，今天的社会人口统计学数据反映出一项显著的变化：我们不仅活得更长，同时对健康和生活品质保持着高度期望，并且老年人和年轻人的构成比也发生了变化，老年人在数量上明显超过了年轻人。

这对经常接触老年患者的牙种植学及其从业者，都带来一系列新的要求。这些患者的治疗计划往往受到一定的限制而需要做出妥协。除了仍然过着积极生活的一些老年患者外，还有一些身体相对虚弱、健康受损或者需要特殊口腔护理的老年患者。面对这种变化，我们需要更深思熟虑的全面解决方案。

"国际口腔种植学会（ITI）口腔种植临床指南"第九卷涉及老年患者的情况及其需求，包括了从全身系统变化到生理及心理限制，再到生活质量的考量，并且还使用精心挑选的临床病例来说明这些。

D. Wismeijer   S. Chen   D. Buser

致 谢

我们非常感谢精萃出版社Ms. Juliane Richter的排版和印刷流程协调，同时非常感谢Per N. Döhler先生（Triacom Dental）的编辑支持和Ms. Ute Drewes的精美插图，还要感谢国际口腔种植学会（ITI）的合作方Straumann公司给予的一贯支持。

丛书主编、主编和译者

丛书主编:

Daniel Wismeijer
DMD, Professor
Head of the Department of Oral Implantology and
Prosthetic Dentistry
Section of Implantology and Prosthetic Dentistry
Academic Center for Dentistry Amsterdam (ACTA)
Free University
Gustav Mahlerlaan 3004
1081 LA Amsterdam
Netherlands
E-mail: d.wismeijer@acta.nl

Stephen Chen
MDSc, PhD, FICD, FPFA, FRACDS
Clinical Associate Professor
School of Dental Science
University of Melbourne
720 Swanston Street
Melbourne VIC 3010
Australia
E-mail: schen@balwynperio.com.au

Daniel Buser
DDS, Dr med dent, Professor
Chair, Department of Oral Surgery and Stomatology
School of Dental Medicine
University of Bern
Freiburgstrasse 7
3010 Bern
Switzerland
E-mail: daniel.buser@zmk.unibe.ch

主编:

Frauke Müller
Dr med dent, Professor
Division of Gerodontology and Removable Prosthodontics
University Clinics of Dental Medicine
University of Geneva
19, rue Barthélemy-Menn
1205 Genève
Switzerland
E-mail: frauke.mueller@unige.ch

Stephen Barter
BDS MSurgDent RCS
Specialist in Oral Surgery
Clinical Director, Perlan Specialist Dental Centre
Hartfield Road
Eastbourne
East Sussex BN21 2AL
United Kingdom
E-mail: s.barter@gmx.com

主译:

宿玉成 医学博士，教授
中国医学科学院北京协和医院口腔种植中心主任、
首席专家
中华人民共和国北京市西城区大木仓胡同41号，
100032
E-mail: yuchengsu@163.com

译者:

汪 霞　彭玲燕　马 蕊　孟浩宇
刘 倩　张 欣

其他参编作者

Daniel Buser
  DDS, Dr med dent, Professor
  Chair, Department of Oral Surgery and Stomatology
  School of Dental Medicine
  University of Bern
  Freiburgstrasse 7
  3010 Bern
  Switzerland
  E-mail: daniel.buser@zmk.unibe.ch

Anthony Dickinson OAM
  BDSC, MSD
  1564 Malvern Road
  Glen Iris VIC 3146
  Australia
  E-mail: ajd1@iprimus.com.au

Shahrokh Esfandiari
  BSc, DMD, MSc, PhD
  Associate Dean, Academic Affairs
  Associate Professor
  Faculty of Dentistry, McGill University
  Division of Oral Heath and Society
  2001 McGill College Avenue, Suite 500
  Montreal, Québec H3A 1G1
  Canada
  E-mail: shahrokh.esfandiari@mcgill.ca

Richard Leesungbok
  DMD, MSD, PhD
  Head Professor and Chair, Department of
  Biomaterials and Prosthodontics
  Kyung Hee University School of Dentistry
  892, Dongnam-Ro, Gangdong-Gu
  05278 Seoul
  Republic of Korea
  E-mail: lsb@khu.ac.kr

Gerry McKenna
  BDS, MFDS RCSEd, PhD, PgDipTLHE, FDS (Rest
  Dent) RCSEd, FHEA
  Senior Lecturer/Consultant in Restorative Dentistry
  Centre for Public Health
  Institute of Clinical Sciences
  Queens University Belfast
  Block B, Grosvenor Road
  Belfast BT12 6BJ
  Northern Ireland, United Kingdom
  E-mail: g.mckenna@qub.ac.uk

Robbert Jan Renting
  Tandarts, implantoloog i.o.
  Section of Implantology and Prosthetic Dentistry
  Academic Center for Dentistry Amsterdam (ACTA)
  Free University
  Gustav Mahlerlaan 3004
  1081 LA Amsterdam
  Netherlands
  E-mail: r.j.renting@gmail.com

Mario Roccuzzo
  DMD, Dr med dent
  Corso Tassoni 14
  10143 Torino
  Italy
  E-mail: mroccuzzo@icloud.com

Martin Schimmel
  Dr med dent, MAS Oral Biol, Professor
  Department of Reconstructive Dentistry
  and Gerodontology
  Division of Gerodontology
  School of Dental Medicine
  University of Bern
  Freiburgstrasse 7
  3010 Bern
  Switzerland
  E-mail: martin.schimmel@zmk.unibe.ch

Shakeel Shahdad
  Consultant and Hon. Clinical Senior Lecturer
  Department of Restorative Dentistry
  The Royal London Dental Hospital
  Queen Mary University of London
  Turner Street
  London E1 1BB
  England, United Kingdom
  E-mail: shakeel.shahdad@bartshealth.nhs.uk

Murali Srinivasan
  Dr med dent, BDS, MDS, MBA
  Lecturer
  Division of Gerodontology and Removable
  Prosthodontics
  University Clinics of Dental Medicine
  University of Geneva
  19, rue Barthélemy-Menn
  1205 Genève
  Switzerland
  E-mail: murali.srinivasan@unige.ch

Ulrike Stephanie Webersberger
  Priv Doz, Dr med dent, Dr sc hum, MSc
  Restorative and Prosthetic Dentistry
  Dental Clinic
  Innsbruck Medical University
  MZA, Anichstraße 35
  6020 Innsbruck
  Austria
  E-mail: ulrike.beier@i-med.ac.at

目　录

1　导　言 ·· 1
F. Müller, S. Barter

2　老年患者的种植治疗：文献回顾 ·································· 3
S. Barter, F. Müller

3　老龄化：生物学、社会学和经济学上的挑战 ···················· 13
F. Müller

4　老年患者种植体支持式修复体的益处 ···························· 25
F. Müller

5　老年患者种植治疗的医学考量 ···································· 35
S. Barter

5.1　引言 ·· 36
5.1.1　老龄化和多种疾病 ·· 37
5.1.2　多种用药 ·· 40
5.1.3　虚弱 ·· 44
5.1.4　结合患者的现病史 ·· 45

5.2　心血管系统 ·· 47
5.2.1　增龄性变化 ·· 47
5.2.2　治疗考量 ·· 48
5.2.3　药理学考量 ·· 49

5.3	**血液系统**	53
5.3.1	增龄性变化	53
5.3.2	治疗考量	55
5.3.3	药理学考量	56
5.4	**造血系统**	57
5.4.1	增龄性变化	57
5.4.2	治疗考量	58
5.5	**呼吸系统**	59
5.5.1	增龄性变化	59
5.5.2	治疗考量	59
5.5.3	药理学考量	60
5.6	**消化系统**	61
5.6.1	治疗考量	64
5.6.2	药理学考量	65
5.7	**肝胆系统**	66
5.8	**肾脏系统**	67
5.8.1	增龄性变化	67
5.8.2	治疗考量	68
5.8.3	药理学考量	69
5.9	**内分泌系统**	70
5.9.1	增龄性变化	70
5.9.2	药理学考量	72
5.10	**肌肉骨骼系统**	73
5.10.1	增龄性变化	73
5.10.2	治疗考量	78
5.10.3	药理学考量	81
5.11	**神经系统**	83
5.11.1	增龄性变化	83
5.11.2	治疗考量	85
5.11.3	药理学考量	86
5.12	**癌症**	87
5.12.1	放射性骨坏死	87
5.13	**结论**	90
6	**老年人可摘义齿的特点**	**91**
	F. Müller	

7　种植体和局部义齿的设计 ··· 105
F. Müller

8　牙列缺失患者的种植体支持式覆盖义齿 ··· 115
F. Müller

9　针对老年患者的外科考量 ·· 133
S. Barter

10　老年种植患者的口腔卫生维护 ··· 145
F. Müller

11　体衰的患者 ··· 155
F. Müller

12　工艺并发症和生物学并发症 ··· 163
S. Barter

13　临床示例 ·· 173

13.1　中度抑郁和痴呆及双相情感障碍的阿尔茨海默病患者的种植体义齿的改进 ·············· 174
U. Webersberger

13.2　常规设计的上颌总义齿和下颌两颗种植体支持式覆盖义齿 ············· 178
R. Leesungbok

13.3　提高百岁老人的生活质量 ·· 187
M. Schimmel

13.4　应用自固位基台的种植体支持式下颌义齿：患骨关节炎的无牙颌老年患者的口腔重建 ··· 192
G. McKenna

13.5　老年患者上颌种植体支持式全牙弓可摘义齿：序列治疗最佳结果 ························· 197
A. Dickinson

13.6　下颌两颗种植体支持式覆盖义齿常规负荷：带有长远中游离端的CAD/CAM研磨杆 ········ 205
M. Srinivasan

13.7　外科导航不翻瓣种植：4颗种植体支持式杆固位覆盖义齿 ⋯⋯⋯⋯⋯⋯⋯ 217
　　　R. J. Renting

13.8　74岁老年患者口内两颗6mm长倾斜种植体支持式可摘局部义齿的修复方案 ⋯⋯⋯⋯ 224
　　　U. Webersberger

13.9　使用种植体支持式固定修复体修复一个89岁患者下颌远中游离缺失病例 ⋯⋯⋯⋯ 230
　　　D. Buser

13.10　90多岁患者拔除严重种植体周炎种植体后的微创治疗 ⋯⋯⋯⋯⋯⋯⋯ 237
　　　M. Roccuzzo

13.11　下颌骨切除后种植体义齿的赝附体修复 ⋯⋯⋯⋯⋯⋯⋯⋯⋯ 243
　　　S. Shahdad

13.12　4颗即刻负荷的微型种植体支持式下颌覆盖义齿 ⋯⋯⋯⋯⋯⋯⋯⋯ 250
　　　S. Esfandiari

14　结　论 ⋯⋯⋯⋯⋯⋯⋯⋯⋯⋯⋯⋯⋯⋯⋯⋯⋯⋯⋯⋯ 255
　　S. Barter, F. Müller

15　参考文献 ⋯⋯⋯⋯⋯⋯⋯⋯⋯⋯⋯⋯⋯⋯⋯⋯⋯⋯⋯ 259

16　译后补记 ⋯⋯⋯⋯⋯⋯⋯⋯⋯⋯⋯⋯⋯⋯⋯⋯⋯⋯⋯ 297
　　宿玉成

1 导 言

F. Müller, S. Barter

为什么本卷选择了老年牙科学？

一些读者可能会想这和ITI有什么关系。老年牙科学不是一般都不用治疗吗？我们为什么需要一个关于这个的治疗指南？

继之前很成功的8卷治疗指南系列后，应该考虑到我们的患者在逐步衰老、虚弱而且需要照顾的情况。这本书证明了ITI对种植牙科学的全面探讨和它所承担起的专业责任——不仅考虑那些戴着种植修复体逐渐变老的患者，还有那些已经年老的患者，他们或许现在还能受益于如今种植牙科学在材料和技术上的进步，直到他们生命的后期。

种植已经成为牙科修复治疗不可缺少的一部分，而且植入种植体的数目在稳步增长。在全世界范围内，每年大约有1500万颗种植体被植入口内以替代缺失的牙齿，它们主要用于成年患者和稍年轻的老年患者群体。我们生活中几乎所有领域的经济增长和技术进步，都导致了成年患者越来越迫切地要求从修复牙科中获得更高水平的功能和美学效果。因此，对于老年群体种植治疗的论述不能局限于无牙颌。

对于天然牙齿的生物和生理价值意识的提高也增强了修复意识来保护相邻牙齿组织并且避免活动修复不利的副作用。在不考虑种植治疗的费用及其生理限制的情况下，这种治疗方式可以满足老年群体的高要求。种植体材料、设计的发展，以及外科技术的进步，包括如骨移植等再生性技术，使得几乎所有局部或全口无牙颌患者，在能接受治疗费用、治疗周期和相关治疗程序的前提下，都可以获得种植体支持式固定修复。

但是，当患者老了，这些复杂的修复体会怎样？对那些年老、虚弱、多病的患者，我们提供什么样的治疗方案？给老年患者的治疗方案必须考虑他们的生理和认知能力、他们的动机，以及他们操作和清洁复杂种植修复体的能力。

在超过25年的时间里，ITI发表了大量的出版物来实现其使命：通过研究、发展、教育来促进和传播种植牙科学与相关组织再生等所有方面的知识。ITI共识研讨会发布了基于最新研究系统性评述的临床指南，为繁忙的临床医师从科学中提炼出临床忠告和建议。SAC分类的广泛使用以及全国性种植和牙科组织对这个工具的采用（有时是使用改良的形式），见证了ITI的科学家和临床医师为患者与临床工作者的利益所做的辛苦工作。诸如《口腔颌面外科种植词汇表》是一本令人印象深刻的参考书，有2000多个术语的定义，进一步帮助建立统一标准，促进信息的共享并更好地理解我们工作中的迷人领域。

ITI治疗指南对继续教育做出了很重要的贡献。这本第九卷涉及的是在种植牙科学中受到关注度远小于其他几卷的一个方面：老年患者的口腔种植治疗。

大家已经知道，仅仅年龄这项不是种植体植入的障碍，而老年患者的骨结合过程可以和年轻患者一样成功。大家逐步意识到在所有的健康领域，年龄的逐步增长不是个体健康状况的主要因素；当然，老龄化是一个不同速度的生物学过程，这个过程受基因和环境因素的影响，会导致实际年龄和生物学年龄产生巨大的差异。

这是一个和全球老龄化越来越相关的情况。在卫生保健所有领域的进步，意味着之前寿命有限的人类会更加长寿。老年患者通常患有各种慢性疾病，需要多种药物的联合治疗。这样就可以延长他们健康的生存时间。非常合乎情理地，他们希望同时能有良好的口腔健康、功能和外观，使他们可以继续享受生活并且保持自尊。为老年患者提供种植体替代缺失牙齿是可行的；舒适有效的牙齿修复也是维持良好营养状况的一个重要方面。

有非常充分的证据支持这些说法。已经发表的许多文献都证实了老年患者牙种植的成功和有效。也有一小部分文献关注在年轻和比较健康的年龄接受种植牙治疗的年老者与老年病患者，在他们老龄、虚弱和衰退的健康状况下需要对修复体进行治疗维护。

几乎没有什么牙科治疗是可以持续终生的。所有的牙科修复体都不可避免地会发生生物学和工艺并发症——不论是种植体还是天然牙支持式的。对于种植并发症的治疗会更具挑战性——即使使用理想的设备来治疗患者。对于涉及身体或精神健康状况、获得医疗保健的途径，以及其他社会或经济考虑等情况的病例，其并发症的处理可能会完全不同。

种植治疗作为一种常规、成功的并且可接受的治疗形式已经超过了30年。现在是时候考虑以上强调的那些方面了。本治疗指南的目的是提高行业对于提供维护和治疗需求的必然性的认识。有越来越多的患者，在过去几十年受益于我们成功的种植治疗，现在随着年龄的增长有不同的维护需求。

我们希望，通过阅读本临床指南能够享受种植牙科学的真正未来！

2 老年患者的种植治疗：文献回顾

S. Barter, F. Müller

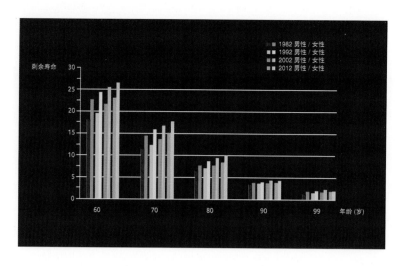

图1　1982年以来瑞士的预期寿命（数据：瑞士联邦统计局）

种植体被用于替代缺失的牙齿。直觉上似乎在缺牙数最多的患者群中，它们的使用率应该是最高的。然而，与使用常规固定或可摘义齿相比，老年患者的种植体的使用率仍然可以忽略不计。更令人惊讶的是，在瑞士，85岁或以上老年人中，几乎10个人中有9个人还戴用可摘义齿，文献报道可摘义齿存在功能和美学缺陷问题（Zitzmann等，2007）。有限的资金来源、对牙齿缺失和种植体本身的消极态度、缺乏知识、不愿意进行创伤性手术可解释这种情况。

在政府养老机构的老年人中，丧失自主能力和复杂的后期维护可能是进一步限制获得更复杂的牙科治疗的原因。已有相当多的文献表明，年龄本身并不是健康人群或全身基本状况控制良好的老年人成功种植体骨结合的障碍（de Baat, 2000；Ikebe等，2009）。但是，这些文献只关注骨结合的成功和单颗种植体的持续存留（通常作为证据的水准），却没有考虑到这种治疗的深远影响。其他需考虑的重要因素包括：患者的感受和他们对治疗及其好处的主观看法；老年患者逐渐衰弱后工艺和生物学并发症如何处理；种植体支持式修复体对口腔和一般健康的有利与不利的影响。

同等重要的是老年患者的整体护理，并且需要正确地理解衰老生理功能及其对一般健康和幸福的影响。现代医学的进步使得老年患者的寿命更长（图1）。这反过来导致日益老龄化的人口，这又导致更高的残疾率以及多种慢性疾病，即多种疾病（Barnett 等，2012）。因此，这些患者被置于更长和更复杂的多种药物治疗中，称为多种用药（Hajjar等，2007；Mannucci等，2014）。

除了经典的"老年巨人"（不动，不稳定，失禁和智力/记忆障碍）之外，也有许多其他与年龄相关特征的描述，如神经退行性疾病、感觉衰退、药物不良反应、依从性、虚弱和上述多器官或全身性疾病。我们不仅要重点考虑这些身体条件如何影响我们的治疗，还要考虑治疗本身对身体的影响。我们也必须意识到并保持警惕，以便我们作为医疗服务提供者，为我们的老年人口提供常规的照顾。

本章概要评述撰写本文时的最新文献。读者应该知道的、可采纳的高水平的证据有限；只是直到最近人们越来越意识到需要对这些方面进行更加精心设计的研究。

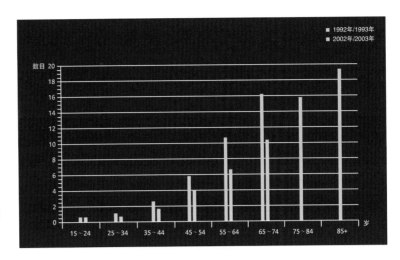

图2 不同年龄段的缺牙数目（瑞士国家健康调查1992年/1993年和2002年/2003年的数据，引自Zitzmann 和 Berglundh，2008b）

牙种植治疗的意识和接受度

由于改进了口腔健康教育，更好的预防性干预、微创牙科，以及许多发达国家人口获得医疗和牙科护理的质量提高，还有不断增加的财政资源和社会保障，越来越多的人用天然牙能达到一个非常高的年龄。以往他们通常采用天然牙支持式固定修复体，而现在越来越多的人应用种植体支持式固定和可摘义齿修复（Joshi等，1996；Petersen，2003）。瑞士国家健康调查反映出口腔健康的变化：1992年／1993年的调查显示，65～74岁的年龄组平均缺失15.4颗牙齿，同年龄组10年后仅缺失10.4颗牙齿（Zitzmann等，2008b；图2）。由于本次健康调查新引入的85岁以上年龄组，我们知道这个人群中有97.4％戴义齿，其中11.5％是固定义齿，85.9％是可摘义齿（表1）。在这个年龄段的37.2％戴用总义齿。大多数发达国家也报道过类似的情况，那里的牙齿脱落也发生在生命晚期（Mojon，2003；Müller等，2007）。

年龄组（岁）	戴修复体比率	固定义齿比率	可摘义齿比率	上下颌总义齿比率
15～24	10.9	8.2	1.5	0.2
25～34	24.4	20.5	1.8	0.1
35～44	42.0	36.3	3.6	0.4
45～54	67.8	52.2	14.5	1.9
55～64	82.6	52.2	29.0	5.1
65～74	89.5	38.7	49.4	13.1
75～84	93.6	23.3	69.7	25.7
85+	97.4	11.5	85.9	37.2
总数	54.4	34.0	18.9	4.7

表1 固定义齿和可摘义齿在不同年龄组中的发生率（瑞士国家健康调查数据，引自Zitzmann 和 Berglundh，2008b）

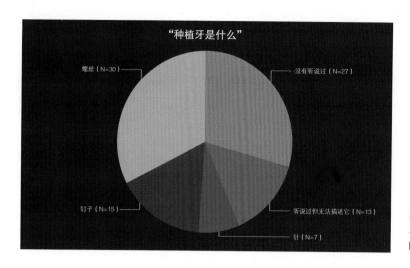

图3 92个平均年龄81.2岁的受访者中，近一半人没有闻及种植牙或无法描述种植牙（引自 Müller 等，2012a）

尽管在口腔健康维护和修复技术方面取得了进步，但在老年时期，牙齿脱落仍然是一个现实。老年人普遍需要更换牙齿（Müller等，2007）。尽管如此，在老年人的种植牙的比例非常少，特别是在非常高龄的老年人和政府养老人群中（Visser等，2011；Zitzmann等，2007）。瑞士人口的种植牙的比率为4.4%（Zitzmann等，2008a）；在德国，在65~74岁的成年人口中种植牙的比率是2.6%（Micheelis和Schiffner，2006）。在欧洲，瑞典人口中种植牙的比率最高，尽管公共卫生系统提供了大量财政支持，但仍不超过8%（Osterberg等，2000）。

评估老年人对牙种植的意识是困难的，因为可能有许多因素影响对患者信息的传播，包括种植牙治疗的好处。在一项针对奥地利人口进行的营销研究中，调查队列中有42%的人不了解情况，只有4%的人知晓。大约1/3的受访者表示希望获得更多的信息，并希望这些信息由牙医提供（Tepper等，2003）。

种植牙的意识不一定与正确理解种植治疗的本质和益处相关。各种研究表明，接受询问的老年患者中，约有70%的受访者认识到种植牙作为治疗方案的存在。接受牙医直接信息的受访者人数似乎有所不同，原因还不完全清楚。Tepper研究中，68%的人接受了牙医的解释，而在美国的一项研究中，这一比例为17%（Tepper等，2003；Zimmer等，1992）。瑞士成年人在老年护理机构和在家居住的调查中也发现了类似的结果（Müller等，2012a）。学者证实，在老年人群中，种植牙的知识是有限的：几乎一半的研究受访者从未闻及种植牙或无法描述它们（图3）。92个受访者中只有一人知道种植体是钛制成的牙（图4）。反对种植治疗的比例很高，主要是基于成本、治疗的手术性质和其他心理因素。有限的种植体知识以及一般健康状况不佳——但非衰老本身——与种植治疗的消极态度无关。发现更多的障碍并了解患者对种植治疗的反感可能会提高老年人群种植治疗的接受度。以适当的格式提供更多的信息、措辞清晰、印刷简洁，并辅以简单的插图，有助于老年患者反思所接收的新信息，并给予种植治疗的知情同意。此外，微创手术技术的发展，可能是有助于更好地接受种植治疗的另一种可行的措施。

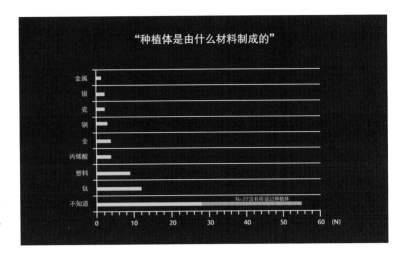

图4　92个平均年龄81.2岁的受访者中，只有一人知道，种植体是由钛制成的（引自Müller等，2012a）

更该关注的潜在问题是，不能获得定期牙齿护理和足够的自我口腔维护患者的看护者对种植体和种植修复体的认识与理解（Holtzman和Akiyama，1985）。有人认为，在许多老年护理机构中，几乎没有工作人员了解种植体支持式修复体，更不用说知道如何处理和清洁它。即使应用两颗种植体支持的看似简单直接的覆盖义齿，如果患者不能摘除义齿，看护者可能不会知道该如何提供帮助，并且义齿可能最终被废用（Visser等，2011）。

关于接受种植体治疗的建议，许多老年患者由于成本原因不考虑种植牙作为首选的治疗方案。但是，成本可能并不是唯一的问题，一项研究表明，超过1/3的下颌无牙颌患者采用种植体支持式覆盖义齿修复是免费治疗。老年患者往往反对手术干预，但也可能考虑任何义齿"改善"是不必要的（Walton和MacEntee，2005）。当采用不同的治疗方案替代缺失的牙齿时，他们的偏好往往更加保守，可能更倾向于临床医师认为是妥协的、更简单的治疗方案（Ikebe等，2011）。

老年患者种植牙成功——最初提供的治疗方案

种植位点和患者特殊因素的多变性，种植体和修复体的设计、研究方法和混淆因素，以及许多其他相关联的考量意味着难以确定将年龄作为种植治疗中的成功因素（Wood等，2004）。现在的文献中很大一部分是基于对无牙颌的治疗，通常覆盖义齿修复，这并不能完全反映出牙列缺损的患者对种植治疗需求增加的情况，历史文献仅仅限于年轻年龄组（Dudley，2015）。目前只有少数几项研究阐述了老年患者的生物学和工艺并发症发生率，这些患者曾经植入种植体、戴修复体数十年并且身体更加虚弱了，也许更重要的是，在这种情况下，还没有一个文献概述能够提供补救的治疗措施。

如前所述，年龄似乎与种植体最初的骨结合成功或失败无关，成功率与较年轻的年龄组相似，但在适应新的修复体方面似乎有更大的问题发生（Andreiotelli等，2010；Engfors等，2004）。文献中证实在无牙的下颌骨中植入了4颗种植体的一位83岁老年患者获得了种植体骨结合，在12年后去世之后，Lederman、Schenk和Buser有机会从组织学角度研究骨结合（Ledermann等，1998；图5a~e）。特写视图确认骨与钛种植体表面的紧密接触。

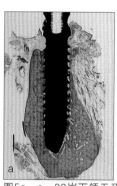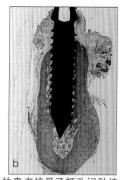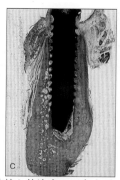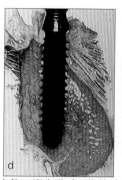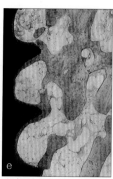

图5a~e　83岁下颌无牙的患者接受了颏孔间种植体植入的治疗；12年之后，在他95岁去世时，将他的下颌捐献给了伯尔尼大学进行组织学分析（Ledermann等，1998）

直接比较青年和老年患者种植体存留率的研究很少。 Bryant和Zarb比较了26~49岁的患者和60~74岁的固定或活动修复人群的种植体边缘骨丧失，17年后发现没有差异（Bryant和Zarb，2003；图6）。Hoeksema等在一项为期10年的前瞻性研究中，对52个年龄在35~50岁之间的年轻患者和53个年龄在60~80岁之间的老年无牙颌戴用覆盖义齿的患者进行随访并比较种植体的存留率。尽管老年人失访率明显较高，部分是因为死亡和健康原因，但他们发现两组人群在种植体存留率和边缘骨丧失方面没有统计学差异（Hoeksema等，2015）。即使是80岁以上的老年人，在5年的观察期内，种植体支持式固定修复体存留率也与80岁以下的患者相似（Engfors等，2004）。

尽管存在被认为是可能会影响成功骨结合的相对禁忌证的医疗状况，但不同患者的相关风险水平可能会有所不同。老年人群中多种疾病和多种用药治疗的比率更高，而且风险因素的叠加可能增加不良后果的风险。

事实上，种植牙成功的最重要因素实际上是种植位点的骨量与骨质——这些可能部分与年龄有关，反映了骨骼结构的变化和牙齿患病或缺失的时间（Bryant，1998）。

评估种植成功的一个重要的混杂因素，即关于什么是成功的标准缺乏一致性。事实上，许多研究报道了种植体存留率，这当然仅基于种植体保持原位的单一事实。定义成功的标准不同，一般包括以下因素（Buser等，1990）：

- 没有持续的主诉症状，如异物感和/或感觉迟钝。
- 没有反复的种植体感染与化脓。
- 不松动。
- 种植体周无连续的透射影。
- 可修复。

然而，种植体水准上的成功并不是治疗成功的标准，这仅仅是骨结合的生物学成就。成功也必须在修复水准上，也许最重要的是在患者水准上进行测定——患者应该仍然是我们最主要的关注点。因此，应将包括适当的口腔卫生在内的种植体支持式义齿的自我维护，添加到结果的评定中。

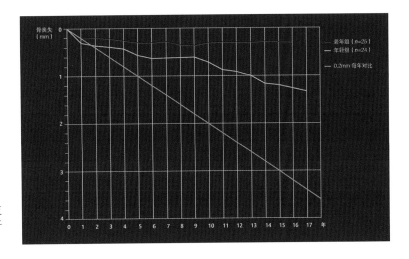

图6 年轻人和老年人下颌种植体支持式修复体的种植体周累积骨丧失的队列研究（基于Bryant 和 Zarb， 2003年重新绘制）

我们不能因为短期的成功而掉以轻心。鉴于接受种植体治疗的中老年患者的预期寿命不断提高，后期康复工作将不可避免地需要维护、维修或更换。此外，随着健康和适合种植牙的老年人数量不断增加，只要能够密切监测患者的义齿维护和口腔卫生，并且必要时可以很容易地取下附件，即使是高龄患者，也不应该拒绝种植治疗。

老年患者种植牙成功——维护和并发症

有充分的证据表明，在易感位点和个体中种植体表面和修复体上的菌斑积聚可能导致软组织的炎症，从而导致种植体周骨丧失（Zitzmann和Berglund，2008b）。关于个体对牙周病的易感性，Mombelli考虑了口腔微生物群中是否存在特定的增龄性变化，这些变化可能影响牙周病的进展。他认为与年龄相关的身体和口腔健康状况可能会有更大的影响（Mombelli，1998）。手灵敏度和视力下降导致口腔菌斑控制能力的降低。一些研究已经观察到，即使在自我口腔卫生维护或看护者协助的口腔卫生维护较差或中等程度的条件下，骨结合也可以维持（Isaksson等，2009；Olerud等，2012）。关于免疫衰老对种植体周组织大量细菌黏附反应的影响还有待研究。也应认识到宿主在种植体周疾病中反应同样重要，因为它属于牙周疾病（Heitz-Mayfield，2008），牙周炎易感患者

的生物学并发症风险大于非易感个体（Ong等，2008）。对于口腔卫生维护和一般健康情况较差患者治疗此类并发症的难度较大，因此在口腔卫生不佳的情况下不能盲目乐观。

人们认识到，工作人员和看护者对此类患者的口腔健康维护作用的重要性（Etinger和Pinkham，1977；Mersel等，2000）是常规医疗保健的重要组成部分，特别是多种疾病和衰弱的老年患者。例如，预防由口腔病原体引起的吸入性肺炎等并发症（Quagliarello等，2005；Sjögren等，2008；van der Maarel-Wierink等，2011；Yoneyama等，1999）。

综上所述，看护者、亲属甚至有些患者本人对种植体和相关修复体的存在与维护要求的意识都非常低（Kimura等，2015；Sweeney等，2007）。在多种疾病和衰弱的老年人中，充分的口腔卫生维护可能并不是患者一般身体健康的重要影响因素，特别是当慢性疾病和残疾占主导地位时。然而，忽视口腔健康会产生严重的影响，例如，由于一些看护者无法识别种植体的存在而造成的。另外，拒食和体重减轻的患者也无法告知专业人员由于弃用的覆盖义齿下方基台所导致的口腔不适（Visser等，2011）。足够的营养和体重对于老年人的发

病率和死亡率至关重要，而这样的事件可能比单纯的口腔健康给老年人带来更大的影响（Weiss等，2008）。

所有关于工艺并发症的研究报告都表明，尽管种植体存留率很高，但所有种植体支持式修复体的工艺并发症发生率随着戴用修复体时间的延长而增加（Albrektsson等，2012；Berglundh等，2002；Brägger等，2005；Zembic等，2014a）。这对种植治疗的健康经济学有影响，并需要相当长的椅旁时间。这尤其关系到不再能够进入牙科诊所和/或基本的财务能力已不能够负担种植体支持式修复体维护的患者。

事实上，覆盖义齿的工艺并发症可能比种植体的固定修复更为普遍，尤其是覆盖义齿的附着体系统（Bryant等，2007）。然而，对身体状况或精神健康状态不能在常规临床环境下进行治疗的老年患者，使用种植体支持式覆盖义齿解决这些问题可能比复杂的种植体支持式固定修复更为简便。

全口无牙颌老年患者的种植

随着老年人口的增加，平均年龄也在增加。发达国家医疗保健水平的提高减少了无牙颌患者的比例，预计这一趋势将持续下去（Müller等，2007）。然而，有迹象表明，老年人口的增长仍然会导致许多无牙颌老年人需要治疗，这些患者可能会从种植治疗中受益，而不应局限于可摘总义齿修复（Turkyilmaz等，2010）。我们知道临床医师和患者常常对治疗效果有不同的看法（Heydecke等，2003b），患者对总义齿的接受度差异很大，部分患者的适应性好于其他患者（Boerrigter等，1995a；Müller和Hasse-Sander，1993）。即使在那些没有自述具有高咀嚼效率的患者中，也有许多人不认为这些功能限制有任何妨碍（Allen等，2001）。

人们经常说，种植体固位的覆盖义齿比传统的总义齿"更好"。然而，区分上颌和下颌修复体很重要，因为许多可用的文献涉及的是下颌种植体支持式覆盖义齿。事实上，许多文献评述并没有明确区分这两种不同的临床情况。

有人提出，种植体支持式上颌覆盖义齿与传统的上颌总义齿相比几乎没有优势（Watson等，1997）。有证据表明，与种植体支持式复杂固定桥相比，患者更喜欢种植体支持式简单的覆盖义齿修复方法，即使与传统的总义齿相比，种植体支持式上颌覆盖义齿也不占优势（de Albuquerque Júnior等，2000）。很少有研究包括足够的长期随访来评估种植体与修复体成功之间或不同类型修复体之间的差异。即使在相对较短的观察期内，修复体的设计和种植体的存留/成功似乎没有相关性，但毋庸置疑的是修复体的设计会影响清洁的便捷性和工艺并发症的发生率（Bryant等，2007）。

没有任何可靠的证据支持覆盖义齿的最佳种植体数目（Roccuzzo等，2012）。但是，有证据表明，与下颌传统总义齿相比，种植体支持式下颌修复体改善了临床和患者认知的治疗效果。同时制作精良的传统总义齿能够改善发音、外观和舒适度，但功能常常没有改善（Awad等，2003），老年患者尤其如此（Allen和McMillan，2003）。

文献报道在下颌颏孔间区域植入两颗种植体支持式覆盖义齿的修复是可靠的。可靠的文献证据证实这种治疗方式有益处并且更节约成本（Heydecke等，2005）。事实上，两颗种植体支持式下颌覆盖义齿修复目前被认为是需看护患者的第一选择标准（Feine等，2002；Thomason等，2009），而传统的下颌总义齿在舒适性和功能方面可能不足，咀嚼效率不足天然牙齿的20%（Heath，1982；Kapur，1964）。

Andreotelli等最近的一项评述阐述了种植体支持式覆盖义齿极佳的种植体存留率（Andreiotelli等，2010）。这篇评述的大部分研究是在下颌颏孔间区域植入种植体、可摘覆盖义齿修复。4篇研究文献的观察周期达到了10年的关键临界点，表明种植体存留率在93%～100%。尽管现有文献证据排除了荟萃分析中个体研究结果，但似乎种植体的数量、附着体系统的选择，或者夹板式种植体的修复，对治疗的成功没有显著的影响（Meijer等，2004；Naert等，2004）。

上颌、单颗种植体支持式下颌覆盖义齿治疗概念（Bryant等，2015；Kronstrom等，2014；Srinivasan等，2016）以及短种植体或小直径种植体的文献较少（Müller等，2015；Srinivasan等，2014a）。尽管下颌植入种植体义齿修复的即刻、早期和常规负荷是可预期的治疗方案，但在第1年内早期和常规负荷有降低骨结合失败的倾向（Schimmel等，2014）。从患者的角度来看，早期负荷似乎特别有吸引力，因为限制了临时修复体引起不适的时间。仍然有足够的时间来进行创口愈合，因此在义齿戴入后立即需要重衬的可能性低于即刻负荷的方案。可以得出结论：下颌种植体覆盖义齿修复是一种安全和成功的治疗方案，具有多种功能、结构和心理效益。

牙列缺损老年患者的种植治疗

如上所述，越来越多的老年人群中更多的患者留有天然牙或治疗失败的天然牙。旧修复体当然也会导致牙列缺损的情况；患者希望尽可能保留天然牙，并避免制备缺牙间隙两侧的邻牙进行牙支持式固定修复体。患者对牙科治疗的期望越来越高，他们希望避免使用义齿，甚至是部分局部义齿，这意味着种植牙对于大部分牙列缺损的患者是实用和有益的治疗选择。特别是存在严重磨耗的牙列，基牙的位置可能会受到不利的影响，用种植体做基牙会显著增强义齿的动力。充分的文献证据证实，患者和位点的特殊因素同样是影响未来种植体存留的主要因素，并非单独年龄一个因素（Kowar等，2013）。

以患者为中心的结果——老年患者

以患者为中心的结果是治疗"成功"的重要标准，包含主观和客观，特别是在卫生经济学方面（Rohlin和Mileman，2000）。临床医师和患者通常以不同的方式看待和评估治疗结果，这种差异会导致治疗计划中的问题。患者参与临床决策可以带来更高水平的治疗满意度（Kay和Nuttall，1995）。因此，在选择治疗方案时考虑患者对治疗的偏好和态度是很重要的（Kay等，1992）。同样重要的是，同年轻人相比，老年患者对种植治疗的潜在益处有不同的价值观，老年患者通常会根据医疗、社会、文化和经济进行考量。在决定种植体的

使用和修复体的类型时，有必要尊重他们的决定，这将产生最可预期和令人满意的结果。对被认为是弱势的患者，尊重其决定变得尤为重要，因为伦理上的考虑强烈地排除了"强制说服"患者接受特定的治疗计划。

然而，目前大多数以患者为中心的文献都是关于无牙颌老年人的治疗（Weyant等，2004）。由于老年人天然牙的保留时间延长了，他们可能会在生命后期丧失牙齿并要求种植体支持式局部或全口修复体，因此我们可能需要修改评估工具，为了评估以患者为中心的真正治疗益处，这些工具最好标准化，以消除结果的异质性。

评估口腔健康相关生活质量（OHRQoL），本质上衡量的是口腔健康妨碍个体健康和社会功能的程度。有多种方法已被用于评估牙科疾病的社会影响（Hebling和Pereira，2007；Slade，2002）。

从文献来看，似乎有两个最常用的指标来评估口腔和牙科问题对老年患者生活质量的影响：

- 口腔健康影响概况（OHIP-Oral Health Impact Profile）。用于评估患者对口腔卫生差的社会影响的看法（Slade和Spencer，1994）。在这个工具中，有详细的问卷来评估不同的具体治疗方式，例如无牙颌成人的OHIP-EDENT。
- 老年口腔健康评估指数（GOHAI-Geriatric Oral Health Assessment Index）。用于评估老年人口腔健康问题的影响（Atchison和Dolan，1990）。

有文献报道，治疗后，即使需要日常生活辅助，包括需辅助口腔卫生的老人，对种植牙的满意度也是很好的（Isaksson等，2009；Olerud等，2012；Osterberg等，2007）。从患者和临床医师的角度来看，下颌种植体支持式覆盖义齿似乎能改善以患者为中心的结果（Boerrigter等，1995a；Boerrigter等，1995b；Emami等，2009；Meijer等，1999）。

根据患者的年龄和特定的临床情况（Swelem 等，2014），可给老年患者提供种植体支持式局部固定和可摘修复体，OHRQoL的结果都得到类似的改善。在更大范围的"现实世界"实践研究中评估GOHAI指数，单牙修复、固定义齿修复、可摘局部义齿和总义齿的患者可获得显著的益处（Fillion等，2013）。然而，与许多临床研究一样，随访时间不到5年，因此只能得出有限的结论；维护是不可避免的，并发症可能会显现，所以满意度可能会随着时间而下降。

具有可能对口腔健康或功能产生进一步不利影响的自身医疗条件的患者，在咀嚼效率和OHRQoL方面也可以从种植治疗中受益。有一些神经退行性疾病患者的病例报道和系列报道，如帕金森病和亨廷顿舞蹈病或痴呆（Faggion 2013；Packer等，2009）、糖尿病（Kapur等，1999）、口腔干燥症或口腔黏膜炎。然而，报告的病例数量很少，可能被认为是轶事性的，并且没有超过12个月的随访观察研究。在这种情况下，对有这样的患者来说种植体和相关修复体的支持性维护是重要的，也是非常困难的。存在潜在医疗状况恶化的患者，医师必须单独和谨慎地评估种植体植入的指征，评估患者的预期受益和种植体周感染带来的潜在风险及患者不能管理修复体之间的利与弊。如果患者存在回访和维护方面的缺失，似乎更该选择传统的牙齿修复方案。

种植体在无牙颌老年患者中的功能优势

已有文献报道种植体支持式修复体对无牙颌老年人口颌面功能方面的改善，尤其是对上颌为总义齿和下颌为种植体支持式覆盖义齿的无牙颌患者（Müller，2014）。这种改善除了通过保护种植体周骨以减少牙槽骨的萎缩（Bryant和Zarb，2003；Jemt等，1996a；Lindquist等，1988；Naert等，1991），也包括增加的咬合力（Müller等，2013）和改善咀嚼效率与能力（van der Bilt等，2006；van Kampen等，2004）。此外，已经证明了使用种植体支持式总义齿对OHRQoL的积极影响（Awad等，2014）。种植体支持式覆盖义齿的益处将在第3章中详细讨论。

3 老龄化：生物学、社会学和经济学上的挑战

F. Müller

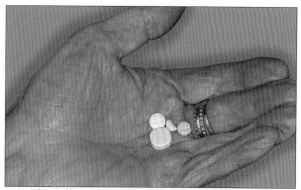

图1 随着年龄的增长，药物的摄入量急剧增加；在大多数老年患者中，这些药物与牙科治疗有关

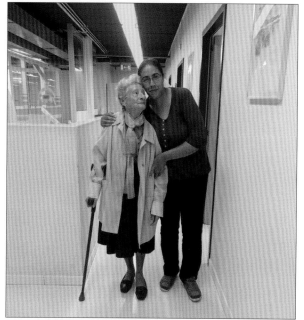

图2 大多数老人需要帮助或通过特殊的交通工具才能到达牙科诊所，所以牙科预约需要特殊的后勤服务

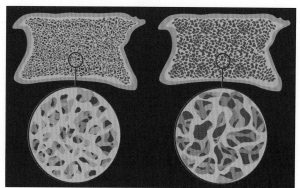

图3 骨结构的肉眼可见变化随着年龄的增长而发生，这与骨质疏松患者描述的骨质疏松症相似（如图显示的是椎骨）

相对于年轻成年人的治疗，治疗老年患者不可避免地需要进行一些调整。

首先，生理老化会影响生理储备，从形态和功能两方面都显现年龄相关性变化。其次，慢性疾病和功能障碍的患病率随着年龄的增长而增加，需要调整治疗计划。

患有3种或更多种需要药物干预的慢性疾病患者被认为是多种疾病（图1）。除了疾病本身的影响外，还要考虑治疗的副作用。由于许多药物会引起口干的副作用，口腔干燥症是老年牙科中最常见的症状之一。另外，一些患者的活动受限，需要特殊的后勤服务才能进入牙科诊室，还有个别的患者是在家里治疗（图2）。

年龄相关性口颌系统功能和结构变化

骨和牙槽嵴。老化导致男性和女性的皮质骨和松质骨骨量下降（图3）。年龄相关性功能变化意味着骨脆性增加，导致微裂和骨折发生率较高。成骨细胞活力降低，减缓了愈合过程，骨骼重塑需要更长的时间。由于雌激素水平的降低，成骨细胞和破骨细胞的活性与年龄相关性偏差在女性绝经期间加速。

衰老的牙槽骨也会发生相同的变化，但牙周病和牙齿脱落可能会导致生理衰老过程以外的萎缩。骨质对生理刺激有积极的反应，例如通过沙比纤维悬吊在牙槽窝中的天然牙的咬合负荷。相比之下，压力不是生理刺激，因此来自义齿的咬合负荷不是防止萎缩的适当刺激。据报道，上颌牙拔除后的无牙颌的垂直向骨丧失大大低于下颌。牙齿缺失后3～7年，上颌骨垂直萎缩约为每年0.2mm，下颌骨为0.7mm。在随后的几年中，上颌骨每年的萎缩速度下降到0.1mm，下颌骨下降至0.4mm（Tallgren，1972）。

骨萎缩从未真的停止。这在修复牙科中尤为重要，因为上颌无牙颌的骨弓越来越小，而下颌越来越宽，这对于总义齿的牙齿排列有相当大的挑战（图4）。

虽然种植体是骨结合而不是被诸如沙比纤维的牙周组织包绕，但是当咬合负荷转移到骨-种植体界面时，它们仍然对骨骼施加某种刺激，导致在咬合负荷下骨组织的微形变或下颌骨的形变。据文献报道，种植体周骨丧失明显低于无牙颌牙槽嵴垂直高度的丧失。然而，如果义齿动力学提示有支撑线，则在牙槽嵴的非支撑（大部分是后部）区域甚至可能加速骨丧失（de Jong等，2010）。

颞下颌关节。随着年龄的增长，颞下颌关节有退行性症状较多，但大多数情况下不需要临床治疗（Tzakis等，1994）。颅骨的萎缩包括关节结节，使得髁突路径的倾斜度变得更接近于Camper平面。引导下颌极限运动的关节韧带在老年时失去弹性，导致关节动度加大。在老年患者的修复性治疗中，这些变化表现在磨牙咬合尖的倾斜度较低，符合"正中自由域"的咬合概念。

肌肉。生理衰老最明显的后果之一是肌肉量的丧失（肌肉减少）；咀嚼肌也是如此。在研究咬肌和翼外肌的横截面积（CSA）时，报告了25～85岁之间CSA损失达40%，而在失去牙齿的个体中更显著（Neuton等，1993）。

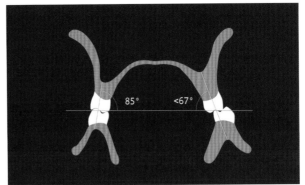

图4　牙槽嵴的萎缩进展与年龄有关，最终导致牙槽嵴间连线的不利倾斜。后牙可能不得不排成反𬌗

根据"用进废退"的生理原理，肌肉需要频繁和定期地训练才能保持其功能。当腿部骨折后打上石膏，其萎缩的速度就很好地证明了这一点。在几周不活动后能看到肌肉力量的显著丧失，需要理疗才能恢复正常功能。对于下颌闭口肌肉，萎缩加速也可能与锻炼减少有关，例如由于戴用传统总义齿的咀嚼性能较差。对义齿移位的担心限制下颌偏移，并且来自义齿下方组织的疼痛限制了施加在人工牙上的力。通过种植体的咬合支持减少了义齿承托组织的直接负荷，刺激了咀嚼时的肌肉训练。

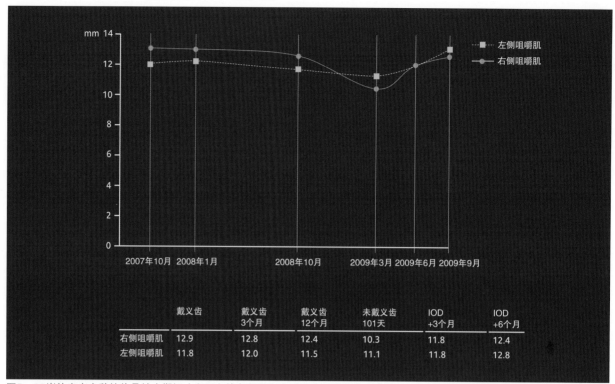

	戴义齿	戴义齿 3个月	戴义齿 12个月	未戴义齿 101天	IOD +3个月	IOD +6个月
右侧咀嚼肌	12.9	12.8	12.4	10.3	11.8	12.4
左侧咀嚼肌	11.8	12.0	11.5	11.1	11.8	12.8

图5　97岁的患者在种植体骨结合期间（自愿）放弃戴用义齿后发生显著的肌肉萎缩。一旦再次戴用下颌覆盖义齿，通过有效的咀嚼运动恢复了肌肉体积（Schimmel等，2010）

有研究报道，老年人训练和不训练对大腿肌肉体积的影响（Tokmakidis等，2009）。咀嚼肌一旦丧失厚度之后是否可以恢复，我们对这一点知之甚少，特别是老年人和体弱者。我们团队最近的病例报告显示，一个97岁的患者在3个月没有使用下颌义齿后咬肌厚度丧失了17%，但在戴入下颌种植体支持式覆盖义齿行使咀嚼功能6个月之后恢复了咬肌厚度（Schimmel等，2010；图5）。

肌肉的老化过程也包括因个别运动纤维消失所导致的运动单位变大，某些肌纤维被相邻的运动单位所支配。对于变大的运动单位，运动变得不那么精确可控。很明显的例子是老年人的笔迹，从图形上显示了运动控制的生理衰退（图6）；控制鞋、手袋或其他物体也变得困难（图7）。下颌闭口轨迹可能更不稳定，精心调整的平衡𬌗不仅有助于稳定义齿，还可以将下颌骨轻轻地引导至正中咬合。

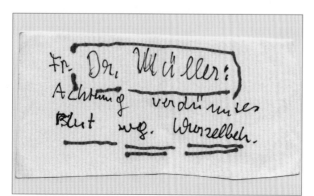

图6　肌肉技能的退化在老年人的笔迹中最明显。在下颌的运动协调中也发生了类似的变化

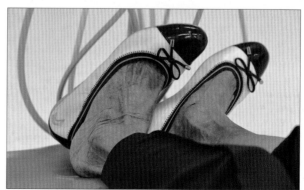

图7　运动控制随着增龄而退化，使得有些运动操作比如义齿摘戴困难。图中这个患者甚至连穿鞋都困难

因此，正中自由域的咬合概念似乎最适合老年患者。受损的肌肉技能也影响义齿控制，特别是在患有神经变性疾病如帕金森病、痴呆或下颌运动障碍的患者。

唾液腺。虽然生理衰老减少了腺体可产生的唾液总量，健康老年人产生的量应足以保持良好的状态。唾液对味觉也很重要；可以看出，老年人倾向于在菜肴中添加更多的调料和更多的盐。随着年龄的增长，腺泡细胞部分被结缔组织代替，活性细胞和腺管之间的比例发生变化。老年人口干发生率较高，与潜在病理学或其治疗的副作用有关。

口腔黏膜。随着年龄的增长，口腔黏膜的外观变得苍白，薄而细腻，呈丝般柔滑。组织学上，口腔黏膜变薄，弹性较差，随着年龄的增长，纤维越多，间质液越少，组织越容易受到机械损伤。还可以观察到减少的细胞数量和增加的表面角质化（Scott等，1983）。舌乳头萎缩和肉眼可见的深裂纹可能出现在舌背部。

牙周膜。单纯老龄不会引起牙龈退缩或牙周组织的丧失。然而，老龄通常与不太细致的口腔卫生相关联；暴露十菌斑生物膜的累积效应可能导致老年人牙周病的发生率高，最终导致牙齿脱落。相比之下，牙周膜的生理老化的真正标志是牙骨质的黏附——甚至可用于法医鉴定年龄。

牙齿。在口腔系统的所有结构中，牙齿呈现出最明显的衰老迹象。功能上，牙齿对外部刺激变得不那么敏感，并且牙髓组织对外伤的抵抗力较差，例如用牙科涡轮钻的切割。磨损和磨耗会导致切端和𬌗面的硬组织丧失，常常暴露里面的牙本质。饮食习惯、磨牙症和釉质的硬度决定这些变化的程度。

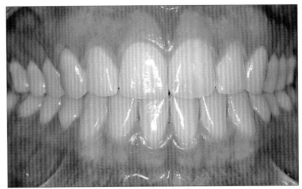

图8　年轻人的牙齿磨耗较少，颜色较浅

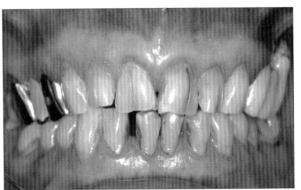

图9　老龄化大多表现在切端磨损和较深的颜色；着色和裂缝很多

牙齿表面看起来更平滑，透明度更低，也更加暗淡。研磨性牙膏和某些刷牙技术可能会加速这些与年龄有关的变化。Hartmann和Müller（2004）在研究年龄相关的外观变化时发现，21～33岁的天然牙比67岁的志愿者的颜色要白1~2个色阶。他们还证实，老化的牙齿更有可能表现出切牙的裂缝、变色、磨损和拥挤（图8和图9；表1）。了解这些与年龄相关的变化，使得修复医师在进行牙齿修复治疗时，向患者建议与年龄相适应的牙齿外观。

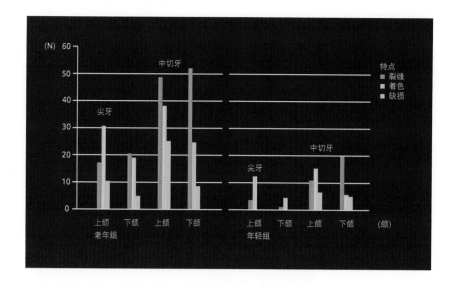

表1 年轻志愿者的未修复牙列组（N=64；平均年龄25.8岁）和老年人的未修复前牙牙列组（N=64；平均年龄67.3岁）的裂缝、着色和缺损等特征（基于Hartmann和Müller，2004）

神经。外周和中枢神经系统也随着生理衰老而发生变化。周围神经的传导速度降低，机械感受器的敏感性也下降。老年患者的前庭常常被发现有大颗粒的食物残渣，因为它们不能感觉到异物。然而，在修复时，与年龄有关的最重要的神经变化是神经可塑性降低。戴入新的修复体意味着刺激口腔黏膜中不同的机械感受器，并且需要修改现有的运动模式和反射。因此，适应能力降低的老年人应提供与以前适应良好的组合形式和功能相似的替代义齿。可以采用复制技术将义齿的成功特征尽可能转移到新的修复体上。机械固位也可能会有帮助，因为当义齿功能不依赖于运动控制时，神经可塑性较少受到挑战（Müller等，1995）。

多种疾病和虚弱的身体

生命的稳定阶段（第三年龄阶段）到日常生活活动依赖阶段（也称为第四年龄阶段或老年）的过渡一般不是线性的。虚弱迹象包括体重快速下降、体弱、疲劳、厌食和体能活动不足。临床上虚弱的患者可能存在营养不良、少肌、骨质减少、行走缓慢、平衡问题和较差的身体素质（Fried和Walston，1998）。

然而医疗事件经常引起从第三年龄阶段到第四年龄阶段的过渡，我们也注意到，心理压力或生活事件，如失去伴侣或搬迁到新居住地，会导致快

速而急剧的功能下降。患者可能突然出现穿着不得体、胡子没刮干净并且有时候有点"臭"。他们的口腔卫生经常被极其忽视，其后果往往是严重和全面的牙周破坏。健康的成年人虽然可以恢复到之前的功能水平，但体弱者将永久受损。随着虚弱的进一步发展，他们常规的日常生活活动（ADL）依赖于帮助。他们的功能衰退可以通过一整套的老年病评估方法来进行评估和监测。这里只列出了几个常用的测试：

• 日常生活的基础活动可以通过巴特尔"日常生活活动（ADL）"指数进行评估（Mahoney和Barthel，1965）

认知功能和心理健康可以通过以下进行评估：

• 老年抑郁量表（GDS）（Sheikh和Yesavange，1986）
• 简易精神状态检查表（MMSE）（Folstein MF，1975）
• 时钟绘图测试（Shulman，2000）

营养状态可以通过以下进行评估：

• 微型营养评估法（MNA）（Guigoz等，1994）

虽然有些测试在日常牙科诊疗中可能不实用，但是"义齿倒置测试"简单实用，但文献上记录很少。当患者将义齿倒置并将其放置在口中而不是先翻转时，这可能是认知障碍的第一个迹象，患者可以去专门的记忆门诊进行深入检查（图10a～c）。

平均年龄84岁接受长期护理的老年人最常见的慢性疾病是（男性/女性）：高血压（53%/56%），痴呆（45%/52%），抑郁症（31%/37%），关节炎（26%/35%），糖尿病（26%/23%），反流（23%/23%），动脉硬化（24%/20%），心功能不全（18%/21%），脑血管疾病（24%/19%）和贫血（17%/20%）（Moore等，2012）。在瑞士，大约一半75岁以上的人显示他们有永久的健康问题。这个比例在收容机构中显著增加。

身体上的不便

衰弱和患有多种疾病的老年人在牙科治疗时经常出现身体上的不便。预约必须根据个人习惯进行调整，不能太早，因为老年人穿戴需要更长时间，不能在固定的用餐时间，并且最好在白天（图11）。如果不是紧急治疗，尽量避免冬季的月份，因为在湿滑和冰冷的道路上往往会导致髋部骨折，老年髋部骨折后的死亡率为20%。预约应以书面形式，用清晰的大号字体提供书面材料，上面没有分散注意力的广告宣传。财务协议也应该明确，同样以书面形式提供，因为即使没有被正式任命为法定代表人，子女和家人也经常向老年人提供建议。不建议老年人携带大量现金去就诊，因为他们很可能成为街头盗窃和暴力的受害者。他们身体虚弱，无法接受时间长、创伤大的治疗，并且经常需要在短时间内以高精度进行所需的牙科治疗，这就需要操作者有很好的技能和经验。

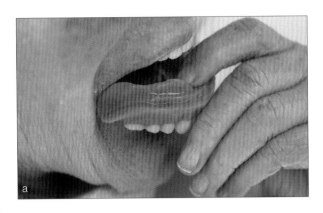

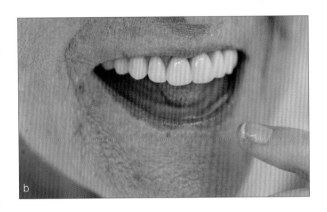

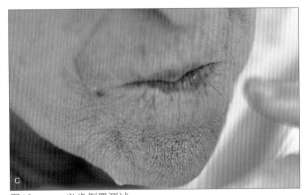

图10a～c 义齿倒置测试

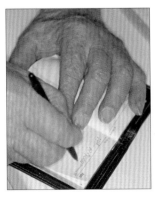

图11 即使老年患者的日程相较于我们的显得比较"空闲"，这些患者也不是经常能来牙科就诊

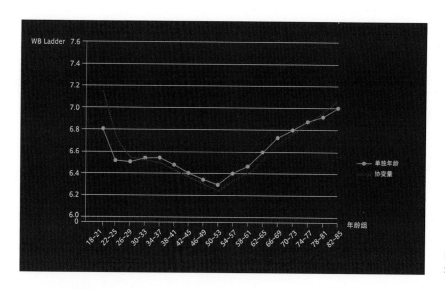

图12　50岁以上的患者心理健康问题增加（基于Stone等，2010）

心理和社会衰老

美国340847个被研究对象的心理健康U形曲线表明，老年化伴随着心理健康状况的不断增加（Stone等，2010；图12）。我们对心理衰老知之

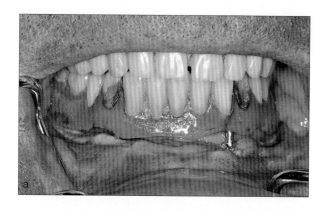

甚少，尽管这可能是和治疗结果相关的一个重要因素。虽然老年人的一切都不奇怪，但有些人建议老年人采取更加接受的态度和更符合实际情况的期望，同时减轻他们压力，提高他们满意度。另一方面，老年群体的抑郁和社会隔离越来越普遍，因为他们的伴侣和朋友过世，或者搬到一个年龄更大的"实用"住所，减少了他们平时的社会接触和熟悉的环境。所有这一切都意味着面临口腔健康被忽视的风险，因为口腔病变和功能障碍不再被正确感知。有文献证明，老年人对口腔健康或义齿改善的主观需求较少；这与牙科保健专业人员对他们治疗需求的客观判断形成鲜明对照（Locker和Jokovic，1996；图13a～c）。

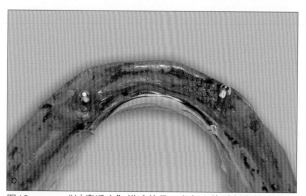

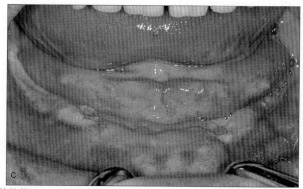

图13a～c　"过度适应"描述的是，老年人接受创伤性和非功能性的状况，而不要求治疗的情况。（a，b）这个患者没有寻求治疗以把他义齿上的钉子去掉。（c）牙龈显示慢性炎症，并且在有钉子的地方角化了

老年患者仍有自我选择的医疗权；患者可以选择拒绝从客观和专业观点应该执行的干预措施。很容易想象，可选的干预措施，特别是包括外科手术时，在老年人中更不受欢迎。卫生专业人员的作用是告知患者他们的口腔健康状况，并以专业知识和判断力，给予患者充分的治疗方案建议，使患者知道一切必要的"知情同意"。书面信息表给患者必要的时间彻底考虑提出的治疗方案，并可以与家人和朋友商量（图14）。

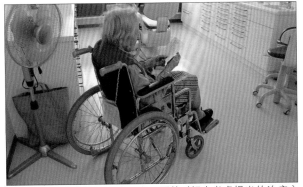

图14　书面信息表给患者留出必要的时间去考虑提出的治疗方案，并可以在做出最终决定前与家人和朋友商量

老年人口腔健康

尽管牙科预防和修复技术不断进展，龋齿、牙周病和牙齿缺失仍然是发生在老年人群中的实际情况；97.4%的瑞士人戴用某种类型的修复体，85岁以上的人群有85.9%的比例戴用可摘义齿（Zitzmann等，2008a）。然而，发生率在不同国家和研究之间差别很大，很难进行比较，因为年龄组和研究环境差别很大（Müller等，2007）。

如前所述，高龄群体中有相当大比例的无牙颌患者。在美国，由于老年人人数的增加，需要治疗的总数甚至有望上升（Douglass等，2002）。当天然牙仍然存在时，它们通常呈现上述老龄化迹象，还会表现为牙冠和根面龋、咬合磨损和牙周病等病理表现。

老年人的口腔健康进一步受到口腔干燥症的高发率以及伴发的疼痛性口腔黏膜感染的影响（Locker 2003）。60岁以上患者口腔鳞状细胞癌的发病率增高，因此强烈建议进行定期口腔筛查（Dhanuthai等，2016）。老龄患者另一种常见的病理表现是吞咽困难，在成年人群中患病率为6%~9%，在50岁以上患者中升至15%~22%，在收容所人群中达到40%~60%（Aslam和Vaezi，2013）。吞咽障碍是发生吸入性肺炎的主要风险因素，因为食物残渣、生物膜和唾液有下降到支气管的风险（Quagliarello等，2005）。虚弱和身体状况不佳的患者中，肺炎的死亡率高达48%（Welte等，2012）。

误吸并不限于小颗粒或物体。据报道，患有阿尔茨海默病的患者误吸了由基牙猖獗龋齿造成的失败的四单位桥修复体（Oghalai 2002），甚至已知有几例误吸了"失踪"的义齿（Arora等，2005）。可摘义齿的机械固位可以有效地防止这些事故的发生，并且保护患有吞咽障碍的患者不会误吸。

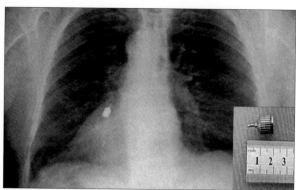

图15　在制订治疗方案时需要考虑到吞咽困难或下颌运动障碍等特殊风险。这位帕金森病患者意外吸入了1个种植体扳手（转载许可于Deliberador等，2011）

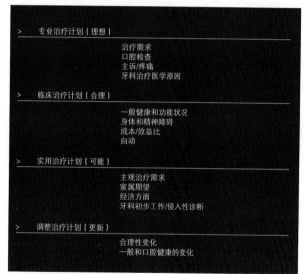

图16　老年牙医学的治疗方案（Riesen等，2002）

治疗计划

对于年龄较轻的老年患者，治疗方案开始于理想的治疗计划，患者的主诉和临床检查结果作为首次建议的基础，在健康状况下达到理想的美学和功能。然而，即使在年龄较轻患者中，这种理想条件也很少出现，需要采取更合理的治疗计划，要考虑成本/效益比、患者的身体和精神状况，以及义齿操作的自主性和口腔卫生状况。这种临床治疗计划可能在技术复杂性和建议的修复方案的侵入性方面与理想的治疗计划有很大差异。而在年龄较轻患者中，如果患者接受相应的经济预算、后勤支持、生理和心理的努力，那么几乎可以实现任何商议的治疗目标，但老年患者不再是这种情况，或者可能存在和患者身体状况相关的特定风险。患有吞咽困难或运动障碍的患者，误吸的风险可能会增加——甚至是牙科器械（Deliberador等，2011；图15）。

因此，治疗计划往往必须降低到务实的水平（Riesen等，2002；图16）。治疗目标必须被修改为可实现的目标。主观治疗要求、家庭愿望或社会经济背景可能会限制治疗方案的制订。老年患者的意愿常常被家人的意愿所掩饰。另外，财务状况可能会主导治疗方案，制订合理的治疗计划以便可以实施。此外，患者的身体状况和一般健康状况可能不允许长期和有创的治疗方案，这进一步限制了可用的治疗方案。初步治疗阶段可能有助于明确这些限制，因为老年人的恢复能力可能降低。一个典型的例子是在炎热的夏天，老年人更容易脱水，因为口渴的感觉随着年龄的增长而减少。在牙科咨询时，他们可能看起来意识模糊和方向迷失，即使他们唯一的问题是他们没有喝够水。应该理解在治疗阶段的患者表现，作为后续重新评估的诊断工具。

老年患者在牙科诊所

在牙科诊所中治疗老年患者可能需要一些特殊的安排。首先，重要的一点是，牙科诊所应该能应对老年人的身体障碍，例如行动不便和视力障碍。没有绊倒危险，良好的照明和稳固且不太深的椅子是牙科诊所的基本特征。轮椅通道也是可取的（图17）。表格应该以适当的字体大小准备，如果需要，牙科护士应协助填写表格。

一旦进入牙科诊所，将患者放在牙椅上也可能是一个挑战；可以使用工具来帮助完成这项任务并防止意外事故的发生。患者也可坐在轮椅上进行简单的干预和口腔检查（图18）。放射线片是诊断要点，但是一些老年患者由于姿势、行动不便或恐惧而可能无法拍摄曲面体层放射线片（图19）。在这些情况下，口内放射线片可能是一种选择。

与老年人的沟通不仅因听力问题而变得困难，同样值得注意的是，一个人正在和不同代人交谈，他们有更多的经历和不同的价值观（图20）。尤其对于牙科学生来说，很难想象他们面对的老年人可能经历过饥饿和战争，生活在没有互联网和移动电话的时代。技术进步，即使涉及牙科修复体的技术进步，这些老年人也会有相当程度的怀疑。让老年患者了解建议的治疗方案及其意义是治疗成功和患者接受治疗方案的关键因素。寻找合适的词语来解释现代世界（以及牙科）进步的优势，对于让老年人参与种植牙科的最新发展并从中受益非常重要。

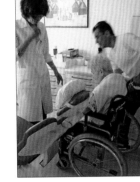

图17 牙科诊所应该有足够的空间供给行动不便的老年人，如果可能的话，轮椅可以自由出入

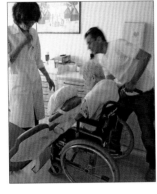

图18 如果牙科单元空间足够宽敞，则可以不将行动不便的患者转移到牙科椅上进行简单的治疗

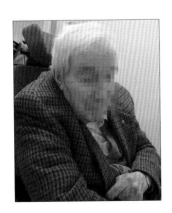

图19 如果患者的姿势或行动不便不允许拍摄曲面体层放射线片，口内放射线片可能是放射学检查的一个很好的替代选择

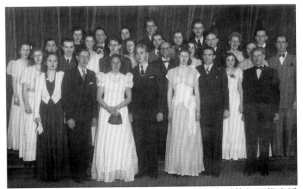

图20 在治疗老年患者的过程中，医师应考虑到他们可能生活在不同的时代（没有互联网），并有不同寻常的经历（战争）和价值观

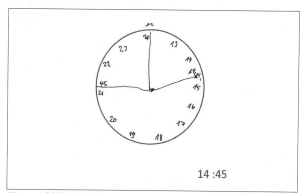

14 : 45

图21 时钟绘图测试

法律常识

老龄和日常生活活动依赖别人并不意味着老年人在健康决定和经济协议方面的合法权利受到损害。只要没有配备正式的代理人，老年人仍然有权做出自己的经济和健康的决定。然而，他们的家庭可能越来越希望参与和干预任何复杂的治疗决定。虽然这可能是一个令人满意的安排，牙医需要注意的是，虐待老年人的报告是频繁的，未报告的发生率甚至更高。不合理的扣留经济来源和心理操纵可能构成老年人的虐待，应当向有关部门报告。

牙医也可能是第一个怀疑患者认知功能障碍发作的人。第一个怀疑的牙医也可以通过上述时钟绘图测试来确认（图21）。根据不同的测试结果，可能需要转诊到专门的记忆诊所进行更全面的检查。可以将图画保存在患者的档案中，做其认知功能可靠性评估的记录。

植入牙种植体和制作新的修复体从来都不是紧急治疗。因此，在同意这种干预措施之前给老年人足够的思考时间（至少1周）似乎是很重要的。书面方案明确地说明财务花费可以帮助避免指控和冲突。如果患者有法定代理人，重要的是要知道一些国家区分"金融"和"其他"的决定。所以，即使患者的代理有权采取经济决策，他们可能无权同意或不同意医疗。还应邀请老年患者、家人和朋友共同讨论治疗方案。只有在他们完全确信拟议的治疗干预措施并签署了协议后，才能开始治疗。

4　老年患者种植体支持式修复体的益处

F. Müller

戴用常规总义齿多年或数十年的牙列缺失老年患者后来戴用种植体支持式修复体，其受益最为明显。如前所诉，在老年人或非常高龄的老年患者，拔除或保留折中的天然牙决定是复杂的，因为，常规义齿修复或替代常规义齿的种植体支持式修复体的方案实施可能受功能、患者的身体状况、经济因素的限制。因此，所有的努力都是为了保留患者的天然牙列，并尽可能地应用"短牙弓"的概念（Käyser等，1981），或在天然牙上制作覆盖义齿以避免创伤性手术和过度处理。尽管做出了这些努力，老年人中仍然有很多人为牙列缺失的患者，特别是非常高龄的老年人（Müller等）。不仅需要修复缺失牙，还需要依靠持续的护理来维持口腔功能和卫生以及义齿逐渐适应老化的口腔环境。

常规义齿功能

常规的总义齿可以代替缺失牙齿和缺损的组织，但不能恢复口腔功能。黏膜支持式义齿依靠3种机制。在戴入义齿时，医师可以通过选择性软组织压力或后腭密封的精确印模使义齿具有物理吸力。物理吸力需要存在唾液薄膜，黏液黏稠时物理吸力更好。上颌总义齿更容易获得黏合力和附着力，因为义齿承托区表面积和边缘封闭的长度比率比下颌义齿更有利。然而，随着年龄的增长，牙槽嵴顶萎缩和持续的咬合负荷、义齿物理固位随着时间的推移而下降（Tallgren，1972）。

随着义齿物理固位的下降，义齿功能越来越被第二种机制，一种获得性技能，即"肌肉"固位所保证：在咀嚼过程中保持义齿就位（Basker和Watson，1991；Müller等，2002；图1）。为了成功地行使这个功能，大脑处理来自口腔的传入信息，然后将其转化为目标导向的运动活动模式。

口腔感知对义齿控制至关重要，但随着年龄的增长，机械感受器的敏感性减弱。可以通过支持义齿黏膜的表面麻醉来模拟这种传入信息的缺失；相关实验清楚地表明了义齿控制的失败和无法说话或咀嚼（Brill等，1959）。义齿戴用者通过无意识的义齿控制活动，将义齿位置的传入信息"刷新"并定期传输到中枢神经系统（CNS）。

除了物理固位和肌肉控制之外，常规义齿功能依赖于第三种机制：咬合。咬合功能良好的义齿在义齿稳定性方面的积极作用在单颌缺失时变得最明显，例如患者仅佩戴上颌义齿时，在头颈部癌症治疗中需要手术切除下颌骨硬组织和软组织时，或仅仅是下颌义齿不适而没有戴用。咀嚼期间的义齿动力学和神经控制运动也依赖于咬合接触。双侧平衡𬌗咬合有助于引导下颌闭口时运动轨迹至中央咬合，而避免了单侧咬合负荷对义齿的撬动作用。

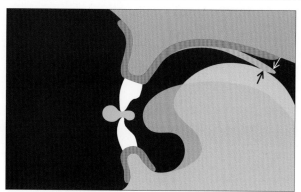

图1　运动控制使戴用总义齿的患者即使戴用了不合适的义齿，仍能行使咀嚼功能，随着年龄和发病率的增加，所需的运动技能减少，义齿的控制变得更加困难。该图像说明了肌肉固定移位时的上颌义齿（基于Basker和Watson，1991）

种植体支持式覆盖义齿的优点

种植体支持式覆盖义齿的固位和稳定。常规总义齿向种植体支持式覆盖义齿的转变促进了上述提到的义齿功能的3种机制。所有的种植体支持式覆盖义齿（IOD），无论种植体的数目和位置如何，都能在义齿的固位和稳定方面提供实质性的改善。对患有口干症的老年人来说，这是一个特别的优势，因为可用的唾液量可能不足以保证义齿的固位。尽管口干症患者可得到种植体增加义齿固位的益处，在微动时义齿基托在干性黏膜上摩擦，患者仍可能感受疼痛和不适。

由于年龄或疾病如帕金森病或痴呆症使口腔运动控制恶化时，IOD益处更显著了。另外，在脆弱和多种疾病的老年人中常常会观察到药物诱导的口腔运动障碍。这种运动控制缺乏可能会导致传统义齿摘戴困难，并且在这些情况下患者的义齿磨损要少得多。虽然罕见，但报告证实在保护性运动控制缺乏的情况下，甚至可以完整地推出义齿，特别是当患者出现吞咽困难时（Arora等，2005）。种植体提供的固位和稳定作用替代了肌肉技能，并且在言语和咀嚼过程中防止义齿脱位。

最后，种植体支持式覆盖义齿减轻了平衡𬌗的需要。尽管我们在IOD中仍采用平衡𬌗的概念，但是当下颌闭口运动轨迹不能很好地控制，并且牙齿对位咬合接触偏离中心位置时，义齿的稳定性受影响的风险较小。

义齿的适应性。如前所述，患者对义齿的适应性包括3个组成部分：心理适应（不将义齿视为异物），生理适应（习惯性，对连续或反复刺激的反射反应减弱），以及肌肉技能（对义齿的运动控制）。心理适应是复杂的，并且可能受到牙齿缺失和义齿磨损等多方面影响，但是种植体可能极大地改善另外2个组成部分。

种植体可保证义齿的固位，又可促进对机械—受体持续和一致的刺激，这反过来又形成了习惯，因为对持续刺激的反射反应通常随着时间而减弱。

当通过机械性连接系统确保义齿的稳定和固位时，种植体使肌肉锻炼的技能变得多余。因此种植体支持式覆盖义齿降低了患者获得新肌功能训练的量，进而减轻了对患者神经可塑性的挑战。

骨萎缩的预防。大量的科学文献证实，种植体对种植体周骨的保存有益处。无牙颌患者牙槽嵴萎缩的研究较为罕见，长期观察报道，牙齿拔除后3～7年，上颌骨每年萎缩0.2mm，下颌骨每年萎缩0.7mm（Tallgren，1972）。种植体植入的区域，牙槽嵴的萎缩减少了7～10倍（Jemt等，1996a；Lindquist等，1988；Naert等，1991；表1）。然而，种植体支持式覆盖义齿增加了咀嚼和咬合力，并且可能加速种植体远端的骨吸收（de Jong等，2010；Jacobs等，1992）。如果种植体支持式覆盖义齿没有定期监测并根据需要进行重衬，可能会导致前部咬合，甚至发生"组合综合征"（Kreisler等，2003；Tymstra等，2011）。种植体对牙槽骨保存效果取决于常规的种植治疗理念和咬合负荷分布原则。

表1 许多研究表明，戴用种植体支持式覆盖义齿者每年种植体周骨丧失比戴用下颌总义齿的骨萎缩进行得更慢

学者	年份	患者和种植体	平均年龄[a]	观察	骨丧失（mm）	情况	存留率（%）
Hoeksema 等	2015	52个年轻患者 104颗种植体 53个老年患者 106颗种植体	45 (34~50) (60~80)	0~1 a 0~5 a 0~10 a	Y = 0.5/O = 0.4 Y = 1.2/O = 0.8 Y = 1.2/O = 1.2 0.12 p.a.	下颌 2-IOD	戴人IOD到10 a: 年轻人=97.1 老年人=93.4
Heschl 等	2013	39个患者 156颗种植体	61 (28~79)	5 a	1.4 0.3 p.a.	下颌 4-IOD	99.4%
Meijer 等	2009	30个患者 60颗种植体	52.8~56.6 (35~79)	10 a	0~1a = 0.2~0.8 0~5a = 0.7~1.4 0~10a = 0.7~1.4 0.07~0.01 p.a.	下颌 2-IOD	93%~100%
Vercruyssen 等; Vercruyssen 和 Quirynen	2010a; 2010b	495个患者 1051颗种植体	60.8 (±10.2)	5~20 a	1~3 a = 0.08 p.a. 1~5 a = 0.07 p.a. 1~8 a = 0.06 p.a. 1~12 a = 0.04 p.a. 1~16 a = 0.05 p.a.	下颌 2-IOD	20 a 后 95.5%
Gotfredsen 和 Holm	2000	26个患者 52颗种植体	64 (52~78)	0~5 a	Ins 0 = 0.5 0~1 a = -0.3 1~2 a = 0.2 2~3 a = 0.1 3~4 a = 0.2 4~5 a = 0 0~5 a = 0.2 Ins 5 a = 0.1 p.a.	无牙颌 C/2-IOD	0~5 a 100%
Bilhan 等	2011	51个患者 126颗种植体	59.4 (39~86)	3 a	0~1 a = 0.8 0~2 a = 0.9 0~3 a = 0.9 0~3 a = 0.32 p.a.	下颌 2/3/4-IOD	
Quirynen 等	2015	89个患者 178颗种植体	65.8 (±8.4)	0~1 a 0~2 a 0~3 a 0~3 a	0.3/0.3 0.6~0.6 0.8/0.6 0.26 p.a./0.20 p.a.	下颌 2-IOD	97%~99%
Müller 等	2015	47个患者 94颗种植体	72 (54~92)	5 a	0.60/0.61 0.12 p.a.	下颌 2-IOD	97.8%/98.9%
Tallgren	1972	9个患者 20个患者		0~1 a 3~7 a 10~25 a	C/- 0.7 -/C 2.4 C/- 0.2 -/C 0.7 p.a. C/- 0.05 -/C 0.2 p.a.	无牙颌 C/C	

Y = 年轻人；O = 老年；a = 年；p.a. = 每年；C/C = 全口总义齿；IOD = 种植体支持式覆盖义齿；2/3/4 = 植入2/3/4颗种植体；Ins = 种植体植入

　　咀嚼效率和咬合力。与具有天然牙列的人相比，总义齿的咀嚼效力和咬合力显著受损。下颌运动的分析显示，与具有天然牙列的志愿者相比，戴用总义齿的患者垂直开口减少了约1/3，咀嚼循环的前伸距离减少了1/2（Hofmann和Pröschel，1982）。这种现象的限制因素是义齿的固位和稳定。因为总义齿患者会不自觉地限制下颌偏移以避免义齿移位。此外，咬合力可导致义齿压迫黏膜而引起疼痛。当咬合力转移到种植体而不是脆弱的黏膜组织时，与义齿相关的疼痛点得到缓解。种植体支持式覆盖义齿显著提高了总义齿的咀嚼效率（van der Bilt等，2010）。由5.6mm硅胶立方体组成的测试团块的实验表明，与总义齿相比，种植体支持式覆盖义齿只需要一半的咀嚼周期来获得相同大小的颗粒，并且这与附着体系统无关（van Kampen等，2004；图2）。在脆弱的老年患者中，这种效果不太明显，因为疲弱的咀嚼肌和咬合疲劳可能掩盖了种植体对义齿稳定性的正面影响（Müller等，2013）。咀嚼肌的体积随着年龄的增长而减少，咬合力大大降低。牙齿脱落后肌肉的萎缩更加明显，可能是由于缺乏生理刺激（Newton等，1993）。根据"或者使用，或者丧失"的生理学原理，虽然未经证实，种植体支持式覆盖义齿有可能通过改善咀嚼活动提供持续的"训练"，从而减缓肌肉萎缩（Müller等，2012b；图3）。

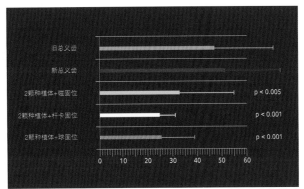

图2 两颗种植体固定下颌义齿后，用5.6mm硅胶立方体构成的测试团块进行实验，种植体支持式覆盖义齿的咀嚼周期降低一半。3种固位类型均显著改善了咀嚼效率（van Kampen等2004）

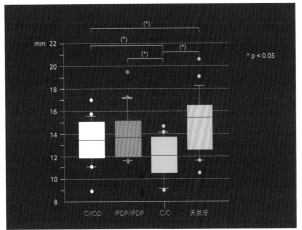

图3 当植入种植体后固定或可摘义齿修复时，义献报道的牙齿丧失后肌肉体积减小似乎部分得到了补偿。这可能归功于改善的咀嚼功能之后肌功能训练效果。每组有20个患者，平均年龄在61.5~68.2岁（Müller等，2012b）

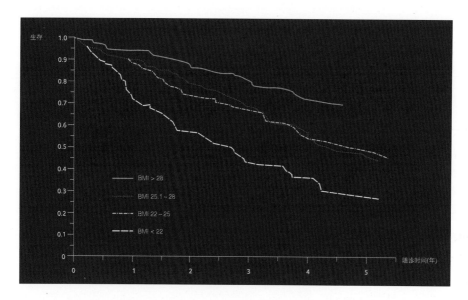

图4　470个住院患者中，平均年龄81.5岁，历时4.2年，体重指数（BMI）（kg/m²）超过28后死亡率最低（基于Weiss等，2008）

营养状态。营养不良是老年人中普遍存在的一个健康问题，社区老年人群中的患病率为5%～8%，养老院的人群中流行率为30%～60%（Guigoz等，1994），长期需要护理的人群可能超过60%（Pauly等，2007）。然而，老年人体重指数（BMI）在28或以上可降低营养不良的发病率和死亡率（Weiss等，2008；图4）。食量取决于食欲、认知状态、一般健康状况、学识、运动、经济来源、文化、宗教习惯以及烹饪技能等多种因素。咀嚼效率只是影响食物摄入量的一个因素。然而，牙齿数量和食物摄入量之间存在相关性（Sheiham等，2001）。随着牙齿的缺失及伴随的咀嚼障碍，发生饮食中的"沉寂变化"，义齿佩戴者通常没有注意到这一变化。在回答"是否有难吃的食物？"和"哪种食物因咀嚼困难而不吃了？"这两个问题上的答案有巨大的差异（Millwood和Heath，2000）。

　　戴义齿者倾向于避开坚果、生胡萝卜或芹菜等坚硬食物，以及倾向于避开义齿移动的肉类或黏性食物，如太妃糖和口香糖等坚硬食物。戴义齿者同样不喜欢有果仁的食物，如有西红柿、草莓和覆盆子果冻等食物，或蛋糕和小五谷面包，因为它们可能会在义齿下滑动，并在进行其他餐饮时可引起严重的不适。在公共场合，这可能会导致尴尬的情况，而且戴义齿者自觉地适应了这些限制，有时甚至宁愿单独吃东西。虽然老年人的能量需求较低，需要的热量较少，但维生素或微量营养素等营养物质的需求量与年轻人相同。这意味着老年人的饮食应该是"营养密集"的（Moynihan，2007）。水果和蔬菜的消耗量随着牙齿的消失而减少，而且戴义齿的老年患者很少每天食用所推荐的5类食物。

　　因此，我们可以认为，通过骨结合的种植体来固定的总义齿可以明显改善老年总义齿戴用者的营养状态（Morais等，2003）。在咀嚼过程中种植体可避免义齿的移位，为咀嚼力提供支撑，并确保义齿基托与义齿承托组织紧密接触，从而有助于防止食物颗粒在义齿组织面鞍基下积聚。然而，出乎意料的一致性的是文献证实，将总义齿转换为种植体支持式覆盖义齿并不影响患者的食物选择，尽管大多数患者都意识到并满意于咀嚼效率的改善。蒙特利尔的Jocelyne Feine小组最近完成了一项随机对照试验，其中113个受试者戴用常规全颌总义齿和103个戴用常规上颌总义齿和种植体支持式下颌覆盖义齿（Hamdan等，2013）。义齿戴入1年后，评估了纤维摄入量、宏观和微量营养素的组成以及消耗的能量。他们得出的结论是，单纯的种植体支持式覆盖义齿并不能改善无牙患者的食物摄取和营养状况。

营养习惯和食物摄取很大程度上取决于习惯。为了有效地破坏已养成的营养习惯，应该鼓励患者在戴入种植体支持式义齿后尝试新的食物和食品，以增加水果和蔬菜的消耗量，并给咀嚼肌更多的肌功能锻炼（Bradbury等，2006）。咀嚼效果差也与大量摄入消化药物（Brodeur等，1993）和较慢的餐后蛋白质代谢有关（Rémond等，2007）。因此，咀嚼效率的提高可能有助于患者的消化和一般健康。营养学家的专业咨询可能有助于提高戴用种植体支持式覆盖义齿患者的营养健康（Bradbury等，2006）。

义齿稳定性不是限制老年人营养摄入的唯一因素。丙烯酸树脂牙的磨损可能妨碍切割薄片沙拉。食物颗粒可能仍然在义齿基托底下，即使是种植体支持式覆盖义齿。已有研究表明，咀嚼肌的增龄性萎缩导致下颌咀嚼力下降（Newton等，1987）。我们的咀嚼运动在4～5岁时就已经形成，并在整个生命周期中保持稳定。然而，每10年的增龄都会为每个咀嚼过程增加3～4个咀嚼循环，使下颌运动和咀嚼节奏基本保持不变（Peyron等，2004）。最后，咀嚼依赖于运动协调和口腔感觉，两者都随着年龄的增长而退化。

美学方面。种植体能改善美观吗？这个问题似乎耐人寻味，因为种植体本身是不可见的。其次，我们需要研究传统总义齿的功能，以突显出种植体支持式覆盖义齿的益处。在传统的义齿中，上颌前牙根据美学需要排列，提供自然轮廓和唇部支持，以及美学形态需求，便于发音。而种植体支持式覆盖义齿恰恰相反，必须根据功能和静态需要排列总义齿的下颌切牙，以适应口轮匝肌，并防止开口时义齿的移位。在总义齿佩戴者中，这可能会导致深覆盖，甚至可能导致患者面形的明显变化。

尽管覆盖义齿的牙齿通常按照总义齿制作，但由种植体提供的稳定性可以提供更广泛的牙位，有助于重建患者的个性化外观。然而，在植入种植体之前，必须仔细评估患者的期望，因为不切实际的期望可能会导致极度的失望，并可能导致患者对牙医失去信心。种植体无法使患者恢复到年轻时的天然牙齿拍摄的照片——往往是婚纱照。嘴角出现了垂直皱纹，伴随着上颌前牙暴露减少，下颌前牙暴露增加的下颌唇齿音减少，以及薄唇的老人有唇红边界不清晰等都是生理性衰老的标志，而且并不能用修复手段矫正。

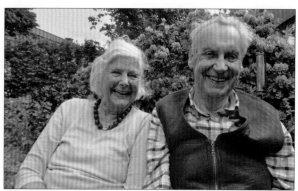

图5　佩戴总义齿的患者，良好的固位增强了患者在社交场合的自信心。有助于在良好的社交团队中享受美食和防止社交退缩

社会心理方面。牙齿脱落和可摘义齿的磨损会对自尊心和心理健康方面产生负面影响。设想一下，大多数义齿佩戴者会害怕在社交场合中出现义齿松动。即使在熟悉的环境中，也无法在可接受的时间内完成一顿饭，这可能导致社交孤立（图5）。Wismeijer和他的小组通过使用Straumann种植体稳定下颌义齿，使104个总义齿佩戴者实现了令人信服的心理康复（Wismeijer等，1997；图6）。种植体植入后16个月，患者明显更加外向和友善，拜访他们朋友和家人更多，喜欢去餐厅。

口腔健康相关生活质量（OHRQoL）也可以用经过验证的方法来测量，这些方法提供了连续一致的信息，并可以比较治疗前后的情况（Slade 2002）。为了评估治疗对OHRQoL的有效性，有必要进行对照研究；直接对上下颌均戴用传统总义齿的患者和上颌传统总义齿而下颌种植体支持式覆盖义齿的患者进行比较。当患者被随机分入这两个治疗组，两组均认为OHRQoL有所改善；然而，只有在第二组中才有统计学意义。6个月的观察期结束后，第二组患者表现出更好的OHRQoL（Heydecke等，2003b）。医师接受了患者的选择治疗，并且在没有随机分组的情况下，这种效果也得到了证实（Rashid等，2011）。

可以直观地假设患者对第二组的满意度与所涉及的成本相关，因为人们倾向于通过对购买产品表示高满意度来证明他们的开支。然而，在整个研究的范围内，治疗是免费提供给患者的，所以没有经济上的偏差。此外，对第二组的满意度更高，似乎贯穿整个戴用期，甚至直到种植体植入后10年（Meijer等，2003）。

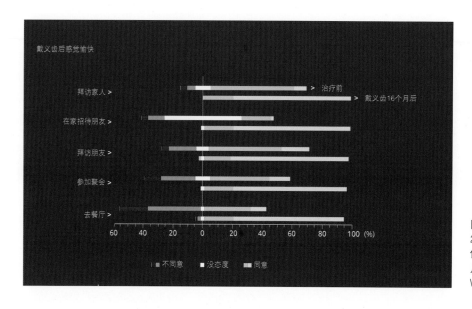

图6　无牙颌患者的下颌义齿由2颗颏孔间的种植体固定，种植体植入并戴入覆盖义齿后16个月参与了更多的社交活动（基于Wismeijer等，1997）

理解度和治疗接受度

老年人除了在口腔卫生维护方面存在已知和普遍的障碍，如维护的回访和缺少经济来源、总体健康状况不佳等可能会限制种植治疗。除了"客观"障碍之外，主观性的认知也会影响种植治疗的接受程度。即使提供免费治疗，在临床研究中，牙科中仍有36%的无牙颌老年患者拒绝种植治疗（MacEntee等，2005）。大多数情况下，患者因对手术干预恐惧而拒绝，并且患者也没有认识到需要改善。在日内瓦大学进行的一项调查中，92个志愿者通过半结构化访谈方式调查了患者对种植体的态度和认知以及种植治疗的假想接受程度。逐步反向多元线性回归分析显示，年龄不是限制因素，而种植体知识有限、戴用不合适的义齿，以及日常生活中的自主性低（例如女性）是导致患者对种植治疗方面存在顾虑的主要因素（Müller等，2012a）。

可通过以下几个方面提高患者的接受度：

- 提高患者的口腔健康意识及其对健康和生活质量的影响。
- 提供专业信息（以文字和图片形式——客观、清晰）。
- 当患者完全适合外科干预并不认为手术干预是不可逾越的负担时，医师应当建议种植修复治疗。
- 提议微创手术程序。
- 提供容易处理和清洁简单的口腔修复方案。

5 老年患者种植治疗的医学考量

S. Barter

5.1 引言

由于死亡率降低和出生率下降，全球人口正朝着老龄化方向发展。从全球来看，60岁以上人口比例从1990年的9.2%上升到了2013年的11.7%，预计2050年会达到21.1%——超过20亿人，这其中有20%的人是生活在发达地区的（英国，2013）。

卫生保健的改善和医学的进步意味着人们的寿命会越来越长，即便患有慢性疾病；这反过来也会导致老年患者多器官疾病的发病率提高，结果会带来更广泛和更复杂的药物治疗。

因此，临床医师接诊老年患者时要反复参考他们复杂的用药史和长期服用的药物列表。本章我们将特别考量老年患者中特定器官系统疾病的因素，也必须强调医师要意识到联合疾病影响因素，以及多种药物治疗相关的潜在问题，这些不仅对牙医提供的治疗方案产生影响，而且我们的治疗方案还会对患者基本健康和幸福指数产生影响。

对生活质量本身而言就是要健康，这在某种程度上依赖于有一副好的义齿。我们的患者经常不能接受总义齿的不适和松动限制或者不能使用造成的美观、发音和功能问题。他们为什么要接受呢？美观和自尊心不再是年轻人的特权。然而我们可以提供种植牙这种比较复杂的治疗方案，我们现在可以恰当地计划，小心和精确地进行治疗，并适当维护，即使老年患者自己本身无法做到这一点。老年人可获得美观和自尊心。

治疗计划必须强调患者的总体健康状况和幸福指数，对于老年患者必须特别注意以下事项：

- 老年患者有牙列缺损和选择合适的治疗方案。
- 对有系统疾病史的老年患者的术前和术后的外科考量。
- 对存在种植体的患者，因生物学/工艺并发症，采取医疗折中方案，或更换或调改旧义齿。
- 作为一个卫生保健提供者，我们有责任意识到患者在一般健康方面可能发生的变化，并相应地告知其患者的其他卫生保健提供者。

在治疗老年患者时通盘考量非常重要，治疗方案可能对老年患者健康产生重大影响而对年轻患者来讲可能相对无害；在种植牙科，这将被列入外科程序中的重要考量因素。然而，同样需要认真地规划治疗方案中的修复义齿设计，以确保患者能够配合相关治疗并确保义齿本身足够舒适、功能适当、易于菌斑控制并且保持黏膜的持续健康。我们有责仃确保我们的治疗能够帮助到患者，当患者越来越虚弱时，不引起更重大的问题。

据文献报道，当种植体植入理想的三维位置时，健康人的种植体成功率（或者更通俗地说"存留率"）在过去的15年中高达99%（Lindquist等，1996）。然而，缺乏关于种植体用于患有严重医疗疾病患者的文献报道，这些结果可能会非常有用，关于复杂的医疗病史，老年患者种植体使用的文献报道就更少。

有文献报道，老年本身并不是成功种植治疗的禁忌证（Zarb和Schmitt，1993；de Baat，2000）。然而，与种植治疗成功相关的一个重要考量因素是患者相关性因素，其中个体的医疗健康和相关药理学方面的考量至关重要。这在老年患者中更是如此，随着年龄日益增加带来的负担，多种健康问题和身体越来越虚弱导致一系列更复杂的相互作用，可能会使提供一个安全和成功的种植治疗变得复杂，使医师在制订种植方案时有所疑虑。我们也不得不考虑种植体维护，或对之前的种植体及其修复体需要再处理等潜在的后续问题。

然而根据美国麻醉协会（ASA 2014）分类系统可将大部分种植治疗患者分为P1类（正常健康）或者P2类（轻微系统疾病），具有多种疾病和多种药物治疗的老年患者可能会越来越多地进入P3状态（严重系统疾病）。然而关于这些患者的种植体短期或长期效果的证据非常少，甚至与之相关的治疗文献也很少。尽管对患有严重疾病的患者，虽然我们有理由做延迟或放弃首选种植治疗的决定。但毫无疑问的是，已在不断增加的已经接受种植治疗的患者，随着老龄化和更严重的医疗疾病，可能需要种植体周炎的治疗。患者种植体周炎的发生率提高了，可能需要外科手术治疗，因此患者的医疗健康会是重要的考量因素。已有文献报道被列为P4类（已经威胁到生命的严重系统疾病）或者更严重的患者选择种植治疗方案时应将种植治疗时机推迟到患者健康状况达到理想的稳定状态并且提升到至少P3水平（Maloney和Weinberg，2008）。

通常，对患有医疗疾病的患者种植牙的研究是评估种植体本身的成功或存留。在提供手术治疗时忽视对患者健康更大影响的可能性和潜在的长期护理问题都是非常不合理的。医师要意识到老年患者需要采用不同的口腔维护和牙科治疗方法，这需要牙医有更全面的知识懂得医疗疾病和种植治疗方案对口腔健康维护的影响（Koller，1994）。越来越多的种植牙患者的健康状况逐步改变，这使牙医们面临一个新的挑战。社会福利机构的一项研究表明，老年人对什么是种植牙或者他们应该怎样护理种植牙几乎没有什么意识，尽管他们已经意识到与天然牙相比，种植牙更难护理（Kimura等，2015）。因此，希望本章节能为考虑或者已经接受了种植治疗的老年患者提供帮助，突出强调许多影响种植治疗口腔维护方面的考量因素。

5.1.1 老龄化和多种疾病

老年人的慢性、非传染性疾病和伤残患病率更高，并且很多发达国家已经有很大的老年群体，而且老龄化还会进一步加重。全球"高龄老人"（80岁以上）的比例在2013年是14%，预测在2050年会上升到19%，达39200万人（英国，2013）。随着年龄的增长，我们的身体经历了生物学和生理学方面的渐进改变，社会心理和遗传因素、功能和营养因素、治疗疾病所使用药物的副作用和心理生理障碍以不同方式影响这些改变。这些因素无休止地变换，这使得难以建立规范来治疗所描述的组合综合征。大多数指南是基于单病种的诊断与治疗，并且往往不适用于患有多种疾病的患者（Lugtenberg等，2011）。"组合综合征"这个词意味着一个患者可能患有一种主要疾病和一种或者多种额外的相关或不相关的疾病。然而，实际情况是一个患者患有多种"慢性疾病"或"多种疾病"，所有这些都可能在不断变化的基础上相互作用。

人口老龄化将会对多种疾病的流行产生重大的影响。一个基于2000—2030年间美国人口的评估，患有一种或者多种慢性疾病的美国人的数量将从12500万上升到17100万，增加了37%（4600万人）（罗伯特·伍德·约翰逊基金会，2010）。

一项横向研究中对17.5万患者40种疾病进行了统计分析，据文献报道65～84岁老人中有65%患有两种或更多种疾病，85岁以上老人中82%的患有3种或者更多种疾病（图1）。然而，目前小于65岁的老年人是患有多种疾病的人口总数是最高的（Barnett等，2012；表1）。

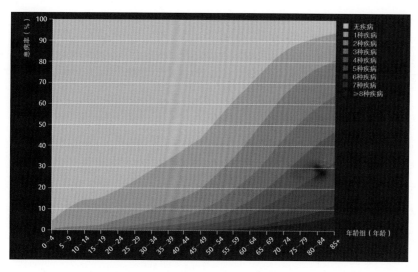

图1 老年人群中慢性疾病的数量（Barnett 等，2012）

随着这些患者年龄的增加，患有多种疾病的老年人数量可能会进一步增加，这是一个非常重要的考量因素。在女性、老年人以及社会经济能力低阶层的人群中患有多种疾病非常普遍（Marengoni 等，2011），在年轻和中年人中也发现越来越多的人患有多种疾病（Barentt等，2012）。精神疾病的患病率包括抑郁症在患多种疾病的人中也非常高（Moussavi等，2007）。

由于上述讨论到的各种因素之间的相互作用而导致对疾病的合并发生缺乏科学认识（van den Akker等，2001）。医疗的专科化导致很少去调查研究各种疾病之间的相互作用（Nobili等，2011）。两种或者更多种疾病发展过程中的相互作用可能比单个疾病的影响更大或者说这种相互作用可能是相互牵制，比如神经退行性疾病对某些肿瘤性疾病的影响（Plun-Favreau等，2010）。患多种疾病的老年人更需要一个以患者为中心的医疗方案，而非以医学亚专业进展为主导的围绕疾病的方案。

也可能认为不存在"人类7个年龄段"（莎士比亚），而是3个方面：生物、时间和牙齿。有文献报道，多种疾病比单独的年龄对免疫功能影响更大（Castle等，2005）。对老年人手术效果的研究评估不能仅依据年龄。通常，对于外科手术患者来说术前健康比实际年龄更重要（Seymour和Vaz，1989）。

当然，多种疾病与死亡率增加密切相关。显然，老年人中的多种疾病与功能衰退的发生率增加相关，当计划种植治疗时也会考虑这一点。

最普遍的多种疾病是心血管疾病（包括高血压）、2型糖尿病和抑郁症，这个群体与身体和精神健康状况不佳、高发病率和死亡率相关（Katon 等，2010；Gallo等，2005）。事实上，抑郁症比慢性心绞痛、关节炎、哮喘和糖尿病对健康的不利影响更大。抑郁症和其他疾病结合在一起比只有这些疾病而没有抑郁症的情况更损害健康（Moussavi 等，2007）。

当考量复杂的修复治疗时，这类患者是具有挑战性的。此外，和患者清楚地沟通可能达到的期望结果是至关重要的。

另外，多种疾病患者的残疾率和药物不良反应率（ADE）更高或与健康相关的生活质量更低（Vogeli等，2007）。组合综合征如冠状动脉疾病、糖尿病或抗凝可能危及伤口愈合。颈深部感染的主要原因是牙源性的（Boscolo-Rizzo等，2012）；患有牙槽脓肿或者深部种植体周感染的老年多种疾病的患者可能使外科医师难以控制严重感染，而导致感染迅速发展和恶化。

表1　由于年龄、性别、社会经济地位和身体疾病的数量造成的心理健康疾病的差异率（OR）（Barnett等，2012）

	n（%）	平均发病数（SD）*	多种疾病的百分比（95%CI）†	身心健康患病百分比（95%CI）†
全部患者	1751841（100%）	0.96（1.56）	23.2%（23.1～23.2）	8.34%（8.3～8.4）
性别				
女性	884420（50.5%）	1.09（1.65）	26.2%（26.1～26.3）	10.2%（10.2～10.3）
男性	867421（49.5%）	0.84（1.46）	20.1%（20.0～20.1）	6.4%（6.4～6.5）
年龄				
0～24	479156（27.4%）	0.16（0.44）	1.9%（1.9～2.0）	0.5%（0.5～0.6）
25～44	508389（29.0%）	0.50（0.92）	11.3%（11.2～11.4）	5.7%（5.6～5.7）
45～64	473127（27.0%）	1.18（1.50）	30.4%（30.2～30.5）	12.4%（12.3～12.5）
65～84	254600（14.5%）	2.60（2.09）	64.9%（64.7～65.1）	17.5%（17.4～17.7）
≥85	36569（2.1%）	3.62（2.30）	81.5%（81.1～81.9）	30.8%（30.3～31.3）
经济等分				
1（富裕的）	163283（9.3%）	0.82（1.42）	19.5%（19.3～19.6）	5.9%（5.8～6.0）
2	171296（9.8%）	0.83（1.44）	19.9%（19.7～20.1）	6.2%（6.1～6.3）
3	165199（9.4%）	0.92（1.50）	22.2%（22.0～22.4）	7.0%（6.9～7.1）
4	207129（11.8%）	0.95（1.54）	23.0%（22.9～23.2）	7.5%（7.4～7.7）
5	198419（11.3%）	1.02（1.60）	24.5%（24.3～24.7）	8.6%（8.5～8.7）
6	198526（11.3%）	0.97（1.57）	23.4%（23.2～23.5）	8.4%（8.3～8.5）
7	186083（10.6%）	1.00（1.59）	24.4%（24.2～24.6）	9.1%（9.0～9.2）
8	147836（8.4%）	1.00（1.59）	24.2%（24.0～24.4）	9.3%（9.2～9.5）
9	164386（9.4%）	1.09（1.70）	26.3%（26.1～26.5）	10.7%（10.6～10.9）
10（贫困的）	149684（8.5%）	1.01（1.65）	24.1%（23.9～24.4）	11.0%（10.9～11.2）
疾病数量				
0	1012980（57.8%）	—	—	—
1	333365（19.0%）	—	—	—
2	167518（9.6%）	—	—	22.2%（22.0～22.4）
3	99487（5.7%）	—	—	36.1%（35.8～36.4）
4	60417（3.4%）	—	—	44.8%（44.4～45.2）
5	35641（2.0%）	—	—	52.1%（51.6～52.6）
6	20507（1.2%）	—	—	59.0%（58.3～59.7）
7	11080（0.6%）	—	—	65.7%（64.8～66.6）
≥8	10846（0.6%）	—	—	73.9%（73.1～74.7）

* 每个变量之间的差异显著不同，$P < 0.0001$（测试独立样本的性别；对年龄组和经济等分进行单向方差分析）
† 每个变量分类之间的差异显著不同，$P < 0.0001$（χ^2 测试 2xn 表）

几乎没有文献报道为患有多种疾病的患者的循证护理提供科学依据。外科领域里的报告往往是基于状态或过程的，没有可用于提供合作指南的可行数据。临床医师仍旧发现很难将特种疾病指南应用于具有多种疾病的老年患者，并很难调和临床需求与患者的治疗次序（Fried等，2011a）。

临床研究中最常用的评估多种疾病的风险预后工具是查尔森指数。尽管已经出版25年之久（Charlson等，1987），但越来越多的医师将其视作评估和强调患有多种疾病临床风险的金标准（Groot等，2003）。

文献报道用于成功治疗患有多种疾病的老年患者的模型是成功的，它们是多学科团队密切配合并精心设计的。然而，这种方案的采用可能受到运行和财务上的限制，以及护理专家长期不足的限制（Boult等，2009）。

在牙科领域，尤其涉及种植治疗的系统性风险因素而言，关于口腔种植治疗与单一系统性疾病或与多种疾病相关信息都非常少（Cochran等，2009）。经常有关于种植并发症风险性的报道，但除了放射性骨坏死或双膦酸盐相关性骨坏死引起并发症外，一般性医疗并发症的报道却很少。并发症报告是必要的；因为这个问题的研究是基于队列，所以要求做一些精心设计的前瞻性试验可能是不切实际的。但是，必须鼓励临床医师以结构化的方式提交病例报告，以便收集有用的数据。

要意识到种植治疗可能影响到患者的所有问题，并且必须保持警惕。在评估老年患者种植治疗的多重因素时，牙医必须了解当前患者的医疗状态、药物治疗和患者维护方面可能的能力限制，以及可能出现的问题（Shay，1994）。本章将列举这些考量（表2）。

总之，多种疾病在高龄老人、妇女和来自较低社会阶层的人群中越来越普遍，其波及了一半以上的老年人口。并且，对于多种疾病的风险因素知之甚少；然而，人们已认识到，多种疾病对功能障碍、生活质量以及增加卫生保健服务的重大影响，对卫生经济产生的不利影响。

5.1.2 多种用药

老年患者更有可能服用药物，而且是为了治疗多种慢性疾病不可避免地要服用更多种类的药品，60岁以后每过10年这种趋势就会显著增加。尽管老年人药物过敏反应和年轻人一致，但与普通治疗时药物在血液中的浓度相比，由于血浆浓度的意外升高而导致的不良药物效应（ADE）的发生率在老年人中是上升的（Iber等，1994）。这需要了解药物以及确认是否与牙医指定的药物存在相互作用。

与年轻成年人相比，药物对老年患者效果不同，对某些药物的敏感性有显著差异。两个年龄组的吸收率可能相似，但身体脂肪和水的变化可能影响药物治疗水平。随着脂肪储存的增加，脂溶性药物的半衰期也增加。同样地，随着身体总含水量随年龄增加而降低，水溶性药物的浓度可能增加。药物的代谢和排泄也将随着肝脏和肾脏的增龄性变化而改变。例如，与血浆蛋白结合的药物（例如地高辛）仅在药物的未结合部分产生作用，因此在营养不良或患有多种疾病的老年患者中，人血白蛋白量的降低可能需要更大的治疗剂量和更优疗效的药物。

多种用药已经被分别定义为："施用许多不同药物，特别是同时施用（如在治疗单一疾病或几种共存病症中）"（Merriam-Webster，2015）；"药物不当使用"（Farrell等，2013）；或"因治疗需要，应用多种药物"（Tjia等，2013）。

表2　列举与年龄相关的药代动力学和药效学变化（Bobili等，2011）

药代动力学	增龄性变化	临床考量
吸收	胃和唾液分泌减少／胃排空延迟／肠系膜血流量减少／吸收和主动转运受损／肝血流量减少	对酸不稳定药物影响更大（青霉素，红霉素）主动转运药物吸收减少（叶酸钙，B_{12}）／吸收率减少／药物的首过代谢的效果增加
分布	身体总体水分减少，脂肪增加／血浆蛋白结合发生改变（人血白蛋白减少，α_1-酸性糖蛋白）	水溶性药物的血清水平更高（地高辛，茶碱，氨基糖苷类）脂溶性药物的血清水平更低
代谢	肝血流量、体积和肝脏Ⅰ相代谢率（Ⅱ相代谢率相对未受影响）减少	高清除率药物的留存时间较长；Ⅰ相代谢药物减少（选择性血清素再吸收抑制剂，苯二氮䓬类）
排泄	肾血流量减少（超过心排出量减少），肾小球质量，肾小球滤过率降低，随年龄增长肾功能降低40%～50%	未经代谢的药物聚积（加巴喷丁，氨基糖苷类），其他药物代谢产物的排泄减少或由肾小管分泌排泄的药物减少（青霉素，西咪替丁）

药效学	增龄性变化	临床考量
敏感性/耐药性	对苯二氮䓬类敏感性增加	镇静，意识模糊，跌倒风险
药物/受体相互作用	抗胆碱能作用的敏感性增加	激动，意识模糊，直立性低血压
靶向系统的增龄性变化	华法林对维生素K合成的抑制性更大	增加–出血

多种疾病共存常常导致需要多种药物，这当然是多种用药的一种常见形式。然而，目前对于多种用药的组成数量似乎并没有可以接受的定义（Hajjar等，2007）。

尽管对这些定义缺乏共识，但多种用药的普遍性是无可争议的。美国的一项全国调查得出结论，65岁以上的妇女中有57%的人每天服用超过5种药物，12%的妇女服用超过10种药物（Kaufman等，2002）。据估计，在欧洲超过一半的老年人口每天服用超过6种药物（Fialová等，2005）。

所有药物都存在有利的一面和潜在的危害；一种药物对于治疗一种特定病症可能非常有利，但是在患有多种疾病的情况下它可能效果就不那么好，甚至是有害的。多种用药方案可能会产生一些风险，例如不良反应、药物之间物相互作用、药物与疾病之间相互作用和剂量误差，这些风险中的一部分或全部有可能引起额外的病症（Gandhi等，2003）。这些不良用药情况也会对医疗经济造成很大影响。

多种用药在门诊患者中普遍存在，疗养机构也是如此。患有心力衰竭和慢性阻塞性肺病的老年患者通常将服用至少5种处方药物（Boyd等，2005）。一项基于美国门诊患者的研究发现，75~85岁的老年人中36%的女性和37.1%的男性至少服用5种处方药，其中还有大约一半的人也服用非处方药（Qato等，2008）。

在医院中，多种用药情况可能更普遍，据报道有高达58.6%的患者服用一种或多种不必要的药物（Rossi等，2007）；实际上，一个患者住院治疗疾病的结果可能会使处方药的数量增加（Hajjar等，2005）。

在疗养机构中发生多种用药的证据较少（Tjia等，2013）。一些人认为这种情况发生的概率可能较低（Bronskill等，2012），特别是在高于85岁的高龄人群中（Dwyer等，2010）。其他研究表明，超过90%的社区居民暴露出了其用药存在潜在错误（Zermansky等，2006）。

2008年，英国约有190万人使用多种不同的药物治疗一种以上的长期疾病（英国卫生部，2012），到2018年这一数字预计将达到290万，其中约1/4将是65岁或以上的老年人。英国国家临床规范研究院（NICE）公布的数据表明，30%~50%的治疗长期疾病的处方用药并不尽人意。该指南指出，"当患者从一种护理机构转移到另一种护理机构时，30%~70%的患者经历错误或他们的药物无意被改变。"同一份报告发现，所有入院患者中有5%~8%是由于可以预防的药物不良事件或药物相互作用而入院的（NICE，2015）。

还有许多未解答的问题，包括多种用药中固有的益处与危害比率和个体患者的健康优先级——未来患者可能更关心生活质量而不是死亡率（Fried等，2011a；Kuluski等，2013）。

许多处方药指南无法避免以治疗特定疾病的方法为基础，并且与多种药物事件相关的普遍性可能被低估，因为可用数据仅反映了已识别的药物不良反应。有许多方面依然未知，包括复杂的机体、人的认知、心理以及并不清晰的其他作用（Tinetti等，2004）。

这在具有多种健康问题的老年患者中尤其如此，他们经常被排除在随机对照试验之外（Gross等，2002）。因此，很少有关于多种药物对不良反应、卫生保健经济学、生活质量和死亡率的影响的证据信息，因为如果共存条件对研究的目标条件有影响，往往才会被考虑（Jones等，2009；Guyatt等，1994）。

然而，众所周知，多种药物对65岁以上患者的影响更大（Beijer和de Blaey，2002）。随着年龄的增长，带来复杂的问题，例如老年人对某些药物的药代动力学和药效学的差异，增加了年龄的易感性和敏感性（Hanlon等，2010）。不当的药物处方在老年人群体中相对常见（Stuck等，1994）。患者经常不知道为什么服用特定的药物。老年患者不太可能意识到这些药物对其健康的潜在危害及其健康方面发生的潜在变化，并将这些变化报告给他们的医师。患者和全科医师之间缺乏互动，缺乏了解或误解现有药物疗法复杂性可能导致严重的并发症（Gandhi等，2003）——例如跌倒、认知障碍、尿失禁、营养不良（Maher等，2014），或导致更多的处方药和发生"处方级联"，即一种药物用来治疗另一种药物的副作用（Farrell等，2013）。

有证据表明，对有多种疾病需要服用多种药物的患者，只能按照规定服用其50%的药物，并且"药物依从性"（在正确的时间和剂量下服用正确药物的能力）随着药物数量的增加而恶化（Haynes等，1996）。可以使用合规辅助手段来帮助增加药物依从性（Barat等，2001；Claxton等，2001）。这些可以包括药剂师药物清单检查，然后药剂师就可以为患者或看护者提供药物治疗时间表。牙医应该提供清楚和适当的信息，说明自己的处方应如何适应患者正在进行的药物治疗。然而，患有痴呆或单独生活的患者会有特殊的考虑。记忆丧失或认知衰退的患者的复杂处方治疗方案可严重影响遵守服药剂量和频率的能力或坚持其他治疗建议。

作为保健专业人员，牙医在警惕对可能影响患者总体健康的情况等方面发挥重要作用。最常见的不良药物事件不可避免地与最常规的处方药相关。一篇文献报道了不良药物事件发生率为每1000人中有50.1人，其中38%是严重、危及生命或致命的，其中超过25%是可预防的（Gurwitz等，2003）；通常接受种植治疗患者服用的与不良药物事件相关的最常见药物：

- 心血管药物　　　24.5%
- 利尿剂　　　　　22.1%
- 非阿片类镇痛药　15.4%
- 降血糖药　　　　10.9%
- 抗凝剂　　　　　10.2%

抗生素、类固醇、阿片类物质、抗胆碱能药和苯二氮䓬类药物也常常卷入不良药物事件。

这些组中的药物之间存在重要的潜在副作用和相互作用，以及常用在牙科种植手术中的处方药、镇痛药和抗生素也是如此。这些考虑对于患者可能服用的药物和种植手术程序方面同样重要。例如，与牙科手术使用局部麻醉相关并发症的调查表明，没有风险因素患者的并发症发生率为3.3%，但是每天服用超过2种药物的患者的并发症的发生率增加了1倍以上，达到6.9%（Daubländer等，1997）。体重较轻或药物代谢发生变化的老年人可能更容易导致局部麻醉剂用药过量，特别是手术时间过长时。对于65岁以上的患者，由于肝功能降低，通常建议最大局部麻醉剂量减半。这些考量的其他重要方面和相关的示例会在下面的每个部分中描述。

除了处方药物之外，还需要考虑患者可能服用的非处方药物（这可能增加了大众群体多种用药率，而且这些通常未被考虑）（Batty等，1997）。老年患者通常更频繁地使用非处方药（OTC）（Sihvo等，2000），如前所述，他们常常患有多种疾病和服用多种药物。

在人群调查研究的一个试验中，在年龄较大的组（75～85岁）中服用至少一种处方药，据报道47.3%的人使用非处方药，54.2%的人服用膳食补剂（Qato等，2008）。其他研究报告90%的老年患者至少服用一种非处方药物（Stoehr等，1997）；而膳食补剂的使用率接近60%，草药补剂的使用率为14%（Kaufman等，2002）。

患者经常会认为非处方药物是安全的，没有显著的副作用（Wawruch等，2013），他们经常不会去阅读包装盒里面的说明书（Hanna等，2011）。然而，研究表明，高达50%的服用非处方药物的老年患者存有不良药物反应的风险已经明确（Olesen等，2013）。

已经明确，老年人中常用的非处方药物对老年人的不良药物反应事件有很大作用，包括镇痛药（例如对乙酰氨基酚、布洛芬、阿司匹林）以及感冒和咳嗽药物（例如伪麻黄碱、苯海拉明）、膳食补剂（例如多维和单维生素补充剂、葡糖胺）、抗酸剂和泻药。老年人通常还服用草药（例如人参、银杏提取物、圣约翰草）。当单独服用或与处方药联合使用时，都可能存在潜在的药物不良反应。

社区药剂师在帮助患者选用非处方药物方面有很重要的作用；药剂师收集关于患者的用药情况、健康状况、疾病特征以及过去的一些治疗情况等信息，以便提出建议（Chui等，2013）。

一些出版物会列出老年患者不宜服用的药物和偶尔会引起问题而通常认为"安全"的药物，这些是有价值的参考（Beers等，1991；Fick等，2003）。

显然，治疗中用到的药物和衰老的生理效应之间存在复杂的互动网络，几乎无限次地排列。这种情况是动态的，例如，即使一个简单的种植治疗周期，药物或剂量也可能发生变化。这可能会对初级保健机构医务人员的老年患者复杂管理造成重大问题（Del Fiol等，2014）。

容易理解的是，牙医只考虑到药物变化对手术可能产生的影响。然而，在做这些考虑的时候，可能会忽略患者健康发生的微妙变化，例如，意识模糊加重，这可能被解释为"老化"，但实际上可能是由于微小的处方变化或引入非处方药物的结果。这些变化可能会产生更广泛的后果（可能是直接的结果），患者未理解你给他们的术后医嘱，也有可能是导致治疗失败的事件。

5.1.3　虚弱

虚弱综合征被描述为老年人压力较大的虚弱状态，从而导致不利健康风险升高的结果（Fried等，2005）。然而，关于虚弱的定义并没有统一的共识。

虚弱在老年人中是非常普遍的现象，并且与跌倒、残疾、住院和死亡的高风险事件相关。虚弱以前被认为是残疾和组合综合征的同义词，但现在已经认识到它可能有生物学基础并且是一种独特的临床综合征，治疗过程中要识别患者向虚弱演变的风险（Fried等，2001）。组合综合征是虚弱进一步发展的一个已知风险因素；虚弱和组合综合征与免疫缺陷、牙周病有非常密切的联系（Charlson等，1987）。

虚弱的患者生理储备较低，可能不足以维护和修复老化身体的多个系统（Lang等，2009）。很多学者已经认识到虚弱的特征，包括消瘦（肌肉质量和强度的损失，伴随着体重减轻）、耐力丧失、平衡和运动性降低、行动迟缓、相对慵懒以及潜在的认知功能下降。虚弱随着年龄增加而越来越明显；症状是多种的，可以包括外观（与年龄是否一致）、营养状态（瘦弱、体重减轻）、主观健康等级（健康感知）、表现（认知，疲劳）、感觉/身体障碍（视力、听力和力量）和当前护理（药物治疗、住院）。潜在的虚弱被认为是可逆的。鉴于需要好的营养来应对以上几种症状，充分的咀嚼功能和良好的口腔健康是预防虚弱增加的重要因素（Saarela等，2014）。

老龄化和虚弱组合可能导致患者难以在牙科和医学领域接受常规护理（Vernooij-Dassen等，2011）。卫生保健提供者误解虚弱的概念可导致虚弱患者需要更高水平的护理。因为存在诸如独居和经济困难等社会因素，听力丧失、视觉障碍和认知衰退可危及患者的依从性（Nobili等，2011）。

临床医师和看护者之间的协作，在对身体虚弱的老年患者的临床和治疗决策的详细交流对于成功的短期和长期维护效率方面是至关重要的（Kripalani等，2007）。

虚弱的老年人患口腔疾病的风险较高；他们的治疗需求往往因医疗、功能和心理社会因素而变得复杂。他们可能无法表达他们的需求或他们所经受的痛苦；它们可能不能进行简单的口腔卫生程序。看护者通常不知道口腔健康的重要性，并且经常不太能理解哪怕是简单的种植修复的性质。

我们应该谨记，老龄化、多种疾病或虚弱患者的治疗不仅仅要考虑是否要提供种植治疗。一个冷酷无情的现实是已经进行了牙种植治疗的老年患者群体正向我们走来。他们将需要维护治疗，更换修复体，治疗工艺和生物学并发症，如修复体、部件、种植体折断及发生种植体周炎。这些治疗通常并不简单，而后者可能需要外科手术。

在这群患者中，考虑诸如与其他医疗保健相关的治疗时机、治疗程序的时长（可能与外科医师的经验和熟练程度直接相关）、患者应对治疗的能力，以及将治疗分解为更短的疗程与诸如需要改变处方药物之间的平衡，或麻醉或镇静的需要以及它们对患者的一般健康的影响等这些因素是非常重要的。

老年患者综合医学评估，特别是多种疾病、多种用药和虚弱的影响是提供安全有效的牙齿护理的重要组成部分。获得准确的患者治疗史至关重要。

5.1.4 结合患者的现病史

应该结合所有问题综合评估患者，包括：

- 牙科问题（如疼痛、功能困难、舒适度、患者的需求和愿望）。
- 医疗问题，多种疾病和多种用药的考量，过去的手术问题等。
- 社会心理因素（见第3章）。
- 应对衰退及影响治疗效果的计划（见第11章）。

然而，从老年患者获得明确的病史有时存在很大难度，特别是病史又是比较烦琐复杂的情况。明智的是将咨询预约的时间计划得更长一些，这可能就预留更多的时间。在繁忙的初级保健单位，这么做似乎不切实际，但在获得患者的病史上花费时间就会增大鉴别和防止后期并发症的概率。但为日后，为了患者的幸福、更好的经济效益和减少临床医师不眠夜，医师的远见和计划是更加明智之举。

许多因素可能影响这一过程，包括认知障碍；有听力障碍的患者可能需要辅助助听器建立感应环以达到更好的音效。手术中舒缓的音乐以及其他外来噪音（吸唾器、外部交通等）可能会适得其反，虽然只是给你这么一个"背景音乐"，但可能仅仅就是这个不和谐的声音不仅使患者无法听到你所说的话，而且也无法理解你说话的方式。这可能会导致误解和混淆，增加获取或传递重要信息的难度和压力。一个安静的房间是必要的；靠近患者，确保他们可以看到你的脸，用清晰、缓慢的语调交谈是有帮助的。经常停顿以检查你与患者之间是否正确理解对方的意思。

获得患者现病史的另一个原因是老年患者可能具有认知障碍，并且根本不记得何时制作的义齿或牙齿何时开始受损的。发现老年患者很难描述一个问题或症状，一些特殊的主诉似乎听起来会比较含糊；这可能是从他们正常的"基准线"变化的标志，这是很重要的。

以模式化的方式获取病史对临床医师和患者都是有益的。强烈建议使用病史模板，它可作为清单以确保不会出现错误或遗漏，特别是对那些对自己病史记忆不清、混乱或只是喜欢独处而难得有机会接触社会的患者，因为很难提供跨越他们生活的几十年的口头自传。大多数临床医师将来肯定会记录患者的漫长的医疗史和种植史，然后面临从这些杂乱无章的信息中提取重要信息的困难。

设计病史模板将取决于临床环境、个人偏好、文化和许多其他因素。然而，可以采用一些有用的策略来获得所需的信息，包括：

- **提前查看过去的记录**。因不太可能同时很好地听和读取旧记录。此外，在过去记录中可能存在一些记载，表明需要特殊追究的问题。
- **提前提供一份自填的问卷**。虽然文献报道这些调查问卷是有用的（Scully和Boyle，1983），但老年患者可能由于视觉障碍或记忆丧失而难以进行这样的问卷调查（Kilmartin，1994）。提前提供调查表以便家庭成员或看护者有机会准确完成表格和防止遗漏。
- **获取当前重复的处方/药物列表**。可以从患者、看护者或全科医师处获得。
- **特别询问"替代"药物**。被认为是"安全的"如银杏、圣约翰草、紫锥菊、维生素和矿物质等补剂，因此患者不重视，但它们可能相互作用。
- **带一个家庭成员/看护者/朋友**。老年患者有时具有较差的社交沟通能力。在患者身上的慢性病症的缓慢变化通常被忽视，并且意识模糊的患者可能不能识别新的问题。让了解患者的人在咨询中出席，对于更好地获得病史和传递信息以及促进事项达成一致方面都是非常有帮助的。

- **了解何时开始和结束询问**。理解什么时候认知问题可能导致回答不可靠。
- **咨询其他临床医师**。认真及时地与患者的全科医师、相关牙医和其他专家沟通，来确认重要的细节和填补信息空缺。

下面的部分是与老年患者相关的一些考量，并且不可避免地按照器官系统进行分类。鉴于前面所述的问题，采用依据患者疾病的特殊护理方法、疾病之间的相互作用、治疗的药物和患者特异性因素的多样性，笔者仍坚持衰老的分类术语。虽然老化是以不同的方式使用的术语，但由于增龄导致的器官系统效率降低被称为"衰老"。

衰老与器官系统缺乏生理储备，伴随机体修复或再生功能下降，应对压力的能力降低，以及对疾病或感染的易感性增加有关。一个器官系统的功能下降将导致其他器官系统的衰退，因此在多种疾病的老年患者中需进一步考量。

考量因素如下：

- 该疾病的医学背景与年龄相关的常规变化。
- 该疾病对牙种植（种植体植入和长期维护）的影响，反之亦然。
- 治疗考量。
- 治疗该疾病的药物和药物对种植治疗的影响。
- 与牙科中常用药物可能的相互作用。

5.2 心血管系统

5.2.1 增龄性变化

心血管衰老是一个持续和不可逆的过程，它仍然是最常见的死亡原因，并且很可能在不久的将来仍然如此（世界卫生组织，2011）。随着年龄的增长而发生的生理变化、以前的健康问题的后遗症和生活方式等将影响心血管系统衰退的速度（Ribera-Casado，1999）。

心脏相关的增龄性变化包括结构和传导问题，例如心肌的变薄和减弱，房室传导时间增加，休眠时间和最大心率降低，压力反射降低，异位心房和心室搏动的增加。

不管是男性还是女性，心血管疾病的患病率随年龄增加而增加。对于男性，患病率从16～24岁的3.3%增加到85岁及以上的53.8%。对于女性，患病率从16～24岁的4.8%增加到85岁及以上的31.1%（Oyebode，2012）。

心血管疾病包括诸如高血压、动脉粥样硬化、冠状动脉疾病、房颤和慢性心力衰竭等疾病，所有这些在老年人群中均普遍存在（Aronow，2002）。

与增龄相关的结构和功能变化主要在心脏组织、传导系统和冠状动脉中。然而，增龄导致的血管狭窄和外周血管疾病，使所有组织的血液供应总体上减少。动脉粥样硬化导致血流量减少，从而导致组织氧合减少。伤口愈合取决于血管生成、胶原蛋白形成和巨噬细胞活性，所有这些依赖于良好的氧合作用（Gottrup，2004）。良好的组织灌注和氧合对预防感染中也很重要（Rabkin和Hunt，1988）。

冠状动脉疾病是因血管动脉粥样硬化而变窄，导致心肌缺血性改变，从而引起心绞痛。有人认为，患有缺血性心脏病的老年患者仅有10%～50%有临床症状，这些老年患者由于肌肉骨骼或其他医疗问题不能充分运动而感受不到心绞痛或呼吸困难（Andres 等，1990）。

如果动脉粥样硬化斑块分离并形成阻塞动脉的血栓，加上血管动脉狭窄就可突然发生心肌梗死、缺血性心肌组织坏死并导致心脏壁的肌肉组织的功能性障碍。心肌梗死后的生存率仍然很低，但正在改善，并且经过一段时间的愈合和适当的治疗后，患者可以恢复到相对正常的功能。然而，约75%的心肌梗死（MI）患者在接下来的几天或几小时内有进一步的并发症，例如心律失常、心源性休克、心包炎、心肌破裂或进行性心力衰竭（Schoen，2005）。

高血压是心血管疾病的广泛存在形式，由于心血管系统增龄性的结构和生理变化，包括动脉硬化和动脉粥样硬化，其在老年患者中的患病率增加。这可能是致命的，收缩压每升高2mmHg（1mmHg=133.32Pa），死亡风险增加7%。高血压使缺血性心脏病和脑血管疾病、慢性肾脏疾病和认知衰退的风险增加。已经表明，在医疗或牙科就诊期间或之后血压升高（"白大衣综合征"）——特别是在口腔外科手术期间血压会升高。生命体征和术中血压监测可能有助于外科手术中老年患者的整体监测（Kilmartin，1994；Lambrecht等，2011）。

最近的文献报道，生活方式对心肌梗死的风险的影响比遗传因素和家族史更显著，例如冠状动脉疾病（Horne和Anderson，2015）。高血压、高脂血症、肥胖和2型糖尿病是老年人群中普遍存在的疾病，预计会导致有越来越多的老年心血管疾病（CVD）患者（Pandya等，2013）。

5.2.2 治疗考量

老化的骨骼中血管变化和组织氧合减少可引起解剖学和组织学变化。已经证明，无牙下颌骨中，可能存在下牙槽前动脉的退化，在牙槽手术中的骨膜剥离可能损害主要血管供应，导致骨愈合不良和骨坏死风险（Bradley，1981）。组织氧合降低导致成纤维细胞活性、胶原蛋白生成、血管新生和巨噬细胞活性的降低或减少，所有这些都可能增加术后感染的风险。

然而，有文献报道，心血管疾病控制良好的患者中骨结合失败风险并没有增加（Khadivi等，1999；Moy等，2005；Alsaadi等，2007；Alsaadi等，2008）。

之前，既定的指导原则是心肌梗死需延迟6个月之后再进行牙科治疗（Hwang和Wang，2006），因为避免应激性刺激很重要，这可能引发缺血后并发症（Niwa等，2000）。当前对缺血性心脏病的治疗，包括溶栓治疗和冠状动脉搭桥术，这种方法可提高再灌注和救助缺血组织的速率，改善了患有该疾病的患者的治疗。据文献报道，如果采取适当的预防措施，包括监测和焦虑管理如镇静，不稳定型心绞痛或最近心肌梗死的患者可安全地接受微创牙科治疗（Niwa等，2000）。然而，10%的治疗患者在牙科手术期间或其后的第1周出现心血管并发症。

其他研究也支持如下观点，即可能没有必要将必需的有益治疗延长这么长时间，并且医学评估患者在心肌梗死后没有继发缺血风险者，在心脏病专家的指导下可以在心肌梗死后6周进行牙科手术。此种情况应住院治疗，需要预防性应用硝酸酯类药物，连续补充氧（学者的建议，在没有禁忌性呼吸病症者）。监测血氧饱和度、血压和心率，充分的局部麻醉，术前服用止痛药并缓解压力（Roberts和Mitnitsky，2001）。

重要的是要注意到以上研究只是针对不超过30分钟的微创牙科治疗，治疗程序是在有适当专家支持的医院里进行的。仍然建议更长时间或非必需进行的侵入性择期手术，例如种植体植入，在心肌梗死后延迟3～6个月，并需要与患者的医师或心脏病专家共同策划。

压力或焦虑缓解和充分的疼痛控制是缺血性心脏病患者安全管理的关键因素（Findler等，1993）。在创伤性牙科手术之后，这些患者可能遭受心肌梗死后心绞痛、心律失常或表现为射血分数降低的左心室衰竭。这种事件在老年患者中发生得更频繁（Niwa等，2000）。

虽然老年患者能够忍受正常压力，但由于缺乏器官系统性储备，它们可能不能很好地应付严重的压力。例如，尽管健康老年患者的静息心脏功能通常足以满足生理需要，但老年人的正常或几乎正常的心排出量在有压力的情况下必须通过心搏量和射血分数而维持（即心脏"更努力工作"）。随着肌肉更努力工作，氧合需求增加，增加心脏充盈（前负荷）（Ribera-Casado，1999）。心肌的良好反应可使前负荷达到一个点，超过该点，将不能增加心排出量，甚至失败，引起缺血事件。

治疗的恐惧和相关的疼痛导致儿茶酚胺介导的高血压和心跳过速，这可影响心肌的氧气张力，诱导心脏痉挛并增加血小板聚集（Muller等，1989）。老年患者，特别是患有多种疾病的患者通常是高风险的心血管病患者，由诸如牙科治疗或手术的应激反应引起的高血压是心血管并发症的主要风险因素。一些研究人员强调在门诊口腔手术中监测心率、血压和氧饱和度的意义，发现有0.6%的患者（N=3012）由于显著的高血压或心律失常导致手术必须停止（Lambrecht等，2011）。使用适当的药物进行焦虑控制也可能会有帮助。

虽然局部麻醉药中的肾上腺素对心脏病患者有影响，但通常很轻微。有人认为，肾上腺素对心血管疾病患者或β受体阻滞剂有显著的影响。但临床上报道的这种影响是有争议的。例如，在β受体阻滞剂患者中只有使用了过大剂量的含有肾上腺素的局部麻醉剂时才会相互作用。还有证据表明，不充分的局部麻醉和疼痛控制将导致释放更多的内源性儿茶酚胺（Scully，2014）。

患有心血管疾病的患者最好避免全身麻醉，特别是老年患者，并且通常用静脉注射镇静剂控制焦虑。对于心脏病患者来说，该技术实用并可以防止术中血压过高（Taguchi等，2011）。然而，静脉注射咪达唑仑不能防止术中某些心律失常的发生，如植入牙种植体（Romano等，2012），尽管所提到的心律失常并不存在严重的临床风险。

低血压，如晕厥也与牙科治疗相关，并且在老年患者中更为普遍（Soteriades等，2002），其中在治疗期间由于长时间不动而可能发生直立性低血压（Ungar等，2009）。低血压减少冠状动脉灌注并增加血栓闭塞的风险。老年患者中晕厥可能是由很多原因造成的，包括心肺或脑血管事件以及药物事件。

充血性心力衰竭是65岁以上人群住院的主要原因，死亡率为10%。症状包括肺动脉高压和肺水肿引起的呼吸困难。治疗这些患者时如果让其长期处于仰卧姿势是不合适的，咳嗽可能使治疗复杂化。老年患者的先期充血性心力衰竭如其他形式的心血管疾病一样导致脑灌注减少和定向障碍或意识模糊。

因此，医师必须牢记这些风险，认真和系统性地为老年心血管疾病患者制订种植治疗计划，一种可能是将约诊安排在上午的晚些时候、内源性肾上腺素水平下降时，并且让患者预防性地使用甘油三硝酸酯喷雾，或者如果有必要使用预防性药物。约诊时间越短压力越小，减少椅旁治疗时间可能比延长治疗时间更好。执行创伤性种植治疗的外科医师的技术和经验对外科手术的持续时间具有重大影响。

5.2.3 药理学考量

通常用来治疗心血管疾病的药物可能会对口腔和系统有很多副作用和不良反应，这些会在表3中进行总结，在老年患者中应该重点考量。

可以看到，常规使用的处方药和在牙科诊所中常规指定的药物之间存在一些重要的相互作用。例如，用于术后缓解疼痛的非甾体类抗炎药（NSAID）禁止在高血压或心力衰竭患者中使用，而对乙酰氨基酚可能更安全。一些抗生素与某些降胆固醇药物共同使用是禁忌的。

此外，临床医师可能需要考虑心内膜炎的预防。瓣膜疾病和瓣膜置换，以及先天性和外科心脏分流疾病，已被认为是心内膜炎的风险因素，应当预防性应用抗生素。这种做法在一些国家受到质疑；指导方针和跨学科的广泛接受度在不同的国家是不同的。在英国，国家临床规范研究院（NICE）的指南显示没有证据支持在许多情况下需要常规预防性应用抗生素。然而，美国心脏协会

表3 老年人重要药物的考量

疾病	药物类型	案例	口腔影响	副作用/不良反应	老年人
高血压	α受体阻滞剂	多沙唑嗪 坦索罗辛	口干症 血小板减少症	直立性低血压	增加直立性低血压风险
高血压	ACE抑制剂	卡托普利 依那普利 培哚普利	溃疡 味觉障碍 感觉迟钝 舌痛 口腔干燥 苔藓样反应 血管性水肿	吲哚美辛效果减少 非甾体类抗炎药（不同于阿司匹林）可能增加肾损害风险	口干症恶化、味觉障碍
高血压	乙型阻滞剂	阿替洛尔 比索洛尔 普萘洛尔	口腔干燥 感觉异常 苔藓样反应	含肾上腺素的LA	增加心动过缓的风险
高血压	血管紧张素 II 抑制剂	坎地沙坦 氯沙坦 缬沙坦	口腔干燥 感觉迟钝 面部红斑		
高血压	钙通道阻滞剂	氨氯地平、地尔硫草 硝苯地平 维拉帕米	牙龈肿胀 血管性水肿		
高血压	利尿剂	苄氟噻嗪 呋塞米 吲达帕胺	口腔干燥		
高血压/心脏病	钾通道阻滞剂		溃疡		
抗凝治疗	香豆素类化合物	华法林	紫癜出血	银杏或圣约翰草被摄取时增加出血 与唑类、大环内酯类、头孢菌素类抗生素、甲硝唑、四环素、多西环素、非甾体类抗炎药、蔓越莓汁、圣约翰草、酒精、膳食补充剂互相影响	增加出血倾向

续表

疾病	药物类型	案例	口腔影响	副作用/不良反应	老年人
抗凝治疗	抗血小板	氯吡格雷	紫癜 出血	红霉素、 圣约翰草	增加出血倾向
抗凝治疗	直接凝血酶抑制	达比加群	紫癜 出血	唑类药物、非甾体类抗炎药、大环内酯类、达比加群、氯吡格雷 地塞米松 卡马西平 利福平 胺碘酮、维拉帕米 紫锥菊、越橘 圣约翰草	增加出血倾向
抗凝治疗	抗 X a 因子	艾哚沙班 利伐沙班	紫癜 出血	唑类药物、非甾体类抗炎药、苯妥英、利福平 圣约翰草 紫锥菊、越橘、葡萄柚	
心律失常	洋地黄	地高辛	口干症	含肾上腺素的LA增加呕吐反射 圣约翰草	
动脉粥样硬化	他汀类药物	辛伐他汀、阿托伐他汀		大环内酯类抗生素和唑类抗真菌药会增加肌肉损伤，但瑞舒伐他汀、普伐他汀和氟伐他汀除外	

建议当存在风险时给予抗生素预防。如同在骨科关节置换时预防性应用抗生素一样，在不同国家来自临床和法医学部门的指导差别很大，应当在任何手术之前进行风险评估并与患者充分讨论。

最后，临床医师应该意识到患者可能正在服用一种或多种抗凝药物，作为预防或治疗心血管疾病的一部分。

5.3　血液系统

5.3.1　增龄性变化

增龄是出血时间延长已知的风险因素，除此之外性别、高血压、心脏病、脑血管疾病、肺栓塞、活动性癌症、慢性肝病和肾病、糖尿病、严重出血史、近期手术以及造血系统疾病例如贫血或血小板减少症（Leiss等，2014）也是风险因素。骨髓疾病如白血病、免疫疾病或免疫低下以及多种药物也可能导致出血增加的趋势。

日光暴晒、糖尿病、阿司匹林、类固醇、血小板减少症或结缔组织病症等可引起紫癜。老年患者由于真皮组织的萎缩和血管越来越脆弱，通常发生老年性紫癜，容易造成小创伤性挫伤。这不一定是出血倾向增加的临床表现，并且口腔内紫癜也是如此（"心绞痛大出血"）。然而，抗血栓药物可能加剧病症。

先天性出血性疾病一般在儿童期得到诊断。在老年人群中通常普遍存在的与增龄相关的抗凝和纤溶活性所导致的获得性凝血缺陷，通常不太严重（肝脏疾病引起的凝血问题除外）（Bauer等，1987）。

老年患者由于心血管或脑血管疾病的发病率增加，临床医师通常会遇到使用不同的单一抗凝药物或这些药物的组合，其大致可分为抗血小板药和抗凝血剂。

抗血小板药

抗血小板药物包括阿司匹林，单克隆抗体药物，磷酸二酯酶抑制剂和噻吩并吡啶。

阿司匹林　抑制血小板环氧合酶，其通过其他途径不可逆地减少血小板聚集。它是预防血栓栓塞性疾病和心肌梗死的第一线药物。阿司匹林不仅是通用形式的常见非处方药物，而且是许多专用非处方制剂中的活性成分，不知道这一事实的患者可能服用过量。没有文献表明在口腔外科手术之前需要停止预防性阿司匹林治疗。

单克隆抗体　用于抗血小板治疗，包括阿昔单抗在内的GPⅡb/Ⅲa抑制剂，防止血小板交联。这种药物胃肠外给药，可能有显著的副作用。

磷酸二酯酶　抑制剂包括降低血小板聚集的双嘧达莫。它通常与阿司匹林或华法林联合应用预防血栓栓塞性疾病。

噻吩并吡啶　通过二磷酸腺苷依赖途径（例如氯吡格雷）抑制血小板活性。例如预防心肌梗死后动脉粥样硬化或脑血管意外的氯吡格雷。例如氯吡格雷，通常用于控制脑血管意外/动脉粥样硬化后心肌梗死风险、冠状动脉搭桥手术后或已确立的外周血管疾病。

血小板的生命周期为7~10天，因此在手术前一周停止血栓栓塞性疾病的预防性用药通常是安全的。然而，当药物用于治疗以前的缺血性或血栓栓塞性疾病时，只应在与其他专家协商后才考虑停用。凝血障碍引起的出血通常比抗血小板药物或血小板紊乱引起的出血更严重。没有证据表明单一的抗血小板治疗，如阿司匹林、氯吡格雷或双嘧达莫会显著增加拔牙手术后出血的风险；简单的牙种植手术可以以同样的方式考量。

阿司匹林和氯吡格雷的联合应用会增加风险，但该方案通常用于血栓栓塞风险较高的患者，因此应当征求专家建议。

对于血小板计数 > 100000/μL 的患者，仅应用局部止血措施和监测就可直接种植手术。然而，诸如上颌窦底提升的手术可能需要考虑输注血小板和使用氨甲环酸漱口水。

抗凝药

抗凝治疗用于预防和治疗血栓栓塞性疾病，也用于如心房颤动和其他心脏瓣膜疾病/置换、心血管疾病、脑血管意外、深静脉血栓和血浆置换。最常见的药物是长期使用的华法林和短期使用的肝素。

肝素　增强抗凝血酶-Ⅲ的作用，从而抑制凝血因子 Ⅱ、Ⅸ、Ⅹ 和 Ⅺ。使用两种形式：未分级（UFH）或低分子量肝素（LMWH），后者更为常用。

肝素用于预防深静脉血栓形成（DVT）和搭桥治疗，如果由于手术原因需停用华法林一段时间。对血液凝固有直接而短暂的影响。

华法林　一种维生素K拮抗剂，其主要抗凝作用是减少因子 Ⅱ，尽管它也影响因子 Ⅶ、Ⅸ 和 Ⅹ。华法林治疗的效果通过国际标准化比值（INR）测量，即患者的凝血酶原时间（PT）与国际标准化凝血酶原时间的比值。手术前最好应在24小时内获得国际标准化比值。重要的是要考量多种药物对华法林和患者的国际标准化比值的影响。

老年患者可能对华法林显示出过度的抗凝血反应（Gurwitz等，1992）。药物的半衰期约为40小时；如果停药进行手术，则国际标准化比值可能需要几天才能达到停止前的水平，在此期间患者可能处于发生血栓栓塞的危险中。虽然维生素K或新鲜冷冻血浆可用于逆转药物效应，但是通常认为为了减少牙科手术中出血的风险而停止用药并无必要。（Lockhart等，2003）。

然而，文献报道由于药物相互作用，服用多种药物的老年患者发生的严重和不太严重但与临床相关的出血风险更高（Leiss等，2014），并且需要仔细审查非甾体类抗炎药或抗生素，以防止危及生命的并发症，如脑血管意外。

在相似的华法林血浆浓度下，老年患者表现出对依赖维生素K的凝血因子的合成有更大的抑制性，尽管反应机制并不清楚（Shepherd等，1977）。血浆肝素浓度和抗凝血作用的关系似乎不随年龄而变化（Whitfield等，1982）。

非维生素K拮抗剂口服抗凝剂（NOACs）　包括直接凝血酶抑制剂如达比加群、抗因子 Ⅹa 药物如利伐沙班和阿哌沙班，药物相互作用最小并且饮食影响较小；它们越来越多地被用作华法林的替代品。它们不需要监测，见效快并且不可逆，但在老年患者中具有12～14小时的半衰期。

5.3.2 治疗考量

这些药物用来预防重要的、可能危及生命的疾病。牙医必须明白，口腔种植的需求未必是中断治疗的理由（Hwang等，2006）。

出血是种植牙手术中相对常见的并发症。然而，没有文献表明出血性疾病是种植手术的绝对禁忌证（Napeñas等，2009）。

术后即刻出血表明可能是血管或血小板疾病；手术之后出血则表明可能是凝血缺陷。虽然没有关于种植牙手术中出血并发症的发病率的数据，但是已经报道了这些并发症（Kalpidis和Setayesh，2004），包括继发于口底严重出血的上呼吸道阻塞，这是罕见的但可能危及生命的种植手术并发症（Givol等，2000）。

种植手术中严重出血并发症的风险远远低于血栓栓塞引起的并发症，因此必须咨询相关专家才能做出停药决定，并确定出血的风险大于血栓栓塞并发症。了解那些不可能进行国际标准化比值（INR）测量的药物，并了解适当的局部止血措施也很重要。

肝素具有较短的半衰期（普通肝素为3~4小时，低分子肝素为24小时），低出血风险的牙科手术的治疗（拔除1~3颗牙、简单的种植）通常不需要停药。

与患者的医师协商的情况下，对于服用国际标准化比值（INR）<3.5的华法林的患者，在不停药的情况下可以考虑进行简单的种植手术（在采用局部止血的措施下，拔牙至多3颗，简单的种植）（Madrid和Sanz，2009b；Bacci等，2011）。

与更高的出血风险相关的手术（骨移植、上颌窦底提升、大黏骨膜瓣）应考虑相关专家的建议；在某些情况下，如果停用华法林，也不适用非维生素K拮抗剂口服抗凝剂（NOACs），可能需要肝素桥接治疗。

虽然对NOACs患者没有国际标准化比值进行监测，但出血倾向类似于国际标准化比值4，尽管迄今为止还没有这方面的临床研究。口服肝素患者出血并发症的风险较低（Hong等，2010）。

在这些患者中，避免局部阻滞麻醉，应用局部浸润麻醉是明智的，尽管舌侧浸润麻醉需要与下牙槽神经阻滞麻醉相同的方式；如果使用静脉镇静，还应注意静脉穿刺，并告知患者更明显的术后瘀斑可能性。

治疗应该安排在每周的前几天和每天的开始，以便在正常工作时间内充分利用所有可用的资源解决任何问题。明智的做法是考虑将外科治疗分解为多次简单程序，尽管这必须与药物中断要求相平衡。在老年患者中，如有可能，在进行更复杂的手术之前，可先评估患者对较短外科手术的反应。

一般来说，对乙酰氨基酚或可待因可以更安全地实现术后止痛。使用青霉素V或克林霉素的抗生素治疗可避免与抗凝血药物相互作用。应考虑适当的局部止血措施，例如微晶胶体海绵或氧化再生纤维素以及氨甲环酸漱口水（10mL 5％w/v溶液）。

具有轻度至中度出血倾向的患者可依据外科程序在普通或专科护理环境中治疗；具有严重出血倾向或先天性凝血缺陷患者应在专科医院或医院护理中进行治疗，并且安排好与血液专家的密切联络。

5.3.3 药理学考量

通常用于牙科和口腔外科的药物也可以通过与华法林相互作用或影响血小板功能来削弱体内平衡，包括：

- 其他非甾体类抗炎药如选择性COX-2抑制剂（塞来昔布、罗非昔布），丙酸衍生物（布洛芬、酮洛芬、萘普生）和吡罗昔康，吲哚美辛，保泰松等。
- 抗真菌剂（庆大霉素、唑类）。
- 许多抗生素如阿莫西林、氨苄青霉素及衍生物、阿奇霉素、苄青霉素、头孢菌素、异烟肼、利福平、磺胺类。
- 一些抗组胺药，氯丙嗪、地西泮、洋地黄毒苷、免疫抑制剂、胺碘酮、卡马西平、西咪替丁、奥美拉唑、呋塞米、奎宁、丙戊酸钠，甲苯磺丁脲和三环抗抑郁药也可能具有效果。

即使乙酰氨基酚可以增强华法林活性，1周内每天常规给药500mg，4次就可以导致国际标准化比值增加。增加可待因可以安全地增强镇痛。

饮食对华法林有影响，可能会提高或降低国际标准化比值。"替代"药物和补品应用很常见，例如紫锥菊、银杏、圣约翰草，大蒜和人参的化合物可能也含有香豆素或干扰血小板活性。

5.4　造血系统

5.4.1　增龄性变化

由于未知的原因，骨髓中的造血组织在生命的最初30年会渐进性下降，然后稳定下来，70岁开始再次下降。干细胞的数量随年龄增加而减少，并且骨髓功能降低。

有文献报道老年人红细胞生成的基线率、红细胞的寿命、血红蛋白浓度和其他变量没有变化。然而，例如在出血或缺氧的情况，老年人对红细胞生成刺激反应降低，因为老年患者骨髓似乎对增加红细胞的刺激反应降低。有关老龄化和贫血之间的关系存在争议。

然而，许多研究表明老年人贫血发生率增加（Guralnik等，2004），并且这种情况与骨矿物质密度、骨骼肌质量、身体功能以及虚弱相关。尽管没有定义因果机制，但是有人认为贫血可能关乎治疗的不良后果（Price，2008）。贫血也与药物相关性颌骨坏死（MRONJ）的发病率增加有关（Tsao等，2013；Saad等，2012）。

其他器官系统因衰老而产生的变化可能导致贫血。例如，肾脏中肾单位数量的增龄性减少可导致红细胞生成素分泌的下降；胃黏膜的萎缩因内分泌因子减少降低了B_{12}的吸收，这可能引起恶性贫血。营养不良也可能导致贫血。在欧洲和北美组织大量的研究结果表明福利机构老年人贫血率增加，高达25%（Patel，2008）。

老年人无症状性贫血的主要原因是缺铁和"慢性贫血"（Lipschitz，1981）。老年个体中铁吸收没有受损，但是口服的铁补品效果较差（Marx，1979）。建议调查具有贫血症状的老年患者病因，检查是否存在叶酸、铁或维生素B_{12}缺乏，或诸如恶性肿瘤的潜在疾病（Baldwin，1988）。

老龄化患者中的正常骨髓变化也可能导致免疫细胞，例如白细胞和成熟淋巴细胞的数量减少；在这个问题上，学者之间存在着相当大的分歧。然而，他们却一致认为是免疫系统的功能逐渐下降导致"免疫衰老"，其特征表现为免疫受损和炎症反应（Gravenstein等，2003）。

这种情况被认为主要是由T淋巴细胞功能改变造成的，因老年患者已经存在一段时间的胸腺萎缩（中年以后即完成）（Pawelec，1998）。这可能影响抗体-抗原反应和细胞免疫功能。免疫系统的这种渐进性衰退与几种增龄性疾病有关，例如骨质疏松症、自身免疫疾病、阿尔茨海默病和癌症等（Hakim和Gress，2007）。

诸如免疫抑制剂和免疫调节药物的治疗更常用于老年患者，如放射治疗和长期严重疾病，降低老年患者的免疫力。

发病率和疾病的持续时间也随年龄增长而增加。老年患者可能对感染治疗反应不佳，并且可能不出现感染的"典型体征"，例如发烧。老年患者可能显示出意识模糊、激动或萎靡迹象而不是疼痛。

5.4.2　治疗考量

发病率/死亡率的增加与贫血的临床相关意义尚不清楚。有人认为贫血可导致心排出量增加或组织氧合减少，或机体和精神功能下降（Fried和Guralnik，1997）。贫血也与癌症患者的颌骨骨坏死的风险增加有关（Saad等，2012；Tsao等，2013）。

然而，我们应该认识到我们在老年患者的整体护理中的作用，并警惕贫血的口内表现，如舌炎、溃疡、口腔灼热综合征和口角炎以及义齿舒适度或任何干扰有效咀嚼及随之产生的营养学方面的影响。牙医还应该注意患者的常见症状，如疲乏、呼吸困难或心动过速。

增龄性变化导致的免疫应答对感染的改变，可能早期就开始了，以非典型方式发展，并且在老年患者中需要更长时间来治愈。机体感染如念珠菌病或疱疹感染在免疫功能低下的患者中更常见。

造血功能受损的口腔特征可能包括反复发作或异常严重的细菌感染（中性粒细胞减少症）、龈炎或口腔瘀斑（血小板减少症）。

随着年龄的增长，肿瘤的发病率会更高。超过50%的白血病病例发生在65岁及以上的患者中，骨髓增生异常综合征主要发生在老年患者中，其中最常见的是慢性淋巴细胞白血病（Baker，1987）。存在阳性体征的此类患者不大可能进行种植治疗，但在一些未诊断或不严重慢性疾病的患者可能在拔牙或牙种植之后出现并发症，例如出血倾向增加或特别严重的感染。我们还不得不考虑这种疾病的发生及其将来（未知）对所做过的种植治疗后续问题处理的影响。

患有某些类型的贫血，并且血红蛋白水平降低的患者使用镇静或全身麻醉可能导致缺氧。

粒细胞缺乏症与青霉素和一些其他抗生素相关，某些非甾体类抗炎药包括萘普生、抗惊厥药（Andersohn等，2007）和克林霉素与全血细胞减少相关（Morales等，2014）。

血小板减少症与数百种药物相关，服药会导致血小板生成障碍或被毁增加；而这些常用的处方药涉及抗生素和非甾体类抗炎药，以及抗惊厥药、口服抗糖尿病药、抗风湿药、利尿剂和抗酸药如雷尼替丁等（Visentin和Liu，2007），所有这些都是老年患者的常用药物。

糖皮质激素治疗对免疫的抑制作用，例如对白细胞、巨噬细胞和细胞因子的抑制以及造血功能的影响，如嗜酸性粒细胞和单核细胞的减少，可能影响感染的严重性和表征，增加感染的易感性或导致愈合延迟。

5.5 呼吸系统

5.5.1 增龄性变化

和其他器官系统一样，最大肺活量和容量随年龄增加而下降，这对生理储备有影响。肌肉组织的总体弱化包括呼吸肌弱化；肺的弹性改变同时伴有细支气管直径的减小和肺泡管的扩大。肺活量随着最大流量和气体交换的下降而降低，并且氧饱和度会降低。肺免疫防御功能也有变化。然而，在健康的老年个体中，除了运动能力降低之外，几乎没有相关症状出现，运动能力更多地受心血管功能衰退的影响。随着年龄的增加，潮气量没有变化，通过增加呼吸频率维持换气量。

肺增龄性变化或长期吸烟的影响会导致心血管和肺部联合病变。老年人更容易患上呼吸道感染的并发症。

慢性阻塞性肺病（COPD）是肺部疾病的总称，包括慢性支气管炎、肺气肿和慢性阻塞性气道疾病，其特征在于持续性排痰性咳嗽、呼吸急促（SOBOE）和胸部感染。这些情况通常发生于年长者，在老年患者中非常常见，像其他疾病一样，它往往很难找到病因（Halbert等，2006）。慢性阻塞性肺病还导致肺动脉高压和心室肥大，引起呼吸困难。预计到2030年将成为死亡和功能丧失的第三大常见原因（世界卫生组织，2000）。

哮喘在65岁以上的患者中很常见；尽管触发因素和风险因素可能类似，但对某些患者而言，它可能是一种新患疾病而不是始终存在或是以前的哮喘病复发（Gibson等，2010）。由于在这个年龄组中慢性阻塞性肺病（COPD）的发病率较高，老年患者的哮喘诊断通常很难，但是超过75岁年龄组的哮喘患病率估计为7%～9%（Braman和Hanania，2007）。

5.5.2 治疗考量

最近的一篇文献报道，无牙症与慢性阻塞性肺病（COPD）相关的住院率和死亡率的高发有关（Barros等，2013）。暂时将这种情况归因于侵袭性牙周炎的过度炎症反应以及与慢性阻塞性肺病相关的炎症敏感性之间的可能联系。尽管没有证据表明其有因果关系，但在牙周易感患者可能是范发性种植体周感染的一个因素。慢性阻塞性肺病患者频繁的口呼吸常伴有牙龈干燥和牙龈炎。

患有运动呼吸短促和运动能力较差的患者或者频繁住院的患者更不愿意、也不可能寻求牙科治疗或牙周支持治疗。

慢性阻塞性肺病常常与组合综合征有关，包括心血管疾病、骨质疏松症和抑郁症（Agustí，2007）。骨质疏松可能导致椎体压缩、脊柱后凸和典型的"驼背"。这可能阻碍正常的胸廓扩张并降低膈肌的效率。因此，这种患者经常使用辅助呼吸机，但这在完全仰卧位治疗是不可能的。

因此，治疗患有呼吸病症的患者时比较明智的做法是让患者端坐在牙椅上，以避免呼吸困难并维持充足的氧饱和度。这可能存在明显的技术困难，特别对外科手术程序而言。对于某些患者，医疗仪器的水冲洗还可能损害呼吸或加剧咳嗽，需要在手术过程中频繁停止操作。建议将这些因素作为决策的一部分考虑在内，并决定确实可行的治疗方案。

目前的指南建议在对患有慢性阻塞性肺病的患者使用含肾上腺素的局部麻醉剂时，应该慎用，限制为含1：80000肾上腺素（45μg肾上腺素）的2%利多卡因2盒（译者注：原文如此）（Brown和Rhodus，2005）。在治疗前让患者吸入自备的沙丁胺醇吸入剂可能会很有帮助。

口腔病原体的存在，特别是痰中的厌氧菌早已被认为关联口腔和肺部疾病（Bartlett和Gorbach，1975；Mojon等，1997）。牙和口腔因素是吸入性肺炎的重大风险因素，特别是患有糖尿病、慢性阻塞性肺病或不能自理需要辅助进食的患者。牙周炎和龋病微生物都与吸入性肺炎有关（Terpenning等，2001；Brook和Frazier，2003）。

慢性阻塞性肺病患者如果频繁使用广谱抗生素可导致对正常口腔细菌的抑制，不仅会导致机会性感染如念珠菌病，而且还会导致潜在的呼吸道病原体的定植，如耐甲氧西林金黄色葡萄球菌（MRSA）和铜绿假单胞菌（Scannapieco等，1992）。

胃反流是慢性阻塞性肺病的常见并发症，并且可能需要端立位进行治疗。需要强调良好咀嚼功能对减轻反流恶化的重要性。胃食管反流通常也可能引起哮喘样症状。

慢性阻塞性肺病与吸烟密切相关；戒烟是治疗慢性阻塞性肺病的唯一最有效的治疗方法，牙医在鼓励患者参与戒烟治疗方面具有重要作用（Devlin，2014）。

在镇静状态下治疗慢性阻塞性肺病患者需要用脉搏血氧饱和度监测仪监测血氧饱和度。少数患者可以适应一定程度的缺氧，并且吸氧可能会抑制呼吸动力。在牙科诊所发生医疗紧急情况时也要考虑到，吸氧可能导致高碳酸血症呼吸衰竭（Jevon，2014）。

5.5.3　药理学考量

许多用于治疗慢性阻塞性肺病的药物可能对老年患者产生严重的副作用。此外，由于老年患者经常多种用药治疗，慢性阻塞性肺病就变得很难控制。

治疗慢性阻塞性肺病的首选药物是支气管扩张药，例如短效和长效 β_2 激动剂（短效：沙丁胺醇、特布他林；长效：沙美特罗、福莫特罗）和吸入毒蕈碱剂如异丙托溴铵。

长期使用类固醇吸入剂会导致老年人骨质疏松症的进一步发展，建议监测患者骨密度的降低。

吸入性皮质激素用于治疗重度慢性阻塞性肺病和哮喘，但只有10%～20%的剂量会到达肺部，其中大部分会留在口咽部（Barnes，1995）。就老年患者而言，正确使用吸入器装置极具挑战性。吸入性皮质激素通常与口咽念珠菌病相关，并且可能影响口内创口愈合。应建议患者在使用后冲洗口腔或使用带有间隔垫的吸入器。如上所述，老年患者通常很难坚持准确的药物治疗，特别是当服用多种药物使得该过程变得复杂或患者具有记忆丧失或认知功能障碍时。鼻吸入剂可以用于患口咽念珠菌病的高风险患者，如糖尿病患者或免疫抑制患者。

由于使用类固醇吸入剂可导致口腔黏膜变化，还可能包括口腔干燥（由 β_2 对唾液腺的激动剂作用、异丙托溴铵的抗胆碱能作用和类固醇效应引起）、龋齿（唾液流量减少的多重效应的结果）、口腔溃疡和味觉障碍。

应当注意，用于尼古丁替代疗法的一些药物也容易引起口干。

5.6 消化系统

消化系统具有相当大的生理储备，因此在功能上比其他器官系统受衰老的影响要小。然而，老化是消化道和胃肠道疾病的一个因素，既是原发性疾病的结果，又是多种疾病个体中不良药物反应的结果。此外，影响进食能力并且对营养状态造成影响的任何因素在老年人中可能意义更大。据估计，即使在发达国家，65岁以上的患者中16%的患者和85岁以上的患者中有2%的患者是营养不良的（伦敦国家统计办公室，2004）。多种用药也可能对营养状况造成影响，有报告服用10种或以上药物的人中的50%会患有营养不良或有营养不良的风险（Jyrkkä等，2010）。

衰老导致肌肉量下降，这不仅影响骨骼肌功能，还影响重要器官的平滑肌，包括心脏功能。基础代谢率下降和肝肾功能的变化，会减少蛋白质合成、细胞因子和激素水平发生变化、流体和电解质平衡改变。老年人营养不良还与认知功能减退、伤口愈合不良、手术恢复延迟以及死亡率有关。

老年人表现出食欲不振的倾向，在20~80岁之间平均每日食物摄取量会下降约1/3（Wurtman等，1988）。虽然这种情况通常伴随着身体活动减少而在能量消耗方面也会减少，但在一些人中却并非如此，能量消耗超过摄入导致"衰老性厌食症"（Ahmed和Haboubi，2010）。

本章中其他部分描述的这些和其他方面的变化意味着有效和适当的营养是维持老年人的身体健康之根本。具有咀嚼和吞咽能力的健康口腔重要性显而易见，临床医师必须考虑种植及修复后维护中的诸多因素。

口咽变化。随着增龄发生的口腔黏膜变化与皮肤变化相似，弹性蛋白减少和胶原交联增加。湿润的口腔环境会减少对黏膜的影响。然而，与年龄相关的正常血管变化会减少黏膜血液供应，导致复层鳞状上皮的黏膜层变薄，随之而来的是口咽更脆弱以及易感性增加（De Rossi和Slaughter，2007）。

患有多种慢性疾病的老年患者更容易服用刺激黏膜、使牙龈增生和免疫抑制的药物。

老年患者经常抱怨味觉丧失。嗅觉和味觉神经功能也会发生增龄性下降，现已知的味蕾的数量增龄性减少，导致味觉减退。这种化学感觉下降也与化学感觉偏好的变化相关：盐和苦味的阈值增加，尽管对于甜和酸的阈值保持相对恒定。研究表明，营养状况的变化也会影响味觉，反之亦然。义齿基托覆盖腭部和唾液流量的减少对味觉有进一步的影响，这可能会影响食物选择和生活质量。通常，老年人会在食物中增加盐或糖以弥补味觉下降，这会对健康产生不良影响。

唾液分泌降低（唾液过少）导致的口干已经被认为是正常衰老过程的一部分并且与唾液腺的实质结构的增龄性变化相关。然而，现在认为唾液的产生和合成在很大程度上与年龄无关；腮腺静息或刺激的唾液流量没有减少，尽管其他唾液腺有减少（Percival等，1994；Challacombe等，1995）。口腔干燥的患病率随年龄增长而增加，65岁以上的老人中有大约30%的人受到影响（Ship等，2002）。其原因可包括原发性疾病（例如糖尿病）、舍格伦综合征、类风湿性疾病如类风湿关节炎患者中的继发性舍格伦综合征、硬皮病或系统性红斑狼疮，以及对头部和颈部的放射治疗。常见药物源性口腔干燥症，估计80%的常用处方药物会具有口腔干燥效应（Sreebny和Schwartz，1997）。据估计，大多数老年人至少服用一种可能导致唾液流量下降的药物（Schein等，1999），多种药物方案是老年人口干的常见原因（Porter和Scully，2000）。老年人也可能由于慢性脱水而出现口干和腮腺增生。即使有正常的唾液流量，痴呆状态下的患者因感知的改变也会抱怨口干。

唾液的主要功能包括：润滑，缓冲和再矿化，免疫（唾液含有抗真菌和抗菌蛋白质），消化（包括分解食物的唾液酶），形成食物团块和味觉功能。口干的副作用是多种多样的：功能限制包括吞咽困难、言语改变和义齿佩戴困难；生理效应包括黏液/食物/菌斑聚集导致的龋齿和牙周病以及相关口臭和口腔微生物群的变化，感觉神经症状诸如"灼口综合征"，对机会性感染的易感性如念珠菌病。这些问题可能对患者的社交互动和生活质量产生重大影响（Turner和Ship，2007）。

老年个体的运动控制与活动的广泛减少反映在咀嚼肌强度和唇密封的减少以及吞咽需要的时间更长（Ferguson，1987），识别食物纹理、操纵食物、摘戴义齿的能力可能受损。

口咽中其他的增龄性变化包括口渴感知的下降。随着唾液流量的减少，咀嚼和吞咽能力会明显受损，导致吞咽困难和营养缺陷（Ney等，2009）。由于口腔健康不良，对感染的抵抗力减弱和经口咽吸入，老年人、多种疾病、多种用药和虚弱人群的吸入性肺炎的风险增加（Rofes等，2010）。

关于系统性疾病口腔黏膜状态的临床表现。具有口腔表征的系统性疾病包括皮肤疾病、炎性结缔组织疾病、血液问题、内分泌疾病、炎性胃肠疾病和神经问题。任何系统性疾病导致的口腔酸痛都会对咀嚼和吞咽、戴义齿、说话等能力产生影响，这在老年人中可能具有更大的意义。

老年人系统性疾病在口腔中的表征包括：

- 念珠菌病（免疫抑制/免疫缺陷、血液病、糖尿病、抗生素使用）。
- 黏膜萎缩、复发性疼痛性溃疡（血液病）。
- 舌酸痛（维生素B_{12}/叶酸缺乏、血液病）。
- 牙龈炎症（血液病、克罗恩病）。
- 药物相关性疾病（肿瘤药物、免疫抑制剂、钙通道阻滞剂、抗癫痫药）。

老年人群中自身免疫性皮肤病更常见，这可能是由于在该年龄组中免疫功能障碍或多种用药导致不良药物反应增加（Loo和Burrows，2004）。这些疾病中的一些病症可导致口腔疱疹样病变，如果疱疹破裂将导致脱屑，表现为浅溃烂侵蚀。大疱性类天疱疮是最常见的自身免疫起疱性皮肤黏膜病，主要影响70岁以上的年龄组人群。然而，罕见累及口腔。寻常型天疱疮和类天疱疮（大疱和黏膜亚型）在老年人中也更普遍，并且更常见为口腔起疱。口腔扁平苔藓也可引起剥脱性龈炎，这种情况对患者的种植修复愿望和医师的治疗均构成挑战。

克罗恩病是一种可以影响整个消化道的自身免疫性慢性肉芽肿性炎症疾病。症状包括血管炎、肠炎、关节炎、角膜结膜炎，该疾病可导致营养不良。以前被认为是在年轻人中发病的"终身"疾病，现在认识到这种疾病也可能始发于老年人中，在60岁以上的年龄组中有约15%人诊断为炎症性肠病（译者注：克罗恩病是一种炎症性肠病）（Gisbert和Chaparro，2014）。

在老年人中，克罗恩病在结肠的患病率比较小并且不太严重。然而，长期患有克罗恩病的老年患者在牙齿脱落时可能进行种植治疗；此外，疾病的管理可能随着年龄的增长而改变。

克罗恩病在口腔中的病变表现为纵形或阿弗他溃疡、唇部和口腔黏膜肿胀，形成"鹅卵石"样外观。它也与牙周病变有关（van Steenberghe等，1976）。

但有文献报道，克罗恩病患者种植牙可能产生抗原反应，从而影响骨结合（van Steenberghe等，2002），但是在该群体中存在多种共病因素。同一组的后续研究显示种植治疗的结果不同，并且没有足够的证据来支持任何一种结论（Bornstein等，2009）。

关于消化道的其他变化。食管收缩强度和食管括约肌的强度随年龄增加而下降。虽然食物在肠胃的蠕动似乎没有受到影响，但与其他年龄相关的变化结合起来可能引起问题。年龄相关的唾液分泌减少与咀嚼效率降低可能意味着食物浸湿程度不够、比较干燥，使吞咽困难。

虽然食物转运受到的影响较小，但是老年人横卧或躺着时难以进食，并且可能发生食物回流。下消化道不太能将回流的胃酸移回胃中，导致"胃灼热"。如果老年患者中存在食管裂孔疝，可能会使事情更复杂化。

高达80%的老年哮喘患者存在胃食管反流，尽管可能不总是伴有典型的反流症状（Harding等，2000）。

老年人由于平滑肌弹性降低而使胃容量变小，这也对胃动力和排空速率造成不利影响（Moore等，1983）。因此，老年人通常不能一口气消耗大量食物。

胃黏膜的老化导致胃黏膜变薄，从而对外来伤害的抵抗力变小。老年人因使用非甾体类抗炎药使得出血倾向增加，并且消化性溃疡加剧的风险较高。通过胃吸收药物的效果可能会发生改变。

由于胃黏膜萎缩，维生素B_{12}吸收所需的内在因子减少。这增加了恶性贫血的风险。B_{12}缺乏在老年人中很常见，可能导致认知衰退。

胃酸和胃蛋白酶的分泌几乎不随年龄发生变化。然而，诸如萎缩性胃炎、长期使用质子泵抑制剂在胃手术的老年人中更常见，这些可能导致胃酸分泌减少。结果是胃的pH增加使得肠对钙的吸收减少。

小肠功能几乎无增龄性变化（Fich等，1989）。然而，乳糖酶分泌减少可能导致不耐受乳制品并缺钙。胃酸分泌减少可导致小肠中细菌过度生长，这反过来可能导致营养不良（Parlesak等，2003）。

憩室病在老年患者中更常见。据估计，达到90岁的人都有许多憩室。原因未知，但这种情况被认为与纤维摄入量低引起的平滑肌痉挛有关。肌肉痉挛导致肠壁气球状膨胀，通常在穿行血管附近，并且可引起腹部痉挛性疼痛。如果憩室发炎，可能会出现肠出血，并在大便中表现为便血。

大肠增龄性变化也很小。虽然便秘在老年人中更普遍，有时是并发症（如糖尿病），但通常是由于饮食中纤维含量低或由于身体活动减少和治疗其他疾病的药物的副作用引起的。

5.6.1 治疗考量

由于诸多原因，包括上述的生理变化、抑郁相关的厌食症或独居生活造成的感情淡漠，导致的食物摄入量减少，都可能使老年人在不知不觉中变得营养不良。营养不良和蛋白摄入量低在老年人中常见，并且可导致诸如肌肉减少（肌肉量和强度的丧失）和骨质疏松（骨矿物质密度降低）的病症，从而导致虚弱的发生。在养老机构和闲居在家的患者中通常由于钙、维生素E和锌水平降低而免疫系统受损。皮肤衰老和室内生活也使维生素D水平降低。

因此，饮食质量变得更加息息相关，并且需要摄入更多的蛋白质。健康的牙列或功能良好的义齿显得尤为重要。

口干症患者由于黏膜支持的可摘局部义齿导致的口腔黏膜疼痛是公认的问题，特别是在老年人群中（Payne等，1997）。对此，确立种植义齿的优点已有时日（Isidor等，1999），多年前就认为可以改善患者的生活质量，特别是在无牙颌的患者中（Binon，2005）。种植义齿的更多优点会在第4、6、7章中讨论。

对于舍格伦疾病种植义齿并没有明显的禁忌，并且种植修复益处显而易见（Binon 2005；Isidor等，1999；Payne等，1997）。然而，作为全面治疗计划的一部分，应该调查口腔的任何问题的根本原因，恰当地评估与口腔健康之间的关联。

患有口腔黏膜疾病的患者中，关于种植体存留和长期成功相关的证据很少，报告仅限于病例报告或回顾性分析。就口腔扁平苔藓而言，据报告成功率很高，种植体固位的覆盖义齿具有优势（Czerninski等，2013；Esposito等，2003）。目前的一项前瞻性研究表明，口腔扁平苔藓患者种植体周黏膜炎和种植体周炎的发病率有增加趋势（Hernández等，2012）。

在其他起疱性疾病中，关于种植牙的报告有限。有学者报道了大疱性表皮松解症种植体短期（最长时间为36个月）的治疗成功结果（Larrazabal-Morón等，2009）。就起疱性疾病而言，使用种植固定义齿修复比种植覆盖义齿对黏膜造成的刺激（Müller等，2010）要少，后者是一个问题。关于手术并发症发生率的文献很少。一般来说，在所报道的病例报告中没有提及外科手术问题。Peñarrocha报道了手术期间的"起疱并发症"，因此必须小心吸唾。黏膜瓣愈合似乎没有受到影响（Peñarrocha等，2007a）。

然而，年轻人的起疱性疾病，与老年患者的囊疱病变的病因可能不同。一份详细的患有寻常性天疱疮的70岁女性患者种植治疗的报道中，外科困难在于棘层松解黏膜易碎带来的缝合问题，但黏膜愈合并无异常。

在这种条件下，无论什么程度的舒适度，戴用可摘局部义齿通常都是不可能的，这将给生活质量带来不利影响。毫无疑问，牙或种植体支持式义齿都可使黏膜接触面积最小（Peñarrocha等，2007b）。

然而，这种义齿可能需要更有效的口腔卫生护理，复杂的咬合重建更具挑战性，而口腔组织肿痛或相关的继发性疾病例如类风湿关节炎可能严重影响菌斑的控制（Candel-Marti等，2011）。

显然，对口腔黏膜疾病下的种植需要精心设计的系统研究，但仍然需要鼓励对案例报道，因为无论任何时候它们都可能是唯一的信息来源。

5.6.2　药理学考量

厌食和体重减轻通常在老年人中发生。生理性"衰老厌食"可导致有慢性疾病或心理疾病的老年人病理性厌食症；抑郁症是老年人厌食的最常见的原因，老年人常用抗抑郁药物（Morley，1996），这可能导致唾液过少。

如前所述，口干通常是药物治疗的结果，特别是在多种用药方案中，最常见的相关药物是具有抗胆碱能作用的药物，这包括用于治疗胃反流的质子泵抑制剂。其他导致口干的常见药物包括苯二氮䓬类、阿片类、许多抗高血压药和利尿剂。

苔藓样药物反应与口腔扁平苔藓是很难辨别的，并且通常由老年人处方的多种药物引起，例如别嘌呤醇、抗心律不齐药、抗高血压药、抗糖尿病药、抗癫痫药、抗炎药、某些抗生素和锂。口腔溃疡也可能与这些药物相关。

引起味觉减退或味觉障碍的药物清单很长，而且是动态的，对于味觉发生改变的主诉，应该始终列入药物评述中。对于受影响的患者，如有可能，用不同的药物替换是有帮助的。

黏膜炎可引起在言语、饮食、吞咽和睡眠等方面的严重困难，并且可能是由化疗/放疗引起。保持充足的营养和液体摄入至关重要。已经证明某些疗法对这类疾病的治疗行之有效，例如吸吮冰块，服用重组人角质细胞增长因子（palifermin）、（Keefe等，2007）。

口腔疱疹患者通常是皮质类固醇或免疫抑制药物的长期使用者，因此存在骨质差、愈合不良和易感染的风险。肾上腺抑制也可能是一个考虑因素，需要辅助口服类固醇治疗。

与增龄相关的消化道各个部位的动能、分泌和吸收的下降是轻微的，并且对老年人的药物行为几乎没有影响。肝胆功能具有更大的意义，并在下面的相关章节中会讨论。

老年患者最好避免非甾体类抗炎药止痛，因为这种药会增加胃出血和肾损伤的风险（Wolfe等，1999）。乙酰氨基酚是优选的镇痛药，但在某些情况下可能不足以有效地缓解术后疼痛，并且可能在肝病患者中禁忌。可以考虑使用选择性环氧合酶-2抑制剂（例如罗非昔布）（Malmstrom等，1999）。

乙酰氨基酚与阿片样物质例如可待因的组合可能比较好，并且组合产品通常被认为是安全的。然而应当注意的是老年患者对阿片样物质的敏感性增加，所以应该考虑使用较低的剂量。老年患者也更容易服用可能发生相互作用的其他药物。这样副作用就显著增加，如便秘、镇静、意识模糊和跌倒（Buckeridge等，2010）。更有效的阿片样物质如羟考酮可能具有抑制呼吸的重大风险。

5.7 肝胆系统

肝脏负责葡萄糖代谢并将过量碳水化合物和蛋白质转化成脂肪。老年人肝脏中脂肪储存比例更大，这与胰岛素耐受相关，并且患糖尿病风险更高（Roubenoff，1999）。胆汁在肝脏中形成，并且是吸收脂肪、维生素A、维生素D、维生素E和维生素K所必需的。胆汁在白蛋白、补体、激素和蛋白质（包括使用维生素K和维生素B$_{12}$的血液凝固蛋白）的生成中也非常重要。胆汁在通过单核吞噬细胞清除细菌、真菌、寄生虫和其他细胞物质的免疫中起作用，并通过变性非溶水性毒素而得以通过肾脏排出。

血红蛋白、胆固醇、蛋白质、酒精和大多数药物都通过肝脏代谢。特别是被肠道吸收的口服药物在其进入循环系统之前的肝脏"初级"代谢中被改变，可能被激活、失活或改变药物的作用模式。

肝脏有一些增龄性变化，包括体积和血流量的减少。据测试在健康的老年个体中肝功能通常正常，老年妇女中血清碱性磷酸酶可能会升高。胆汁形成和分泌可能变少，患胆结石的风险会增加。肝脏对许多物质的代谢能力随着年龄增长而降低，主要是老年人肝脏代谢的药物的清除力降低，以及肝脏中脂溶性药物的量和分布的增加。这与在较低剂量时，与年轻人相比，老年患者就有副作用的风险相关。因此，可能需要减量（Mangoni和Jackson，2004）。

随着老年人生理应激储备的普遍降低，肝脏储备减少意味着肝脏对压力的耐受能力降低；有毒物质更容易引起肝脏损伤而且修复较慢。

在肝脏中代谢的药物包括：

- 镇痛药如阿司匹林、对乙酰氨基酚、可待因、布洛芬。
- 抗生素包括氨苄青霉素、克林霉素、甲硝唑。
- 唑类抗真菌药如咪康唑、氟康唑。
- 苯二氮䓬类。
- 局部麻醉剂。

慢性肝病的患病率随着老年人口的增加而增加。观察到老年患者与酒精相关的肝脏疾病呈增长趋势（Seitz和Stickel，2007）。非酒精性脂肪肝与抗胰岛素和糖尿病有关。非增龄因素引起的其他肝脏疾病可能有更严重的初始发病率和死亡率。在60岁以上的患者中肝移植的发生率也显著增加，20世纪90年代翻了一番（Frith等，2008）。

这似乎对种植牙的骨结合影响不大，即使在服用环孢菌素的患者中，在这之前被证明是会损害骨结合过程（Sakakura等，2007）。然而，缺少证据（Gu和Yu，2011；Gu等，2011；Heckmann等，2004）。

由于维生素K代谢障碍、其他凝血因子（Ⅰ、Ⅱ、Ⅶ、Ⅸ、Ⅹ、Ⅺ）合成障碍及其代谢增加，肝损伤和衰老可能对出血有影响。这些可能会增加纤维蛋白溶解和血小板减少的倾向。

维生素K缺乏在成年人中罕见，但是患有阻塞性黄疸、慢性肝病或吸收不良的老年患者可能有维生素K缺乏的风险，这可能对骨骼和抗凝产生影响。一些学者建议50岁以上成年人补充维生素K。

胰腺有结构性增龄改变，排除其他疾病或药物的关系，没有观察到功能性增龄变化。

5.8 肾脏系统

5.8.1 增龄性变化

肾脏的主要功能包括：平衡体液和电解质，调节内分泌，排出废物和排泄药物，维生素D代谢和促进红细胞功能。

如同肝脏中所见，由于细胞数量减少肾的体积增龄性缩小，通过肾脏的总血流量减少，肾小球滤过率降低，这对药物的排泄将产生影响。

由于其他系统性疾病引起的肾功能变化将对药物清除有副作用。通常牙科处方的一些药物，例如青霉素、红霉素和头孢菌素可能必须考虑到肾功能而降低剂量。

水合作用在老年个体中越来越重要，老年人可能对口渴的敏感性降低，并且常常饮水不足。液体摄入不足对患有认知障碍或身体残疾的个体而言问题更大。增龄性生理性肾损伤导致随年龄增长肾浓缩尿的能力降低，节钠能力变小和水排泄降低。老年人因此更容易因体液和电解质不平衡（例如脱水）而引起问题。

慢性肾脏疾病（CKD）的定义为导致肾小球滤过率降低超过3个月的肾脏疾病，是患有肾小球肾炎、高血压或糖尿病患者的常见问题。老年人中，慢性肾脏疾病通常是由于糖尿病或继发于心血管疾病的肾血管疾病，也与长期使用非甾体类抗炎药和大剂量的乙酰氨基酚相关。与许多其他疾病一样，全球人口老龄化和相关疾病的更有效治疗（译者注：原文如此）导致老年患者慢性肾脏疾病患病率正在增加，在一些发达国家可高达30%（Coresh等，2007）。

慢性肾脏疾病患者对应对贫血的促红细胞生成素的反应迟钝（Adamson等，1968），并且由于毒素累积对骨髓的影响可能加剧贫血的恶化。肾病综合征、尿毒症和肾功能不全等都是老年患者继发免疫缺陷的重要原因，结果导致吞噬细胞功能缺陷。这样的患者易受感染，特别是口腔念珠菌病。

慢性肾脏疾病与出血倾向增加相关。增加的血清尿素具有抗血小板作用，并且肾功能不全患者常常是血小板减少症。

维生素D缺乏症在慢性肾脏疾病患者中常见。这可能是由于维生素D的肾羟基化减少为激活型1,25-二羟基维生素D$_3$，这种情况更为严重。肾脏磷酸盐排泄障碍和由钙吸收障碍引起的低血清钙都可导致甲状旁腺功能亢进。正常的钙和磷酸盐调节中断合并骨软化被称为肾性骨营养不良，进而再合并成纤维细胞生长因子23（FGF-23）减少，将对骨结构有显著影响（Ott，2012）。据报道，高达84%的慢性肾脏疾病患者具有一些骨疾病的组织学证据，并且98%的肾透析患者骨活检异常（CKD-MBD工作团队，2009）。

新的证据也表明维生素D在多种系统中有自分泌作用，包括免疫、肾脏和心血管系统（Williams等，2009）。

透析仍然是肾衰竭或末期肾病患者最常见的治疗方法，而肾移植和伴随免疫抑制治疗的进展意味着肾移植后的生存概率有了很大改善（Goldman，2006）。因此，成功肾移植的老年患者越来越需要护理和治疗。在老年患者中的移植越来越普遍，并且常常需要移植前进行牙科疾病控制。

5.8.2 治疗考量

慢性肾病晚期可出现相关口腔症状，例如口臭或金属味，原因包括尿毒症、口腔干燥、贫血症状，以及透析患者的血小板功能障碍和抗凝治疗导致牙龈出血和口腔瘀斑。牙龈增生可继发于药物，例如钙通道阻滞剂（偶尔因环孢菌素），但在老年人中不太普遍。尿毒症性口炎以舌腹和舌前部黏膜疼痛性溃疡形式发生（Proctor等，2005）。

口腔健康差可导致慢性肾脏疾病患者的健康不佳，并且与包括营养不良在内的蛋白质能量消耗综合征相关，后者又不同程度地影响慢性肾脏疾病患者（Ruospo等，2014）。

由于难以介入，所以慢性肾脏疾病患者口腔卫生情况通常较差，特别是透析患者（Grubbs等，2012）。肾透析患者的慢性肾脏疾病与牙周病发病率呈正相关（Davidovich等，2005），尽管其关联性仍有争议。最近的数据表明，患有牙周病的慢性肾脏疾病透析患者的死亡率较高（Kshirsagar等，2009），这可能对慢性肾脏疾病老年患者的种植体周疾病的发展有重要影响。到目前为止，尚未发表关于这些关联的前瞻性对照研究，但至少有一项长期研究已经在进行中（Strippoli等，2013）。

由于唾液中尿素的抗菌作用，龋齿发生率可能会降低（Bots等，2006）。然而，在口腔干燥患者中，患龋齿的机会可能很高，原因为唾液尿素水平高和钙或磷代谢的变化可能会增加牙结石的积聚（Gavalda等，1999）。

在慢性肾脏疾病患者中，特别是在免疫抑制剂患者中，牙或牙周脓肿等口腔感染常常难以控制。此外，感染的迹象可能会被类固醇治疗掩盖。口腔细菌感染应及时积极地治疗，但也应适当考虑药物排泄的变化，必要时调整剂量。

肾移植患者和透析患者的免疫抑制可导致念珠菌病、口腔溃疡和口腔白斑病变。口腔黏膜苔藓样反应并不总是与药物相关。毛状白斑和上皮发育异常的易感性增加可能与唇癌发生率有更大的关系（Proctor等，2005）。

肾性骨营养不良可引起骨骼变化，特别是上颌骨，骨小梁和骨皮质厚度减少或软组织的异位钙化，也可能发生牙齿松动（De Rossi和Glick，1996）。

应该与患者的医师密切合作制订治疗计划，特别是接受血液透析的患者，以便相应地应对抗凝治疗、商定抗生素预防的需要，因为国家之间的要求各不相同。

慢性肾脏病对种植牙的骨结合的影响已经成为动物实验的主题。在患尿毒症的小白鼠中，与对照组相比，发现骨种植体接触（BIC）减少，但这仅在骨结合的早期阶段（2周）中观察到，并且在4周时未观察到与对照组的显著差异。一位学者在论文中提出，将慢性肾脏疾病患者中的种植体愈合时间延长（Zou等，2013）。

有关于在肾透析和肾移植患者中成功种植治疗的报道（Dijakiewicz等，2007）。

慢性肾脏疾病的进展对已经成功种植，并存留一段时期的种植体有何影响尚不清楚，尽管有理由假设由于口腔卫生差和骨营养不良所发生的牙周变化也可以发生在种植修复体周围。然而，这种种植体并发症的治疗可能相当困难，并且对于需要在肾移植前稳定口腔疾病的患者中可能存在很大的挑战。

5.8.3 药理学考量

肾病患者通常服用抗高血压药，如血管紧张素转换酶（ACE）抑制剂和血管紧张素Ⅱ抑制剂。由于心血管疾病的风险增加，阿司匹林和他汀类药物的使用也很常见。

用于肾病患者的许多药物可能引起直立性低血压、高血糖症或口干燥症，并且对老年患者的作用可能更大。

碳酸钙和维生素D补品/替代品用于防止骨质量的流失。另外，由肾性骨营养不良引起的继发性甲状旁腺功能亢进可能意味着要开始进行双膦酸盐治疗。

肾血液透析患者通常是抗凝的，需要与医疗团队联络。长期皮质类固醇治疗的患者可能需要辅助性皮质类固醇。

牙医开具的很多处方药可能需要调整剂量。对于安全的药物也需要调整剂量或尽量避免使用（Scully，2014）。由于治疗药物范围的快速变化，应始终参考国家处方集，并建议与患者的医师协商。

5.9 内分泌系统

5.9.1 增龄性变化

增龄性变化包括器官血管分布减少和正常腺体结构的纤维或结缔组织替代增加。这可能影响激素的产生和分泌，对身体正常功能具有潜在影响。典型的例子是更年期，卵巢总质量减少加上卵巢对促性腺激素的反应降低导致卵巢功能和黄体酮以及雌激素的产生显著下降。这可能会导致骨质疏松症（将在关于肌肉骨骼变化的部分中讨论）、高脂血症或动脉粥样硬化的进一步演化。

老年人由于垂体前叶的血管分布减少导致生长激素分泌减少，通常会表现出肌肉量下降。年龄相关的残疾，表现为身体总体功能变弱，协调性、平衡性和动能障碍，耐力下降以及所说的身体虚弱，并将持续影响一个人的独立性直到晚年。

胸腺退化（胸腺增龄性收缩），从出生后第1年开始胸腺体积逐渐下降，并与以前讨论的老年人年龄相关性免疫功能下降有关。

最重要的内分泌增龄性变化之一是甲状腺功能减退和甲状腺疾病的发病率增加，通常是亚临床的。甲状腺功能过度减退可能与身体以及认知功能的衰退相关，但似乎老年人亚临床症状下的甲状腺功能减退症并非如此。老年人的甲状腺功能的亚临床症状可能与骨骼微结构、脆性骨折、认知障碍、冠心病以及房颤等异常相关（Gesing等，2012）。

甲状腺功能减退症存在某些重要的口腔表现。特别是老年人未确诊疾病比率比较高，牙科专业人员在检查中可能发着挥重要作用。常见的口腔检查结果包括牙周健康不佳、唾液腺肿大、巨舌症、味觉障碍和伤口愈合延迟，尽管对感染的敏感性似乎没有增加。甲状腺功能亢进可以源于替代疗法的医源性过度处理或肿瘤，后者可以发现于常规的头颈检查。老年甲状腺功能亢进患者可能表现为灼口综合征、下颌骨或上颌骨骨质疏松症（Pinto和Glick，2002）。

在鼠实验中已证明甲状腺功能减退症会导致骨重建和修复延迟（Fadaei Fathabady等，2005），并且已经累及下颌骨骨折的愈合（Loftus和Peterson，1979）。重要的是要注意这似乎与促甲状腺激素水平低无关（这可能是正常的），但是会降低T_3循环水平（Bassett等，2008）。

其他研究已证明甲状腺功能减退与种植体周皮质骨愈合延迟的关联。然而，松质骨似乎对T_3和T_4水平较不敏感（Feitosa Dda等，2008）。

已知甲状旁腺激素的分泌在老年男性和女性中呈增加趋势（Chapuy等，1983）。其原因尚不清楚，但可能是由于钙摄入量降低和日光暴露减少造成的血浆钙水平下降，从而导致小肠对钙吸收减少，继发甲状旁腺功能亢进继而补偿。甲状旁腺素激的主要作用是通过刺激钙和磷酸盐从骨基质中释放从而增加血浆钙水平，以及增加肾对钙的再吸收，和通过增加肾产生1,25-二羟基维生素D_3（骨化三醇）来增加血浆钙水平，其作用是增加肠的钙吸收。

因此，老年人存在缺钙的高风险，这反过来导致骨量丧失以及肌无力、腺体分泌障碍和突触传递降低。

肾上腺随着增龄而变成纤维状。虽然肾上腺素和去甲肾上腺素水平保持不变，但醛固酮（以及较小程度皮质醇）的产生减少。衰老似乎与对生理压力耐受性的降低和对疾病和感染的敏感性增加相关（Kale和Yende，2011）。糖皮质激素的生成似乎下降，尽管循环水平在正常体内平衡中并保持不变。然而，老年人对压力的反应会变迟钝，他们更可能在紧张事件后由于嗜中性粒细胞功能降低而发生感染（Vitlic等，2014）。败血症在老年人中会迅速发展成严重问题，并具有很高的死亡率（Starr等，2014）。愈合缓慢导致发病率增加，而且感染始于早期，并且症状出现迟缓，治愈较为缓慢。

盐皮质激素醛固酮的分泌减少可导致电解质和体液平衡的变化，老年患者可能对其更敏感。

肾上腺分泌的糖皮质激素对葡萄糖代谢具有重要影响，并且已经证明应激激素反应可以诱发高血糖症（O'Neill等，1991）。中枢神经系统中重要的激素肾上腺激素脱氢表雄酮（DHEA）水平的增龄性下降与认知功能的下降相关（Valenti等，2009）。

增龄是糖尿病及相关并发症的已知风险因素。糖尿病导致老年人很高的发病率和死亡率，尽管诊断较晚所产生的影响还不明确（Bethel等，2007；Barnett等，2006）。

糖尿病（DM）特别是2型糖尿病的全球发病率正在迅速增加（Shaw等，2010）。例如，在1997—2010年间，美国的诊断病例数从5.1%增加到9.2%，预计这一趋势将会继续，甚至加快，尤其是老年人（Boyle等，2010）。国际糖尿病联合会估计，全球发病率可能为8.3%，但还有46.3%的

病例未确诊。到2030年，世界人口的大约10%将是糖尿病患者（国际糖尿病联合会，2014）。

一些研究表明，高达40%的老年个体表现出葡萄糖耐量降低，这可能是糖尿病的前兆（Harris等，1998）。血糖水平增加更快，恢复正常需要的时间更长，这与细胞对胰岛素敏感性下降协同将导致糖尿病的进一步发展。

衰老通常伴随身体活动减少、肌肉组织减少和脂肪沉积增加，导致外周胰岛素耐受性缺陷。加上胰岛素分泌相对减少，大量的老年个体可能有未诊断的糖尿病。老年人反映在咀嚼困难、味觉降低、饮食精细的饮食变化以及其他因素可导致精炼碳水化合物的摄取增加，合并年龄相关的葡萄糖耐量降低，2型糖尿病会在老年个体中潜伏发展。

糖尿病与许多并发症相关，包括心肌梗死/心力衰竭、外周血管疾病和脑卒中。研究表明，糖尿病患者的心肌梗死风险与年长10岁以上的健康人相似（Lindhardsen等，2011）。糖尿病还被认为是诱发肾病、视网膜病、神经病、抑郁症和痴呆症的风险因素，并且可能是继发性免疫缺陷的原因。

糖尿病和由骨质疏松症引起的脆性骨折是老年死亡率和发病率的两个最重要的原因。脆性骨折风险与1型和2型糖尿病之间似乎存在相关性。与对骨原细胞分化的影响相比较，用于治疗糖尿病的噻唑烷二酮药物对促进脂肪细胞分化的作用更大，2型糖尿病老年患者特别是女性可能会面临骨矿物质密度降低的风险增加。良好的血糖控制、摄入足量的钙和维生素D、筛选低骨矿物质密度以及预防与治疗糖尿病并发症是管理1型和2型糖尿病中骨质疏松症的关键因素（Montagnani等，2011）。

糖尿病也被认为是药物相关性颌骨坏死（MRONJ）的合并风险因素（Tsao等，2013；Saad等，2012），糖尿病患者口腔感染的颈深间隙感染的发展更快速（Boscolo-Rizzo等，2011）。

已认识到糖尿病是种植治疗重要的并发症因素。与糖尿病相关的口腔症状包括：口腔溃疡，腭

腺肿胀，唾液葡萄糖水平增加，龋齿和牙周病的发病率增加。慢性高血糖减少骨形成，通过障碍成骨细胞形成和干扰骨对甲状旁腺素的反应（Santana等，2003）。对细胞外基质和类骨质的产生也有影响（Nyomba等，1989；Weiss等，1981）。

创口愈合较慢，并且对种植体脱落的易感性增加（Fiorellini和Nevins，2000）。糖尿病患者，甚至那些血糖控制良好的糖尿病患者种植体存留率似乎都较低（Moy等，2005）。尽管其他评述性研究报道认为这种关联性缺乏证据（Chrcanovic等，2014；Kotsovilis等，2006；Alsaadi等，2007），但有证据表明血糖控制不好与种植体失败率升高相关联（Ferreira等，2006）。

不难想象，或许有一个其他组合综合征的老年患者，就是一个未确诊的糖尿病患者。临床医师应该能觉察糖尿病控制不良或未经诊断的症状和体征。牙医在诊断和治疗系统性疾病的口腔症状方面具有积极作用，而且这有助于患者的一般健康。

5.9.2 药理学考量

患有房颤的甲状腺功能低下患者可能正进行抗凝治疗，并且可能需要抗生素治疗瓣膜疾病。这类患者可能以l-甲状腺素的形式进行替代疗法，并且可以与华法林相互作用产生增强性的抗凝血作用。这种患者的国际标准化比值监测具有重要的意义。甲状腺素还可能受消化不良、铁补充剂、抗癫痫药（如苯妥英和卡马西平）、三环抗抑郁药和利福平的影响，对羧甲基淀粉钠抑制剂和巴比妥类药物的敏感性增加。

用于治疗甲状腺功能亢进的主要药物是卡比马唑/甲巯咪唑，偶尔用丙硫氧嘧啶。这些药物可引起粒细胞缺乏或白细胞减少，可能表现为明显的牙周/种植体周炎或口腔溃疡。

进行可的松替代治疗的患者可能需要额外的剂量以防止肾上腺功能不全，并且要考虑到老年患者中应激耐受性降低，这可能具有更大的意义。

糖尿病患者可能需要特殊的管理，特别是在外科程序和医疗点血糖测试设备方面。通过采取正常饮食/常规注射进行的良好血糖控制，胰岛素依赖性糖尿病患者2小时内手术治疗、无须辅助治疗。手术时长超过2小时应住院进行。

如有可能，避免的药物包括提高血糖水平的皮质类固醇，增强胰岛素介导性低血糖的环丙沙星、多西环素和四环素。使用非甾体类抗炎药可能不太合适，因为糖尿病患者常常服用阿司匹林来预防缺血性心脏病。非甾体类抗炎药在糖尿病患者中还存在肾损伤的风险。许多其他类别的药物可影响血糖水平，包括抗癫痫药、抗抑郁药、利尿剂、喹诺酮抗生素、草药补品、酒精和用于过敏及感冒/咳嗽的非处方药。

由于糖尿病免疫抑制和感染快速扩散的风险，所以糖尿病患者的感染应积极处理。

噻唑烷二酮类（TZD）例如罗格列酮和吡格列酮可能会引起骨质疏松，并且被列入已知会引起继发性骨质疏松的药物里（Lecka-Czernik，2010）。

5.10　肌肉骨骼系统

5.10.1　增龄性变化

增龄性肌肉量下降（肌肉减少症）常见于老年患者（Evans，1995）。肌肉量的下降与身体缺乏活动相关，其本身可导致肌肉疾病和肌肉组织的损失。激素和神经变化也会使肌肉量减少（肌少症），导致肌纤维数目减少。

肌少症尤其影响手部肌肉，同时对手灵巧性产生影响。由于末梢神经传递变慢、运动反应时间延长，协调性下降。

肌肉骨骼疾病非常普遍，是患病率相关性全球疾病的第二大原因（Vos等，2012）。几乎所有的老年人都将经历一种或多种形式的肌肉骨骼疾病，通常是同时存在，由许多不同的潜在原因引起。骨质疏松症，佩吉特病，骨关节炎，炎性类风湿病和关节结缔组织病（CTD），内分泌疾病或转移性癌以及局部病症如纤维肌痛是所有可能原因。

骨关节炎。超过75岁的年龄群体中骨关节炎非常普遍，影响超过80%的人口。很少见40岁以下的人患该疾病（Sharma，2001）。手、髋、膝和脊柱的骨关节炎随着衰老而越来越普遍，并且可发展到严重衰弱的状况。

类风湿病。影响软组织和骨骼的自身免疫疾病，例如类风湿关节炎和慢性结缔组织疾病（舍格伦综合征），可以单独或联合存在，但在致病性、症状和诊断方面具有类似的特征，需要种植治疗的患者可能需要特殊考虑。这些疾病非特发于老年患者，常见于30~40岁这个较早的年龄段；然而，随着疾病的发展其影响可能更加严重，并且在老年患者中症状更加明显。

无论是否使用甾体类抗炎药（Haugeberg，2008）无论是否存在肌肉萎缩，类风湿关节炎均与30%~50%的个体中骨骼骨量的改变相关。类风湿关节炎与影响心脏的其他病症（传导阻滞，心肌心包炎）、造血系统（血小板减少、贫血、白细胞减少）、肾、肝、神经病（三叉神经痛）和呼吸系统疾病相关。研究表明，类风湿关节炎患者患心肌梗死的风险与年长10岁以上的健康人群相似，就像糖尿病一样（Lindhardsen等，2011）。

舍格伦综合征是类风湿病患者最常见的口腔并发症，将在口腔部分讨论。

有研究表明，患有自身免疫性类风湿关节炎的患者中种植成功率良好，无论是否伴有相关的结缔组织疾病。然而，在伴有结缔组织疾病的患者中，种植体周炎的发生率可能会增加（Weinlander等，2010；Krennmair等，2010；在这两个研究之间存在显著的队列重叠）。

一些结缔组织疾病仅在老年个体中发现。风湿性多肌痛是一种类风湿病，仅在50岁以上的患者中发现，平均年龄为70岁。它主要发现在北欧白种人群体中，并且女性患病率是男性的2倍，通常会引起肌肉疼痛，特别是在肩部或大腿。治疗方法是口服皮质类固醇。该疾病可以在几年后"消失"，但是大约20%的病例并发巨细胞动脉炎（"颞动脉炎"），并有眼部并发症的风险。贫血是风湿性多肌痛患者的常见表现。

骨骼改变

钙和维生素D是骨骼生理学的元素，在老年健康骨骼维持中变得越来越重要。已认识到许多老年人具有"负钙平衡"并且骨量正在流失。部分原因可能是缺乏负重活动，但有证据表明钙摄入不足是一个促成因素（Heaney等，1982）。

钙摄取由1,25-二羟基维生素D_3（也称为1,25-二羟基胆钙化醇或骨化三醇）介导，后者是维生素D_3（胆钙化醇）的激素形式。从50岁左右开始钙的吸收自然下降。此外，由于老年人中乳糖不耐受的增加，如果他们避免乳制品，则绿色蔬菜会成为其膳食钙的主要来源，导致膳食钙摄入量降低。皮肤衰老对其他器官系统具有深远的影响，北欧的人群中，老年人暴露于阳光下时间减少导致皮肤产生的维生素D的减少高达75%；复合因素可能是老年人在户外运动的时间减少。饮食缺乏也发挥一部分作用，维生素D也可以从谷物、鸡蛋、肉和油性鱼中获得。慢性肾脏疾病也可导致严重的维生素D缺乏（Williams等，2009）。

甲状旁腺功能亢进对骨的影响已在内分泌紊乱的部分有所讨论。甲状旁腺功能随年龄的增加，可能降低饮食中钙的摄入和有效维生素D的产生。分泌过量的甲状旁腺激素导致骨吸收水平升高，以恢复正常的血浆钙水平。这种年龄相关的甲状旁腺功能亢进强调了钙和维生素D补品的重要性，特别是在欧洲的老年人群中防止骨密度降低的重要性。不仅在长期住院患者中，而且在60岁以上的非住院患者中也是如此。

女性因年龄因素骨骼组织丧失更快，在其一生中通常失去30%～50%的骨量，而在男性中为20%～30%。组织学特征为皮质骨层变薄、小梁骨密度和厚度的减小，并且小梁间隙增加和骨细胞陷窝变空的数量增加。死亡的骨细胞在骨中的百分比随着年龄增加从出生时的小于1%达到80岁后的75%（Tom kinson等，1997）。由破骨细胞分化因子介导的破骨细胞聚集，骨细胞凋亡可能与骨质疏松相关（Heino等，2009）（Bonewald，2011）。死亡骨细胞周围凹陷进一步矿化扩散到紧邻附近的小管，结果导致骨变硬变脆。由小管硬化引起的血管分布的减少导致氧合减少，这在种植体骨结合过程中可能是至关重要的（Van Steenberghe，2003）。这些组织学发现对老年人种植体骨结合的影响尚不清楚，因为即使在健康受损的患者中，很多研究并没有显示年龄增加了种植的失败率（de Baat，2000；Op Heij，2003）。然而，用于治疗骨质疏松的药物存在显著的潜在影响，这将会在稍后描述。

两种代谢性骨病可导致总体骨量的减少：骨软化和骨质减少/骨质疏松症。骨量减少也可能是应用药物治疗的结果，例如皮质类固醇。

还有证据表明类风湿患者具有较高骨更新代谢，表现为骨质疏松和椎骨骨折的发病率增加（Nakayama，2007）；类风湿患者的骨质疏松症的患病率可能是非类风湿病患者的2倍（Haugeberg，2008）。

骨软化

骨软化是以有机骨基质（胶原）的矿化不良为特征的病症，并且经常与维生素D缺乏引起的低钙血症相关。低钙血症导致了甲状旁腺素（PTH）的分泌增加，这又导致肾脏对磷的排泄增加。骨内磷浓度低损害了骨矿化的正常过程。因此，骨软化的特征在于骨量的降低和骨矿物质与骨基质的比例降低。

骨软化的放射线变化特征是皮质骨板变薄和小梁骨密度下降。由于骨软化引起典型的Ⅳ类骨的骨特性，因此这种患者仅被表述为"骨质量差"，这与一些学者报道的种植体失败率增加相关（Goiato等，2014；Alsaadi等，2007）。

骨质疏松症

骨质疏松症是由于骨矿物质和有机骨骼结构均减少引起的骨量下降，但是两者的比例保持不变，这是骨质疏松症与骨软化症的区别。骨质疏松症源于骨吸收和沉积之间的不平衡，导致皮层骨板更薄以及小梁骨密度与直径的降低。小梁骨改建通常比皮质骨改建更快，因此在皮质骨板厚度减小之前能很好地观察到松质骨结构的减少，而在骨量丢失大约1/3之前不可能看到这些放射线变化。因此，需要特殊的放射线照相技术，例如双能X线吸收测量法（DEXA）或定量CT用于确定诊断。

当T评分（相对于平均25岁女性的正常骨密度值的标准偏差的数量）超过−2.5时诊断为骨质疏松症，当T评分在−2.5～−1.0范围内时诊断为骨质减少（Glaser和Kaplan，1997）。

原发性骨质疏松症病例在女性中约占95％，男性中约占80％，并与家族史、种族表型、性别（激素因素的结果）和年龄相关。人体在20多岁时达到峰值骨量，之后会减少。继发性骨质疏松症占病例不到5％，男性比女性多见，且可以作为疾病过程的一部分发生，例如恶性肿瘤、慢性阻塞性肺病、慢性肾病、肝脏疾病和某些内分泌紊乱或某些药物的使用，例如皮质类固醇和某些抗惊厥药。吸烟、过量酒精摄入、饮食缺乏和慢性炎性病症如溃疡性结肠炎或类风湿关节炎等风险因素也可能具有不利影响（Beikler和Flemming，2003）。

50岁以上的人群中发现骨质疏松症的发病率增加。老年人由于钙摄入减少和维生素D水平降低或甲状旁腺功能亢进，增龄性骨组织损失加速更普遍。它影响了接近一半75岁以上的男性和女性，女性患病的可能性为男性的5倍。绝经后妇女在绝经后5～7年内可能失去高达20％的骨量，但到70岁后，男性和女性失去骨量的速率大致相同。

骨质疏松个体中需要重点考量的是腕、髋和脊柱的脆性骨折发生率增加，导致患者失去自理能力以及需要住院治疗。老年患者中，这与死亡率的显著增加相关。事实上，预防脆性骨折是抗吸收药物处方的主要指标之一。

"骨质差"的患者种植体留存是一个广泛讨论的话题。已建议基于骨类型（皮质骨与松质骨的比率，Ⅰ～Ⅳ类）（Lekholm和Zarb，1985）、没有皮质骨板为Ⅴ类骨（Bahat，2000）、骨密度（硬或软）（Trisi等，1999）将它们分成几类，最常见的评估是种植手术时主观做出的。

事实上，骨的质量不仅仅与密度或类型有关；它还将取决于影响骨的愈合能力的组织学特性，例如血管分布、氧分压、细胞活力和相关的一般健康等因素。

有些报道在"质量差"或"质量好"的骨中种植体的存留率几乎没有差异，特别是在使用具有微粗糙表面的种植体时（Stanford，2010），尽管证据水平都不高。诊断为骨质疏松症者与种植失败率相关的证据水平同样很低（Bornstein等，2009），大多数报道显示骨质疏松症和种植失败之间没有关系（Slagter等，2008），即使在高度骨质疏松患者中（Friberg等，2001；Eder和Watzek，1999）。

种植体周炎和骨质疏松症之间的相关性同样缺乏证据（Dvorak等，2011）。

骨质疏松症的治疗
HRT（雌激素）。研究报道了激素替代治疗的绝经后妇女的种植体脱落获得了相互矛盾的结果（Minsk和Polson，1998；Moy等，2005）。在一项用或没用激素替代疗法的绝经前妇女和绝经后妇女的种植失败率的比较研究中，下颌种植体组之间没有差异。对于上颌种植体，绝经后没用激素替代疗法组比绝经前及绝经后用激素替代疗法治疗组的种植失败率更高（August等，2001）。

抗吸收药物。骨质疏松症本身而言，可能是种植牙和相关手术的临床医师所关注的问题，但是用于治疗该病症的药物的副作用是显著的。抗吸收药物可用于治疗骨质疏松症/骨质减少、代谢性骨病（佩吉特病，甲状旁腺功能亢进）或用于治疗恶性肿瘤，例如多发性骨髓瘤或转移性骨病（例如乳腺癌或前列腺癌），并且当前使用的药物有很多不同类型。

最广泛使用的药物之一是双膦酸盐，其具有两种主要类型：含氮型（阿仑膦酸盐、利塞膦酸盐、伊班膦酸盐、帕米膦酸盐、唑来膦酸盐）和不含氮型（依替膦酸盐）。其中含氮双膦酸盐效果更好，因为它们不被代谢并且积累在骨内，药物与羟基磷灰石结合（Russell等，1999）在使用多年后发现与颌骨的骨坏死相关（Wang等，2007）。

双膦酸盐的主要作用方式是通过抑制破骨细胞活性和减少骨吸收。之前就已推论过度抑制骨代谢在骨坏死的病理生理学中是一个可能的机制，因为双膦酸盐浓缩在骨代谢更活跃的颌骨中（Masarachia等，1996；Huja等，2006）。然而，最近的研究表明，在含有双膦酸盐或地诺单抗的颌骨中，骨转换没有显著变化（Ristow等，2014；Malan等，2012）。

有临床报告指出双膦酸盐对其他细胞类型包括口腔上皮细胞可能有毒性作用（Reid等，2007），理论上可能是软组织分解。尽管未结合的双膦酸盐仅在短时间内存在于除骨外的组织中，几小时内由肾脏排泄出，而体外研究报道其毒性影响了口腔黏膜细胞（Landesberg等，2008）。口服双膦酸盐的常见不良反应是胃或消化道溃疡，进一步支持了对软组织可能有毒性的理论（Lanza等，2000）。

种植医师关注并讨论的最广泛的问题是双膦酸盐相关性颌骨坏死（BRONJ）。考虑到其他骨吸收抑制药物的使用越来越多，建议的替代术语是药物相关性颌骨坏死（MRONJ）。虽然该术语已更新，但对该疾病的病理生理学仍然有一些不确定性（Ruggiero等，2014）。

文献评述支持了接受双膦酸盐治疗的患者种植体可以骨结合并在口腔中保持良好功能的观点（Javed和Almas，2010）。就评估与接受过口服双膦酸盐的患者的种植治疗相关风险而言，系统性评述文献中还找不到高水平的证据（Bornstein等，2009；Chamizo Carmona等，2012）。

然而，显然药物类型、给药途径、剂量以及持续时间都是重要的因素。因此，参与种植治疗的临床医师应该意识到，不同的药物及其对植入种植体或已经植入的种植体的潜在影响，特别是考虑到这些药物在老年患者中使用的可能性增加。双膦酸盐与用于治疗组合综合征的药物（例如化疗药或皮质类固醇）的合并应用，已经在动物模型中研究药物相关性颌骨坏死的发生率、严重性和进展（López-Jornet等，2011；Ali-Erdem等，2011）。

人们越来越认识到长期使用双膦酸盐会导致股骨干中段的非典型性骨折，这可能会以大腿疼痛为先兆（Thompson等，2012；Schilcher等，2014）。不应将药物治疗视为无期限，使用双膦酸盐治疗超过5年疗效就会受限。考虑到包括非典型性股骨骨折在内的不良反应事件在治疗5年后变得更普遍，因此对由双能X线吸收法确诊为骨质疏松症且无其他风险因素的患者建议使用双膦酸盐期限为5年，10年之后其他的风险因素就会出现（Cosman等，2014）。

因此，除药物相关性颌骨坏死原因之外，长期使用双膦酸盐的安全性受到质疑，用于预防脆性骨折的替代药物越来越常见。雷奈酸锶是一种常见的选择，但可能对心血管有影响，目前还在评估中。

开发用于治疗骨质疏松症的新药物包括单克隆抗体（破骨细胞分化因子抑制剂如地诺单抗）和抗血管生成药物。地诺单抗每6个月进行一次皮下注射以预防脆性骨折，每月一次用于预防转移性骨癌。破骨细胞分化因子抑制剂（RANKL）不与骨结合，其效应在停药6个月内显著下降。然而，药物相关性颌骨坏死与地诺单抗的使用相关（Aghaloo等，2010）。

抗血管生成药物抑制新血管的形成，并用于治疗胃肠道和神经内分泌系统的癌症。鉴于引起缺血性坏死的性质，这些药物也与药物相关性颌骨坏死相关。药物对血管生成抑制或干扰血管内皮生长因子的途径已得到证明，例如，双膦酸盐如唑来膦酸盐抑制血管生成（Wood等，2002；Santini等，2003），并已报道了新型抗血管生成药物例如靶向血管内皮生长因子（贝伐单抗）的单克隆抗体和酪氨酸激酶抑制剂（舒尼替尼）（FDA，2014a；FDA，2014b）。对于破骨细胞分化因子抑制剂（RANKL）如地诺单抗的效果尚未报道。

美国口腔和颌面外科医师协会最新更新（2014）的关于药物相关性颌骨坏死的立场文件（Ruggiero等，2014）强调了疾病的低发病率，因为报道的病例数量少，而处方静脉/口腔双膦酸盐或用于治疗骨质疏松症的地诺单抗患者数量很多。

现在似乎普遍认为药物相关性颌骨坏死风险在接受口腔双膦酸盐治疗的骨质疏松症患者中偏低（Lo等，2010；Mavrokokki等，2007；Ruggiero等，2009）。然而，当给患有相关并发症的患者例如癌症和相关治疗开具这种药物时风险更高。表4显示了与各种药物类型相关的风险以及药物是用于治疗骨质疏松症或恶性肿瘤。

报道的风险率从0.00038%（Felsenberg和Hoffmeister，2006）到0.1%（Lo等，2010），后

一组报道的口服双膦酸盐超过4年的患者发生率增加了0.21%。其他学者指出，每10000位患者年患病率低于0.4例（患病率为0.004%）（Malden和Lopes，2012）。

静脉注射双膦酸盐或地诺单抗治疗骨质疏松症似乎引起药物相关性颌骨坏死的比率相似，在0.017%~0.04%的范围内（Grbic等，2010）。

为了做对照，对使用安慰剂药物治疗骨质疏松症患者进行了研究调查，其颌骨坏死的风险高达0.02%（Grbic等，2010和2008）。

作为癌症治疗的一部分，服用抗吸收药物的患者中药物相关性颌骨坏死的风险是单独使用药物治疗骨质疏松症的患者的100倍。根据系统评估和随机对照试验，使用唑来膦酸治疗癌症的患者药物相关性颌骨坏死风险在1%左右（Mauri等，2009；Qi等，2014）。用地诺单抗治疗肿瘤的患者中药物相关性颌骨坏死的病例报道越来越多（O'Halloran等，2014）。

再次对照，使用安慰剂的癌症患者中药物相关性颌骨坏死的发生率在0.02%左右。

将双膦酸盐与抗血管生成药物合并使用似乎导致药物相关性颌骨坏死的风险增加（Saad等，2012；Guarneri等，2010）。

表4 不同抗吸收药物的骨坏死风险（Ruggiero等，2014）

药物类型	骨质疏松症	安慰剂	癌症	安慰剂
口服双膦酸盐	0.004%~0.21%		不适用	
静脉注射双膦酸盐（唑来膦酸）	0.017%	0~0.02%	0.7%~6.7%（1%随机数据）	0~0.019%
RANKL抑制剂（地诺单抗）	0.04%		0.7%~1.9%	
抗血管生成（贝伐单抗）	0.2%		0.2%	

药物的持续时间是发生药物相关性颌骨坏死的一个风险因素。Lo等（2010）报道了口服双膦酸盐患者中药物相关性颌骨坏死的风险偏低（0.1%），在口服双膦酸盐超过4年的患者中增加至0.21%，这表明与药物持续时间的风险潜在地增加，其他学者也强调了这一点（Dello Russo，2007；Marx，2008）。

这是合乎逻辑的，因为口服双膦酸盐具有长的半衰期（高达10年）并且累积在骨中，产生累积效应。

静脉注射双膦酸盐似乎有一个平台效应，给药3年后没有显著增加（Black等，2012），使用地诺单抗时也会看到这样的效果（Saad等，2012）。

目前使用的其他较新的抗吸收药物包括特立帕肽（teriparatide），人类甲状旁腺素和雷洛昔芬重组的一种形式，是一种选择性雌激素受体调节剂，其有效预防脊柱而不是髋部骨折，也用于治疗乳腺癌。目前没有调查研究这些药物对种植体存留或维护的影响。

5.10.2 治疗考量

肌少症可引起咀嚼力量降低，并且老年人通常因肌肉活动减少而使咀嚼周期延长。尽管他们感受到他们的义齿功能足够并且舒适就可以了，缺齿患者通常具有明显的咀嚼肌量和最大咬合力的降低（Mioche等，2004；Newton等，2004）。

我们不仅仅要关注患有骨坏死潜在风险的"一副颌骨"。因为骨质疏松症在患者发生骨折之前很难诊断。因此牙医要警惕骨质疏松症的症状，这有益于患者的整体护理。骨关节炎可引起慢性背痛，但在牙科手术椅上可能发生椎骨压缩性骨折，表现为脊髓压痛的急性加剧。骨关节炎患者可能无法舒适地仰卧位，特别长时间的治疗，使用垫子或膝盖/颈部支撑可能会有所帮助。关节炎的关节疼痛、僵硬通常在清晨较重，白天会有所改善，因此将治疗时间安排在下午的早些时候会比较合适。

患有髋骨骨折的老年患者的死亡率较高，警惕患者跌倒史非常重要，这可能是治疗（牙齿断裂或义齿）的原因之一。老年人通常意识模糊、协调不良、视力不佳和肌无力，或由于药物导致的直立性低血压，所有这些都可能是跌倒的原因。临床医师最好是帮助患者转诊到具有防跌倒服务或其他相关的社区护理。

可用的研究主要限于病例报告或回顾性病例分析，报道类风湿关节炎患者（伴有或不伴有骨质疏松症或结缔组织疾病）种植牙并非禁忌，并且不会导致种植体失败率升高，特别是应用表面处理的种植体时（Oczakir等，2005；Alsaadi等，2008；Krennmair等，2010）。然而，必须关注应用皮质类固醇或免疫抑制治疗药物（Mombelli和Cionca，2006），重要的是考虑多种疾病和相关的药物治疗时，不同的疾病对治疗的影响。

类风湿关节炎和相关结缔组织病变（特别是干燥综合征）患者的种植体周黏膜炎和边缘骨丧失风险可能增加（Krennmair等，2010）。

肌肉骨骼疾病是残疾的第二常见原因（Vos等，2012），并且活动受损的患者可能难以进行牙齿维护。

类风湿或骨关节炎会对手的灵活和力量产生影响（Sheehy等，2013）。已有研究显示手部关节炎患者的牙周炎症和牙周附着丧失的发生率增加（Gleissner等，1998；Wolff等，2014）。因此，我们应考虑患者有多大的能力来实施必要的口腔卫生维护程序，对种植体和义齿进行卫生维护。可以考虑给牙刷增加手柄，电动牙刷可能会有重大帮助。但是，患有手部类风湿关节炎、天鹅颈畸形和尺骨偏斜的患者有机会使用小间刷或牙线吗？当然，每日在家进行菌斑控制对维持种植体周健康方面至关重要。复杂的固定修复的患者可能无法进行必要的口腔卫生维护，可能需要看护者的帮助或更频繁的专业维护。

我们认为可摘戴式种植覆盖义齿提供了"更好的"选择，但是这样的患者能够抓牢义齿并且从杆附着体或自固位附着体上摘下义齿吗？我们可能必须考虑改进附件系统和固位力。

治疗开始时就应评估这些注意事项，或许通过握手这种简单的方式来测试患者协调性和肌肉力量（Incel等，2009）或观察震颤。轮椅患者可能由于手臂放置于轮椅上而引起的桡神经压迫导致手腕和手指的伸肌出现较弱的情况。

骨关节炎会影响颞下颌关节，但是很少具有临床意义，即使该疾病的放射线证据明显或具有更严重的其他关节疾病。

具有关节病史的患者通常会接受关节假体。大多数置换过人工关节的患者，关于在种植体植入之前预防性抗生素治疗缺乏良好证据。据分析，抗生素不良反应事件的风险例如胃肠不适（其可能包括老年人中更严重的并发症风险）、过敏反应或艰难梭状芽孢杆菌发病的风险，特别是在老年患者中具有严重的发病率和死亡率。然而，近期置换关节（不到2年）或影响免疫状态的并发症（例如皮质类固醇治疗、糖尿病、类风湿关节炎、化疗或免疫抑制治疗）的患者可能处于假体感染的较大风险中，有必要咨询他们的骨科医师让其提供抗生素使用情况（AAOS/ADA，2014）。

与心脏病的抗生素预防一样，来自临床和药监局的指导在不同国家有显著差异，并且应当在进行手术之前进行风险评估并与患者充分讨论。文献报道的重要建议是患者在关节置换手术前应具备良好的口腔健康，并保持良好的口腔卫生。

骨质疏松患者植入种植体。由于骨质疏松症引起的骨量丧失和下颌骨或上颌骨骨量丧失之间的关系尚不清楚。研究人员以前认为没有联系（von Wowern和Melsen，1979；von Wowern等，1988；Jacobs等，1996）。然而，最近的一些研究发现骨矿物质密度降低和下颌骨牙槽骨量下降之间的相关性，使牙放射线片能作为检测骨质疏松症的重要手段（Amam和Rustom，2014）。这已经由双能X线吸收测量法（DEXA）颌骨测定得到证实，其显示下颌骨骨矿物质密度下降和典型扫描部位（例如桡骨近端和腰椎）之间的高度相关性（Horner等，1996）。一些学者注意到低密度（IV类）骨的种植失败。他们考虑这是否可能与骨质疏松症相关，但并没有发现显著的相关性（Alsaadi等，2008）。即使在高度骨质疏松个体的下颌骨中种植体骨结合是可以成功的（Fujimoto等，1996；Eder和Watzek，1999；Degidi和Piattelli，2003；Friberg等，2001）。

然而，已有文献报道称与非骨质疏松患者相比，种植体功能性负荷5年后，骨质疏松患者的种植体周边缘骨丧失程度更大（von Wowern和Gotfredsen，2001）。在萎缩的下颌骨患者进行种植手术时，考虑下颌骨骨折的风险当然很重要（Mason等，1990）。

药物相关性颌骨坏死风险。药物相关性颌骨坏死无疑是牙槽手术的一个重大并发症，难以控制并具有相当的发病率。临床研究表明，药物相关性颌骨坏死可能自发地出现在抗骨吸收的药物治疗的患者，作为细菌性感染的结果呈现出炎症或感染的症状（Hoff等，2008）。动物研究表明，这可能是药物相关性颌骨坏死发病机制中的可能因素之一（Aghaloo等，2011；Aguirre等，2012；Kang等，2013）。

因此，虽然服用这些药物患者在进行拔牙和骨手术时会有骨坏死的小风险，但忽视牙周或种植体周感染也可能带来相同或更大的风险。附着于暴露骨面的复合生物膜在药物相关性颌骨坏死治疗中的作用是一个深层次的课题（Sedghizadeh等，2008和2009）。因此，当为这些患者进行牙槽手术时应考虑风险降低的策略。

尽管药物相关性颌骨坏死的风险低（Raj等，2014），所以一些权威质疑在口服双膦酸盐之前进行的牙科评估和牙科治疗的意义，但文献报道静脉注射双膦酸盐或抗血管生成药物的患者在用药前应进行牙齿评估和治疗（Ripamonti等，2009；Dimopoulos等，2009；Vandone等，2012）。

目前的证据显示，口服双膦酸盐或地诺单抗用于治疗骨质疏松症的患者在进行牙槽手术之后的药物相关性颌骨坏死的风险很小，在0.45%左右（Kunchur等，2009）。然而，对于这一观点有相当大的变化。最近的病例对照研究报道，在口服双膦酸盐的患者中拔牙后延迟愈合的发生率可能增加（比值比13.1；95%CI：4.4～39.3；$P<0.001$），这可能会进展为骨坏死（Borromeo等，2014）。

关于种植体植入之后或在牙周手术或根管手术之后药物相关性颌骨坏死风险的数据有限。专家忠告，翻瓣和骨切割的药物相关性颌骨坏死的风险与拔牙相近（Ruggiero等，2014）。口服双膦酸盐长达3年之久的骨质疏松症患者，种植体植入药物相关性颌骨坏死的风险很小（Jeffcoat，2006；Grant等，2008；Madrid和Sanz，2009a）。

然而，如上所述，并发症患者或静脉注射抗骨吸收治疗的患者中存在很大的骨坏死风险。尽管有关进行静脉注射双膦酸盐治疗的患者种植数据很少，考虑到风险，大多数学者认为禁忌种植体植入（Dello Russo等，2007；Bornstein等，2009）。相关合并因素可能包括同时服用糖皮质激素、糖尿病或癌症患者的贫血（血红蛋白<10g/dL）（Tsao等，2013；Saad等，2012）。减少组织氧合作用的吸烟也被认为是相关因素。

因此，随着关于风险的警告不断增加，将社会问题、多种用药和多种疾病作为个体的"警示灯"是重要的。

静脉注射双膦酸盐的癌症患者中拔牙后药物相关性颌骨坏死的发生率较高，一项前瞻性研究显示其为2.8%（Mozzati等，2012）。总的来说，据估计在静脉注射双膦酸盐的癌症患者中，拔牙后高达61%的患者发生了药物相关性颌骨坏死（Vahtsevanos等，2009）。

静脉注射双膦酸盐治疗的癌症患者中义齿也与药物相关性颌骨坏死相关（Vahtsevanos等，2009；Kyrgidis等，2008）。

休药期。目前，尚不清楚牙槽手术前停用抗骨吸收口服药物是否有益。对于停药一段时间的患者考虑其医疗风险是非常重要的。据报道，没有证据支持骨质疏松症患者在牙槽外科之前停用口服双膦酸盐治疗（FDA，2011）。最近的一次共识会议得出结论，"休药期"可能对长期应用抗骨吸收药物的高危患者或有合并因素如吸烟、糖尿病、类固醇治疗或类风湿关节炎的患者有益（Khan等，2015）。

就牙种植手术而言，癌症患者停用与其他治疗联合应用的抗骨吸收药物并不太可能成为一个相关联的问题。因为不太可能为肿瘤患者进行种植手术。这些患者可能需要拔牙，但选择性侵入性牙科治疗应该只能被看作是患者护理专家的多学科治疗方案的一部分。鉴于不断增长的老年人口，其中许多人可能已经在早期做过种植（在需要使用抗骨吸收药物的疾病发展之前），可以想象在将来我们面临伴随种植体周感染导致的药物相关性颌骨坏死患者的治疗问题。可能面临将种植体取出但带来严重并发症的重大风险的挑战，这种情况可能使临床医师很难决定患者的最佳治疗时期。

定期更新指南会详细列举可用的方法，治疗策略的分期、预防措施和药物相关性颌骨坏死患者的管理办法。种植医师应该确保他们关注当前的指南，因为随着新知识的发展，在相对较短的时间内往往会发生重大变化（Ruggiero等，2014）。

佩吉特病（变形性骨炎）。继骨质疏松症之后，佩吉特病是老年患者中第二常见的骨病，80岁以上的患者中发生率为10%。其特征在于骨改建过程中的失衡：当破骨细胞吸收增加时，新骨形成增加更多。然而，新形成的骨是具有小梁骨间隙扩大的高度血管化编织骨，意味着其较脆弱并且更易于骨折。此疾病似乎有遗传和环境因素，在欧洲、北美和澳大利亚的高加索人群中更普遍，其包括颅骨在内的中轴骨是最常见的受累部位。

大多数佩吉特病患者并无症状。然而，随着疾病的进一步发展常见骨痛，血管分布增加可能导致表面红斑。颅骨佩吉特病可能由于压缩形变导致颅神经损伤、咬合不良、视觉变化、眩晕和耳鸣。抗吸收药物例如双膦酸盐是首选治疗方案，并且患者可能对维生素D和降钙素的敏感性比较高。可能会发生肉瘤样变，尽管在颌骨发生罕见，但也可能需要放射治疗。

对于佩吉特病患者的种植体植入没有广泛记载。上面的注意事项是针对抗吸收药物的。然而，关于静脉注射双膦酸盐的患者的种植指南通常来自癌症的共病研究。佩吉特病常常通过静脉内单次注射唑来膦酸来治疗，并且据报道通过这种方式的一次剂量可等同于口服双膦酸盐5年的浓度累积量（Madrid和Sanz，2009a）。低骨密度可能存在困难，但也有在该条件下种植成功的报道（Rasmussen和Hopfensperger，2008；Pirih等，2009；Torres等，2009；Mattheos等，2013）。

5.10.3　药理学考量

治疗类风湿关节炎的许多药物对口腔有不良影响，例如苔藓样反应、溃疡和味觉障碍，所有这些不良影响在唾液流减少的老年患者中可能更糟。

非甾体类抗炎药通常用于治疗炎性肌肉骨骼疾病，并常伴有出血增加。为了防止胃出血，可以用质子泵抑制剂如奥美拉唑，但这种药物会在高危人群中增加脆性骨折的发生率（Eom等，2011）。服用其他抗酸药（例如氢氧化铝）的患者可能会面临低磷血症的风险，也是骨软化症的罕见病因。

骨关节炎中的主要治疗药物是对乙酰氨基酚。非甾体类抗炎药会有引起上消化道出血的风险，特别是在患有例如慢性阻塞性肺病、心脏病或糖尿病的多病症患者中。慢性肾脏疾病患者需要减少对乙酰氨基酚的使用剂量。

皮质类固醇疗法也用于治疗类风湿关节炎和肌肉骨骼炎症，并且可能与口腔念珠菌病有关。

继发性骨质疏松症也可能是使用糖皮质激素治疗而引发的副作用。已认识到皮质类固醇治疗是骨质疏松症的主要风险因素（NICE CKS，2014），皮质类固醇会减少肠钙吸收并增加肾脏钙排泄；代偿性甲状旁腺素（PTH）分泌增加并且骨对甲状旁腺素循环的反应增强，导致骨量减少。皮质类固醇与药物相关性颌骨坏死的风险增加相关（Saad等，2012；Tsao等，2013）。然而，最近的研究表明多种用药方案包括用抗骨吸收药物如双膦酸盐、钙和维生素D补品，可能会在2年的时间里降低类固醇类药物诱导的骨质疏松症的发生率（Jacobs等，2015）。

尽管证据质量不高，来自观察性研究和不良反应事件报告的数据表明，长期使用抗惊厥药物如卡马西平、苯妥英和丙戊酸钠可能会导致骨矿物质密度降低。因此，服用这些药物的患者也可以使用维生素D（Lee等，2010）。

糖尿病和骨质疏松症相关的骨折是老年患者死亡的两个最重要原因。有临床证据表明，在1型糖尿病中骨密度降低，在2型糖尿病中骨密度增加，即使2型糖尿病患者似乎具有更高的骨折风险（Montagnani等，2011）。此外，噻唑烷二酮类（TZD）如罗格列酮和吡格列酮似乎会引起骨质流失，并且该药物已列为已知的引起继发性骨质疏松的药物列表中（Lecka-Czernik，2010）。

甲状腺激素影响骨代谢率。甲状腺功能亢进可导致正常的成骨细胞功能不能代偿过度的骨吸收并且可导致骨质疏松症，尤其是在绝经后的妇女中。已证明该药物会导致脆性骨折。虽然甲状腺功能减退与骨质疏松症无关，但是甲状腺素的过度替代治疗可导致促甲状腺激素分泌减少，并且与骨质疏松症有关。亚临床症状的甲状腺功能障碍对骨矿物质密度没有影响（Grant等，1993），但有证据表明，70岁以上服用高剂量左甲状腺素的患者髋部骨折发生率会增加（Ko等，2014）。

长期肝素诱导的骨质疏松症患者中，高达30%的患者表现出亚临床症状的骨密度降低和2%~3%的患者会发生脆性骨折（Muir等，1996），其中最常见的是椎骨骨折（Handschin等，2005）。

未分解肝素滞留在骨中，因此骨密度的降低可能是不可逆的（Rajgopal等，2008）。

不再认为艾滋病毒感染是一种缩短生命的疾病。现在抗反转录病毒治疗可以为患者提供正常的预期寿命，这意味着这些患者有可能达到高龄。然而，艾滋病患者更可能遭受疾病相关的骨矿物质的流失，抗反转录病毒治疗可能导致骨密度降低（McComsey等，2011）。

吸烟是骨质疏松症的一个确定的风险因素。其对骨代谢和骨愈合的许多方面的累积效应在长期吸烟史的老年个体中有很大影响（Yoon等，2012；Abate等，2013）。烟草作为药物相关性颌骨坏死的风险因素是有争议的，一些学者发现只有当吸烟草接近统计学意义时才能作为癌症患者中颌骨坏死的风险因素（Kyrgidis等，2008）。其他研究没有发现吸烟草与颌骨坏死之间有关联（Vahtsevanos等，2009；Tsao等，2013）。

鼻内降钙素用于治疗骨质减少/骨质疏松症，并用于缓解骨质疏松骨折后短期疼痛，因为它产生内啡肽效应。已报道的副作用包括口咽灼痛或刺痛感和颌骨疼痛。

5.11　神经系统

5.11.1　增龄性变化

人的一生中脑神经元组织逐渐丧失。虽然数量和位置不同，但丧失的主要是灰质而不是白质（Lim等，1992）。短期记忆丧失和学习新事物能力下降发生的相对较早，大约从70岁开始语言能力下降。不存在神经疾病的情况下，智力能力通常直到80岁才开始下降。所导致的健忘、推理能力下降和神经可塑性（适应性）衰退通常被称为"认知能力下降"，并且可能进展为抑郁症、痴呆或阿尔茨海默病，由于医学、社会和环境等因素，很多个体在下降程度和下降速度上有差异。

这些风险因素包括慢性炎症、胰岛素抵抗、内皮功能障碍和来自自由基的氧化应激。激素水平下降影响雄激素、甲状腺激素、脱氢表雄酮（DHEA）和其他神经激素也相关联。

流向大脑的血流量随着年龄增加会下降约20%，但在患有脑血管疾病的动脉粥样硬化患者中这个值可能更大，这种情况在吸烟者、糖尿病患者或具有高血压或高胆固醇血症的患者中更常见。大量队列研究表明，心血管疾病患者认知障碍风险和痴呆风险增加之间的关系，可能是脑灌注不足或栓塞性脑卒中的结果（Abete等，2014）。

由于髓磷脂的降解和突触传递的减少，衰老带来神经功能受损，从而导致神经运动功能受损和反应时间增加。外周感觉神经细胞的广泛减少意味着感觉障碍也是衰老的正常部分（Hubbard和Squier，1989）。

老年人中，由于嗅觉神经元的数量减少嗅觉会明显下降。一生中上呼吸道感染的发生率和其他因素如过敏性鼻炎也会引起嗅觉下降；因此，味觉也会改变，戴总义齿、口腔干燥症或药物治疗会使情况更糟。所有这些因素都会对老年人的营养状况产生负面影响（Winkler等，1999）。

听觉和视觉损伤更多是因为眼睛和耳朵发生增龄性变化的结果，而不是神经通路的变化。由于液体损失，眼睛的晶状体随年龄增加变得不太柔韧，导致视力下降，使得它更难以聚焦（特别是在近物体上）。瞳孔尺寸也减小，并且瞳孔光反射可能较慢。向上凝视会受限，并且向下凝视的范围也会变小。当追踪对象时，眼睛的运动可能会不稳定。黄斑变性可导致对更精细的任务（例如口腔卫生程序或精确的义齿放置）所需的中心视力显著降低，尽管可维持足够的边缘视觉来行走、坐立等。

视力受损是老年人的重大障碍，老年人可能因此不能检测和识别早期口腔疾病。正常口腔卫生维护、义齿的摘戴和替换，甚至治疗需要的感知能力都会受到影响。由于活动能力、就诊困难、恐惧以及成本可能使患者难以获得牙齿护理。据报道，虽然80%以上的盲人患者表示他们在刷牙方面不需要帮助，但21%的人已有牙痛或义齿问题，32%的人有义齿相关的病变（Schembri和Fiske，2001）。

老年人的脑神经评估是困难的，其原因是年龄相关的非神经变化例如糖尿病，这也影响周围神经。面部疼痛可能会影响高达50%的老年人口（Madland等，2001）。

吞咽困难在老年人中很普遍，并且可能是其他疾病的风险因素（Charlson等，1987）。对80岁以上健康患者的研究发现，衰老会影响吞咽反应（Nagaya和Sumi，2002）。它可能被某些神经性疾病例如脑卒中或痴呆（Logemann，1998）进一步影响，或者其可能是药物诱导的（例如神经安定药物）或药物的副作用造成的。如前所述，这表明老年人有吸入性肺炎的风险（Cabre等，2010；Almirall等，2013）。

脑卒中。"脑卒中"（脑血管意外，CVA）可能是由于栓塞、血栓或出血（蛛网膜下腔或大脑）所导致。蛛网膜下腔出血更常见于年轻的患者。

高血压和动脉粥样硬化在老年人群中频发，是脑血栓等脑血管意外的常见原因。栓塞性脑血管意外可源于心肌梗死后在受损心脏壁上形成栓塞或在心房颤动中心脏瓣膜上形成栓塞。临床医师应该意识到症状和体征，因为这种情况需要紧急医疗护理，15%的脑血管意外患者在前3个月内死亡。

脑卒中并发症包括单侧运动受限，如果左半球受到影响，那么会出现说话困难。口腔并发症包括感觉缺陷和运动障碍，可能丧失呕吐反射、咀嚼和吞咽功能障碍、义齿耐受性下降并且不能进行适当的口腔卫生维护（Ostuni，1994）。

短暂性脑缺血发作（TIA）是已知的脑卒中前兆，并且通常是颈动脉狭窄的结果。短暂性脑缺血发作将表现为短暂的并且局限的神经系统障碍，通常的发作形式是"断片儿"。神经功能障碍通常均会在几小时或几天内恢复。

帕金森病。帕金森病是由于黑质中色素细胞的变性导致多巴胺缺乏引起的，并且可能是增龄性改变或由外伤或脑血管意外引起的脑损伤的结果，但它不仅仅是老年疾病。其特征在于肌肉僵硬、

手臂和手震颤、步伐失调（如步伐错乱或步态僵硬）、运动迟缓（较慢运动）和静坐不动（烦躁不安）。它也可能导致涎流症（Chou等，2007）以及由于自主神经功能受损而引起的低血压。在高达80%的帕金森病患者中可能出现吞咽困难，他们也可能经历其他胃肠道问题，例如反流、恶心和厌食（Edwards等，1991）。

痴呆。发生精神疾病的可能性随着年龄增加而增加（Berr等，2005），在英国痴呆影响约65岁以上年龄组中约7.1%的人，80岁以上年龄组中约20%的人，95岁以上年龄组中约32.5%的人。痴呆的主要原因是阿尔茨海默病，其中血管和其他形式的痴呆，如与帕金森病相关的痴呆不太普遍（阿尔茨海默病协会，2014）。

痴呆不是衰老的正常部分，并且可由脑血管疾病或病变如阿尔茨海默病引起。

阿尔茨海默病伴随记忆力丧失，阿尔茨海默病最初表现为时间和空间定位障碍。随着疾病的进展，患者发展为间歇性语言和言语的问题，失能症（协调能力）；日常生活活动的能力，包括口腔卫生下降。在最后阶段，患者变得迷茫、冷漠并卧床不起。

以上这些过程，慢性疾病如糖尿病、急性疾病、感染或脱水产生的行为改变都可引起老年患者的意识。很难区分引起这些意识的原因；例如老年痴呆的患者可能由于该病症或由于年迈而引起意识模糊。然而，它可能是由一种未知的感染而引起的，并且如果长时间不治疗，少数患者可能快速发展成败血症。

抑郁症在老年人中非常普遍，病因不同，诸如丧偶、帕金森病、脑卒中、慢性疼痛，以及衰老和疾病带来生活模式的变化。

5.11.2 治疗考量

食物和液体摄入的减少导致神经功能进一步恶化，通常维持口腔舒适与咀嚼食物的能力是护理神经障碍和老年患者的主要目标。患有帕金森病以及脑卒中后遗症和痴呆症的患者在维护本来舒适的旧义齿都有很大的困难，更难以适应新的义齿。增龄性神经可塑性的逐渐下降使本来健康的老年患者适应新义齿方面会产生问题，即使那些技术上完美的义齿也是如此。

许多神经疾病患者不会有任何形式的认知障碍，可以通过种植义齿修复、改善口腔舒适度和咀嚼功能极大地帮助他们。然而，就治疗和种植修复体持续维护方面来讲不可避免地做一些特殊考虑，特别是关于患者病情将来逐渐恶化。治疗规划和决策制订不仅要涉及患者，而且还要涉及家庭成员或看护者。这需要牙科专业人员和老年精神科小组之间的密切合作才能取得成功的结果（Welsh等，2000）。

视力障碍、失聪、认知衰退、意识模糊以及终身医疗问题的复杂性使与老年患者交流和理解更具挑战性。谈话中看起来意识模糊或精神障碍的患者实际上可能是脑卒中造成了失聪或语言困难。痴呆患者或许能够通过循序渐进的长期实践来维持足够的社交功能，给出某些会话问题的合理答案并且显得并没有受影响。当与患者交谈时真诚地坐在他们面前，慢慢地、清楚地讲话很重要。在关于社会心理方面挑战章节将进一步地讨论。

重要的是要认识到患有帕金森病的患者可能没有任何形式的认知衰退，并且是功能完全正常的个体。这一点经常会被忘记，因为这种疾病的特征是面无表情。疾病的特征是做一般事情时变慢，并且可能变得沮丧。种植牙可以在咀嚼和消化能力方面提供重大帮助（Heckmann等，2000）。然而，提供治疗时医师的耐心和同情心是必要的，因为情绪压力会使症状加重。帕金森病患者经常患有流涎（过量唾液产生），这使治疗更加困难。他们也有直立性低血压的风险，在治疗时头部位置或颌面部肌肉的运动障碍可能会引起问题。

有脑血管意外的患者可能吞咽功能下降或出现呕吐反射，这不仅涉及治疗而且还涉及可摘义齿或小部件的安全性。口腔的感觉或运动缺陷可导致食物积聚以及受影响侧的菌斑控制更差。脑卒中后遗症患者经常患有抑郁症（Gupta等，2002），这可能影响其积极性、参与性和依从性，从而对治疗目标产生不利影响。

脑卒中患者的接触和运动可能受损，语音障碍可能会影响到沟通，而失语症可能给人造成意识模糊或记忆丧失的印象。通常建议在脑卒中后的前几个月避免牙科治疗。对这类患者进行抗凝治疗，并且干预这种抗凝方案是不可取的。此外，避免紧张的程序是明智的（Little等，2002），因此预约的时间越短越好。患者由于高血压可能会发生进一步的事件，应监测血压，并且使用最小剂量的含肾上腺素的局部麻醉剂是非常重要的。如果需要复杂的干预措施，应考虑到呼吸抑制的风险，可选择清醒状态下使用镇静剂，并提供适当的医疗建议和监测。呕吐反射、咳嗽和吞咽明显受损的情况下，可能有必要考虑患者住院进行全身麻醉并通过插管进行气管保护。

除了与服用的药物相关的症状之外，阿尔茨海默病或其他痴呆病症没有特殊的口腔表现。然而，这样的患者越来越不能进行自我口腔卫生维护，并且需要特殊的预防措施（Fiske等，2006）。

患有神经退化疾病的患者进行种植治疗可提供益处但也会产生问题（Faggion，2013）。

治疗可能具有挑战性；这些患者偏好熟悉的人和地方，并且容易迷茫和不适。虽然没有种植的绝对禁忌，但要仔细考虑引入复杂治疗特别是外科手术的适当性，使得护理和维护变得更加困难。

这些疾病中的许多临床症状，患者有效使用复杂的口腔卫生辅助工具例如牙线或小的间隙刷不太可能。当规划治疗时，患者（或护理者）能够执行足够的菌斑控制是每个患者治疗方案的基本原则。但对于视力下降、认知衰退、痴呆、与肌少症相关的手部肌肉变弱或者手部灵活性降低的老年患者尤其重要，这可能是由于帕金森病造成的，其可能对种植体周围健康参数产生重大影响。当然，这些问题可能发生于之前已经进行了复杂的种植义齿修复之后，因此需要制订患者和看护者的个性化维护计划，需要在最方便的诊疗环境中进行更加频繁的专业维护。最后，在某些特定的情况下尽早地将修复体修改为更简单的形式，而这种治疗仍然切实可行。

抑郁症本身对牙科治疗是一个挑战，特别是需要多次长时间就诊的复杂治疗。口腔主诉如面部疼痛、感觉迟钝、感觉神秘流体或黏液分泌物以及味觉障碍都被归因于抑郁症以及抗抑郁药物治疗，虽然成功率各不相同。抑郁症患者对于治疗或进展可能不总是那么满意，并且可能很难达到患者的期许。

5.11.3　药理学考量

用于治疗神经系统疾病的许多药物的口服效果已经在消化道部分讨论。口干症和味觉障碍可能由抗帕金森药物、抗抑郁药、镇静剂以及镇定剂引起。

脑卒中患者可能是患有高血压或可能正在服用抗凝药物。

帕金森病患者经常用左旋多巴治疗，左旋多巴可与牙髓局部麻醉剂中的肾上腺素相互作用并诱导心律失常或心动过速以及高血压。在这些患者中应该使用含有非肾上腺素的局部麻醉剂。

大环内酯类抗生素可与溴隐亭相互作用，后者也用于治疗帕金森病。

三环抗抑郁药（TCA）如阿米替林、丙咪嗪和二苯噻庚英（度硫平）会引起口腔干燥。它们还会在老年人中引起严重的低血压，尤其是直立性低血压，其他副作用，如心律失常、神经障碍、中性粒细胞减少和黄疸在老年人中更严重。对乙酰氨基酚可以抑制三环抗抑郁药的代谢。选择性5−羟色胺再摄取抑制剂（SSRI）如舍曲林可用作三环抗抑郁药的替代药物，但仍可有口干的副作用。

用于治疗抑郁症的单胺氧化酶抑制剂（MAOI）现在很少使用，因为它们通常具有许多风险和副作用。

已证明圣约翰草有效治疗轻度抑郁症。然而，如果服用5−羟色胺再摄取抑制剂，会增加老年人血清素综合征的风险。如前所述，这也会干扰华法林和地高辛。

老年人通常需要较少的睡眠却常常患有慢性失眠。巴比妥酸盐可用于治疗老年人的失眠症或焦虑症。地西泮是脂溶性药物并且具有很长的半衰期。在老年患者中，效果可能会增强，但会导致依赖、意识模糊或跌倒以及相关骨折的风险。术前焦虑症控制应使用半衰期较短的替代药物，如咪达唑仑。

5.12 癌症

肺、胃肠道以及泌尿生殖道癌（Hansen，1998）是影响老年人群的最常见的恶性肿瘤。这些癌症没有口腔临床表现，但是可能受到恶性肿瘤化疗和放疗的影响。在发达国家50岁以上人群中，口腔癌是主要发生的一种重要疾病（Koch等，1995）。

文献已报道种植治疗的成功案例，并且其在口腔癌的切除治疗引起的畸形和组合综合征的重建中起到很大作用。然而，种植体的存留率可能受到并发症的重大影响，并且种植体丧失更频繁（Barrowman等，2011；Nelson等，2007；Kovács2000）。如同以往，必须将与患者个体相关的用药、外科手术和心理社会等因素考虑在内，仔细评估和规划综合的治疗方案。

具有骨髓抑制作用的化疗可能引起血小板减少症，并且对凝血和白细胞减少具有影响，导致感染趋势增加，因此需要进行适当的术前评估。放射治疗也可导致口干、味觉减退、味觉障碍、破伤风和放射性骨坏死（Rankin和Jones，1999）。

大约80%的头颈部放射治疗的患者和40%的化疗患者最终会经历口腔黏膜炎（Dodd等，1996）。

5.12.1 放射性骨坏死

口腔癌并不是老年人特有的，可能由于社会因素如吸烟和酒精使用，在一些国家如苏格兰年轻患者的发病率也在增加，但老年人群口腔癌的发病率仍然很高（英国癌症研究中心，2014）。在发达国家，过去的10年中，手术、化疗以及放疗治疗头颈部癌症的存活率略有改善，例如在美国大约从50%上升至57%（口腔癌基金会，2012）。

然而，外科手术可能会影响生活质量，并且放疗也可能对唾液腺、口腔黏膜和颌骨造成不利影响。临床医师不仅要考虑在放射治疗之后的颌骨中进行种植治疗的问题，而且还要考虑放疗可能对放疗之前，甚至是多年前植入的种植体产生的影响。唾液腺组织，特别是腮腺损伤可导致唾液分泌减少和龋齿增加；潜在增加了拔牙的需求，并伴随颌骨坏死的风险。放疗后可能发生牙周附着丧失（Epstein等，1998；Marques和Dib，2004），并且可能由于牙关紧闭、组织酸痛和活动缺乏而难以进行有效的口腔卫生维护。上述这些都可能增加牙齿丧失的风险。口腔黏膜损伤合并唾液过少会导致患者戴用可摘局部义齿的极大困难。

头部和颈部肿瘤的放疗通常是60～70Gy的剂量以4～6周为一个周期，使用5日剂量后停用2日。放疗会对骨骼的微血管系统造成损伤，从而使组织氧合作用和营养降低，并且使细胞修复能力产生缺陷。这可导致特定的病理生理学过程的骨坏死（ORN）的发生（Harrison等，2003）。放射线诱导的组织损伤会导致口腔软组织对创伤例如摘戴义齿非常敏感。骨坏死的情况通常是，组织的非愈合性溃疡暴露区域的坏死骨发生二次感染与药物相关性颌骨坏死相类似。头部和颈部放射治疗的患者中3%～35%的人会发生放射性颌骨骨坏死（Marx和Johnson，1987）。

放射性骨坏死的风险随着辐射剂量和时间的增加而增加，结果放疗后的组织氧合作用进一步恶化。因此，放射治疗多年后。在拔牙、牙周病或义齿压迫区可能会出现骨坏死；该症状也可能自发地出现（David等，2001；Meraw和Reeve，1998；Marx等，1987）。

骨坏死受到肿瘤部位和照射区域以及其他社会因素如化疗、吸烟和酒精摄入的影响。与上颌骨相比，下颌骨血管供应减少，随之闭塞性动脉内膜炎增加，因此下颌骨似乎更容易受到放射性颌骨骨坏死的影响。因此，在照射区域进行种植体植入存在因放射性骨坏死引起创口愈合不良的风险。

有证据表明，放疗可对种植体的成功愈合造成重大影响（Linsen等，2012），并且放疗对骨质量和种植体失败的长期影响可能是不利的（Alsaadi等，2008）。一项回顾性研究发现，放疗后的骨中的种植体失败率大约是未放疗骨中的2倍（Granström，2005）。种植体植入在放疗后骨中，失败率也逐年增加（Jisander等，1997），这反映了放疗后放射性颌骨坏死的发生率随时间增加，其可能是由于以上所提到的组织氧合在逐渐衰减。种植手术后放射性骨坏死的发生率与药物相关性颌骨坏死有着相同的并发症发病率，并且还可能被低估了（Granström，2003），尽管一些研究报道放射性骨坏死的发生率并没有随种植体植入而增加（Wagner等，1998）。

现有的文献应该谨慎解释。已经报道了种植体成功率从40%（Ali等，1997）变化到100%（Esser和Wagner，1997），但却经常忽视重大的混杂变量。

正如在口腔内种植体失败因种植位点的骨组织特点而异，用于固位口腔外假体的种植体也是如此（Granström等，1992；Granström和Tjellström，1997）。

过去已宣称高压氧疗法（HBO）通过增加创口中的氧张力帮助治疗和预防放射性骨坏死，并且因此也增加血管生成和成纤维细胞增殖的速率。当采用这种方案时也获得种植治疗的成功（Larsen 1997）。然而，最近的研究质疑了高压氧疗法的临床益处（Keller，1997；Donoff，2006；Esposito和Worthington，2013）。

最近的证据支持了这一观点：与没经历过放疗的患者相比，头颈部放疗与患者的种植失败率增加相关。上颌骨的失败率可能更高，高压氧疗法治疗似乎并没有改善种植体的存留率。对15项试验进行系统评估，其中包括13个病例系列和2个随机对照临床试验，植入10150颗种植体，其中1689颗（14.3%）种植在受放疗的口腔中。种植体的平均留存率范围为46.3%～98%，综合评估表明与未接受放疗的患者相比，种植失败率在统计学显著提高（增加174%），风险比为2.74（95%CI：1.86～4.05；$P < 0.00001$）。在上颌骨位点风险比为5.96（95%CI：2.71～13.12；$P < 0.00001$），脱落风险增至49.6%。对于接受高压氧治疗的患者，有3项研究发现高压氧治疗没有降低种植体失败的风险，风险比为1.28（95%CI：0.19～8.82）。然而，学者指出证据是低水平的，随机对照临床试验也不能被评定为低偏倚风险试验，没有一个观察性研究是高质量的。此外，这些论文中还包括许多检查种植体表面机械加工的论文。因此，学者无法确定高压氧治疗是否对种植体的存留带来有意义的影响（Chambrone等，2013）。

种植体成功骨结合依赖于多种因素，诸如放射剂量、并发症和相关的多种用药、吸烟、种植位点以及相对于放疗的手术时机。因存在以上这些异质因素和所使用的义齿类型，评估在放疗之前和之后的种植体相对失败率的研究报告很困难。在放疗之前和之后植入的种植体失败率似乎相似，尽管上颌的结果比下颌更为不利（Colella等，2007）。

已认识到缺乏可靠的证据，一些权威建议在头颈部放疗后需等待至少12个月再考虑植入种植体（Claudy等，2015）。通过比较放疗之前已经成功整合了一段时间的种植体与放疗的骨中植入种植体，其他学者检查了种植体失败的差异。他们得出结论，与种植植入位点相关，但与植入时机似乎没有显著差异。对放疗之前植入种植体，在治疗4个月至19年的最终效果（存留率为99.2%）与放疗之后植入种植体（存留率为88.9%）似乎相似。显示出上颌位点比下颌位点或植骨的成功率更低（分别为78.9%、93.3%和87.5%）。在植骨位点，血管化的游离移植区域种植体存留（89.3%）似乎比非血管化移植区域（81.7%）更好。高压氧治疗似乎对整体种植体存留没有影响。差异均无统计学意义（Nooh，2013）。

在高于45~55Gy的剂量下，总放射剂量和种植体失败率之间似乎存在相关性（Harrison等，2003；Colella等，2007；Nooh，2013），当剂量高于66Gy时，颌骨坏死的风险增加（Harrison等，2003）。

可以看出，手术后放射性骨坏死以及种植体骨结合的所见并不确定。种植体的长期存留率也可能受到放射治疗的副作用的影响，例如唾液流量减少和菌斑聚积增加。然而，在颌骨切除手术后，种植牙可以显著提高生活质量，因为种植体可以用来固定口内和口外假体。由于解剖变化，黏膜变弱或唾液流量减少，常规的组织支持式口内修复体通常不能提供足够的功能（Weischer和Mohr，1999）。

主要由手术切除引起的畸形加上言语、功能和舒适性的缺陷都会对生活质量产生不利影响，并且可能对精神和身体健康产生影响。尽管种植体存留率较低，但是种植可能是已经接受放射治疗的口腔癌患者康复的适当选择（Mancha de la Plata等，2012）。

在头颈部接受放疗的患者考量种植时应谨慎，并寻求适当的专家建议。虽然目前没有达成共识，一些学者已经推荐了清晰的方案（Granström，2003）：

- 种植手术最好在放射治疗前21天进行。
- 如果要骨坏死的风险最低，总放射剂量应小于66Gy，或者<50Gy以降低骨结合失败的风险，并避开种植位点。
- 如果放射剂量>50Gy，应给予高压氧。
- 放疗期间不应进行种植手术。
- 存在放射性黏膜炎的情况下，不应进行种植手术。
- 放疗后9个月进行种植治疗。
- 采用种植体支持式义齿，不应与黏膜有任何接触。
- 避免即刻负荷。
- 确保严格的无菌操作。
- 考虑抗菌预防。

较新的放疗技术可以减少不必要的旁侧组织损伤的机会。调强放疗（IMRT）是一种计算机控制的RT模式，不同强度的快速放射束具有更精确的瞄准。这可以提供更好地保存腮腺组织和防止唾液过少，从而减少"放射龋"的发生率。就拔牙后的放射性颌骨坏死发生而言，正在研究不同的时间表，似乎既存在不同的风险，也存在益处（Nabil和Samman，2011）。

5.13　结论

医疗条件改善和寿命更长意味着老年患者可以更长久地享受更好的健康。

本章的目的是强调增龄对老年患者种植治疗方案的影响。可以看出，人们以不同的速度"增龄"。在许多情况下将上述多种健康变量结合患者的不同需求和期望使得制订治疗计划非常困难。

事实上，患者的需求可能随着老龄化或健康而改变。"理想主义"治疗计划可能对于老年患者而言并不是理想的治疗计划，特别是那些正在或很可能变得更虚弱的患者。此外，那些在当初治疗时看起来理想的治疗计划很可能在治疗多年后在处理并发症时出现相当大的困难，因为该患者年龄增加了并且出现了多种疾病或身体变得虚弱。

对大多数疾病而言，是系统性疾病的控制程度，而不是疾病本身，这是和种植治疗及种植体的成功或存留最相关的因素（Seymour和Vaz，1989；Diz等，2013）。然而，种植治疗是选择性的、非必需的侵入性手术，对患有进行性和难以控制的疾病过程的患者进行手术有更多的并发症风险。对于老年患者，安全和危险之间的界限会受到个体、多种病率、多种用药以及虚弱等综合影响。

在进行复杂和紧张的手术之前，需要进行仔细的风险-收益评估。对疾病控制良好的老年患者，其考虑因素可能与年轻患者没有太大差异。但对于健康问题较大的老年个体，考虑上述大量的附加因素，在制订医师和患者都能接受的治疗计划上可能要求双方都要做出重大妥协。可能需要简化治疗，以确保患者年龄增加或更虚弱后治疗方案仍然是最适合的。

因我们有最终的护理义务，所以我们确保不是采用技术为重点治疗我们的患者。我们所能做的一切都有优缺点。为确保一个以患者为主导的护理方案，没有什么比对我们的老年患者的现在和将来医疗状况的恰当考虑更重要的了，其中唯一确定的是患者会逐渐衰弱。我们的任务是提供一副好义齿确保生活质量、保持自尊，并促进适当的营养，而不是无意中增加可能对我们患者的日常产生不利影响的问题。

我们没有"水晶球"，希望并不是战略。综合评估老年种植患者的当下和未来需求，仔细、精心地制订方案（不仅是治疗，而且还包括提供治疗的方式），对于一个成功的结果是非常重要的。只有这样，我们才能确保种植治疗在功能、美观及生活质量上提供的益处超过治疗的潜在风险。

6 老年人可摘义齿的特点

F. Müller

可预期方案

通常老年人的义齿设计与年轻人没有区别（Müller，2010a）。当然，制作可摘义齿的一般性原则和指南同样适用于老年人和老年患者。

但是，我们还应该考虑到患者的一般健康状况和任何机体或认知障碍。同样重要的是患者进行必要的口腔卫生自我维护和管理可摘义齿的能力。然而，看护者几乎未接受任何如何维护所谓的"高科技"义齿培训，甚至针对下颌两颗种植体支持式覆盖义齿也是如此。

最近收到一位使用种植体支持式覆盖义齿的脑卒中住院的患者女儿强调这种情况的证词：

> "……我已经询问过我的父亲为什么体重减轻得这么多，医师给我的解释是归咎于低卡路里的饮食和缺乏对食物的兴趣。但是这样还不是最坏，因为它会促进他的活动能力。但是接下来Gertrud告诉我他总感觉他的新义齿不能很好地就位，我也能想象到他不能很好地咀嚼。在新病房里只有一位看护者知道怎么清洁"高科技"总义齿。Anna多次要求这位看护者培训一下其他人，但是没起到什么作用……"

即使对于健康和活跃的长者，可预期方案也是很重要的。虽然任何人在任何一天都会发生意外或脑卒中，但和50岁的患者相比，80岁以上的患者，在未来的15年里可能不能自理具有更高的可能性。当然80岁甚至95岁条件允许的患者能够戴用种植体支持式固定修复体，但是当患者不能自理且需要简化一些程序时，允许一个"后退"的策略。种植体支持式固定桥修复体应该是螺丝固位，并且在生命的后期阶段允许更换为可摘义齿。种植体植入的位点应该是它们可以从种植体支持式固定修复体更换成种植体支持式覆盖义齿。

种植体的选择同样重要。首选有覆盖义齿基台选项的分体式种植系统，因为更容易获取这些基台和更改修复方式。

总之，老年人义齿应该具有下列特点：

- 容易摘戴。
- 容易清洁。
- 低牙尖斜度、正中𬌗时有广泛的自由度。
- 表面高度抛光，减少太多细节以避免形成凹陷和菌斑黏附。
- 适龄的牙冠外观。
- 高固位力，但患者仍能自行摘戴和维护。

表1列举了可能的适龄特点。医师可应用这个表格采纳那些他们认为适合某个特定的患者。

增龄和功能退化是个性化的并且患者之间也不同，重要的是要注意这个列表并不等同地和绝对地适用于所有的老年患者。没有一个特定的年龄来界定"老年患者"和其将需要可摘义齿！

表1 老年人局部或全口可摘义齿的适龄性特点

义齿设计	简单和灵活，允许将来其他牙脱落或者患者出现日常生活活动依赖情况下进行修改
义齿稳定性	稳固，能应对不当处理并且不需要立刻修理
义齿基托材料	聚甲基丙烯酸甲酯（PMMA）易修理，可增加假牙或者其他，还可重衬
固定组件	最可靠的材料和部件，以减少材料的折断和晚年的磨损
义齿表面	易于清洁，避免生物膜和食物残渣黏附光滑表面（无须表面细节，无乳头凹陷）
腭板	表面抛光，没有言语或味觉的问题
义齿的管理和固位	如果手的灵活性降低，"摘戴辅助器"可帮助患者摘下义齿 固位力只是强到患者能自行摘戴义齿 随着患者的功能性衰退，固位力应该逐步"减弱"
殆平面	应该位于舌平面或之下。至于切牙的长度，记住上唇长度会随着年龄变长，切牙的边缘不应该长于上唇 垂直距离丧失的咬合破坏必须在一个连续的殆面上校正
垂直距离	垂直距离越低，下颌运动的协调性和可控性越小
咬合	"正中自由"的概念可容忍增加的颞下颌关节自由度和较差的运动协调性。局部义齿为尖牙引导或组牙功能殆，总义齿或种植体支持式覆盖义齿为平衡殆，解剖条件较差时，应用正中支点法确定正中关系
义齿排牙	牙尖斜度≤20°，首选丙烯酸牙
基牙	"比基尼设计"：尽可能小的牙齿结构覆盖以便唾液对牙釉质的冲刷 严重附着丧失的基牙，应该做根管治疗和减冠以获得更有利的冠根比 可能的情况下，将良好根充牙根作为覆盖义齿的基牙（磨牙除外）
义齿动力学和咬合负荷	下颌义齿比上颌义齿应该更"结实"和稳固 努力保留具有战略重要性的牙齿，特别是下颌尖牙 咬合的力量尽可能传导到义齿的基托而不是基牙上，基牙的寿命尽可能延长 使用应力中断的卡环设计保护基牙
外观	适龄的外观，磨损的切缘，以及3或以上色系
标签	在养老机构，患者的义齿（和义齿配套的装置）上用名字做个人标记
舒适	即使在夜间不佩戴义齿时也要确保口腔的舒适（例如附件体没有锋利边缘）

义齿设计

任何可摘义齿例如可摘局部义齿、种植覆盖义齿或总义齿，都应该设计得尽可能简单和合适。尽管牙齿脱落不是生理衰老的一部分，但随着功能的衰减、免疫力降低和牙齿脱落，在统计学上口腔卫生恶化可能还是很高的。这总伴随着生命从第三到第四阶段的转变，日常生活中正常活动依赖性变得更加明显。由于这个原因，能够适应现有的义齿以适应受损的功能，而不是提供一个新义齿。神经可塑性可能已经减少，患者不应该忍受长期多次的就诊。对患者来说通过一个顺畅的无创伤的过程使患者适应一副新的义齿，要避免咬合垂直高度、牙尖交错、牙弓形态和义齿基托形态、唇部支撑、整体外观发生大的改变。

义齿稳定性

可摘义齿修复了缺失牙以及硬组织和软组织的缺损。随着年龄的增长牙槽嵴萎缩，大多数老年患者有着明显的牙槽嵴萎缩和需要一副折断风险小的义齿。可摘局部义齿更应该有一个坚固的设计以抵抗老年人偶尔笨拙地处理义齿，牙科技师常常因制造了精密优质的铸造支架而自豪，尽管这些努力值得钦佩，但是对于活动技能和视力下降的老年患者来说，这并不足够。黏膜触觉的敏感性会随着年龄的增长而降低。老年人对较大的卡环或舌杆不太敏感，通常不介意局部义齿的"坚实"支架。

义齿基托材料

尽管聚甲基丙烯酸甲酯（PMMA）作为义齿基托材料可为修理、重衬和添加提供最大化的灵活性，但铬或者钛为义齿基托的材料可能更加舒适、恢复热和味道的感觉。如果需要，还可以用PMMA材料替换金属基托材料。

虽然与PMMA的过敏反应相比、氯乙烯和醋酸乙烯义齿材料（Luxene；Astron Dental，Lake Zurich，IL，USA）具有优势，但不允许修改，因此对老年患者不利。

固位组件

例如精密附着体或者种植体的组件等元素应该是最好的质量和有确凿的科学证据的设计。生物学并发症仍可能在以后的生活中发生，但尽可能避免机械性失败和磨损。将来组件的更换也很重要，所以种植系统的选择很重要。材料的选择失败可能深刻地影响老年患者和减少他们对义齿与牙医的信心。

义齿表面

尽管在修复牙科学领域做出了巨大努力来复制天然的表面细节如点彩、邻间隙或牙龈沟，但通常超过了老年患者的清洁能力和清洁意愿。因此，老年患者的可摘义齿应充分地抛光，防止菌斑生物膜和食物残渣的黏附。虽然在老年人的天然牙列经常出现因牙间乳头的退缩形成的"黑三角"，但是也不建议在可摘义齿上体现。没有比在中切牙之间残留菠菜叶更糟糕的了。因此，义齿的牙龈乳头应该是更年轻的形态，充满根端到两牙接触点之间的空间，帮助食物滑过而不是被卡住。因存在前牙之间的粉红色丙烯酸暴露的风险，现在制作的义齿大多数具有较长的邻面接触以降低可见义齿基托的程度。抛光义齿的表面不仅有助于避免食物的积留，还提供更大的方便去除菌斑生物膜。在可摘义齿上沉积的菌斑生物膜对吸入性肺炎有相当大的风险，尤其是患有吞咽障碍和健康受损的老年患者（Quagliarello等，2005）。

腭板

大多数腭覆盖义齿的腭板是没有褶皱的抛光表面。这适用于老年患者，因为这样更容易清洁。然而，增加腭皱褶可能有助于改善味觉，因为它有助于将食物推到位于舌背部乳头深处味觉感受器上（图1）。通过无牙殆的腭侧的硅橡胶印模，可容易地制作患者的可摘义齿的个性化腭板，在硅橡胶导模上灌注红蜡，将蜡片从硅橡胶上剥下，并将其添加到义齿的腭部。就患者而言，在义齿上发现熟悉的腭部形态，那是一个什么样的感觉呢？此外，由于义齿腭板的厚度阻挡了"S通道"中足够的气流通过，所以发"S"音变得困难。义齿的腭部添加丙烯酸切牙乳头有助于发音时压低舌尖，并创造发"S"音时气流所占的空间。腭皱褶和切牙乳头可以抛光，所以它们并不会增加菌斑黏附的风险。

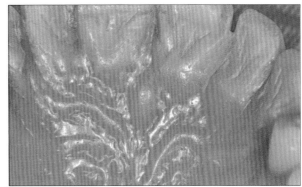

图1　腭皱褶只是用于改善味觉和发音

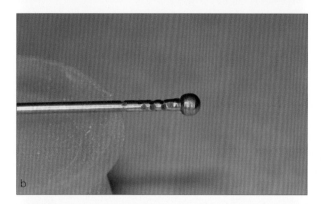

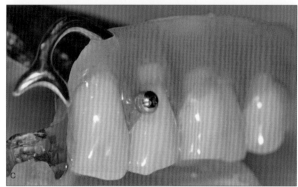

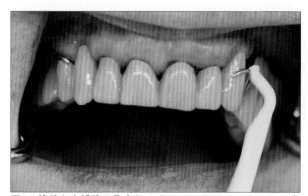

图2a～c　正畸球卡可帮助手灵活性下降的老年患者

义齿的管理和固位

视力下降、触觉敏感性降低、手指灵活性降低使得摘戴局部或种植体支持式覆盖义齿变得困难。此外，老年患者的指甲变得脆弱不适合插入金属卡环下以摘下义齿。一个受欢迎的义齿摘戴辅助器可帮助义齿的管理。在两颗前磨牙之间牙龈乳头组装一个正畸球卡，但也只是一个仅能用一个手指抓持的槽口（图2a～c）。然而这样附加装置会干扰到年轻患者，老年患者因为黏膜的触觉灵敏度的降低感受不是那么明显。特殊的工具像义齿摘戴器可提供那些需要义齿摘戴帮助的患者（图3）。对老年体虚的患者来说，如果义齿的固位力过大会引起相当的恐慌，特别是多年已习惯了义齿的固位力较差的情况下。

> 义齿的固位力不得高于患者自主摘戴所用的力量。手的力量和灵活性越弱，义齿的最大固位力应越低。

通常，老龄患者，必须降低义齿的固位力。这对种植体支持式义齿尤其重要，固位力的大小，可以选择，但不应成为可用基牙的一个特定的特点。当然也有个别例外。

图3　摘戴义齿辅助工具（GeriaDental，Borken，Germany）可帮助指甲薄弱的患者摘掉带卡环的局部义齿

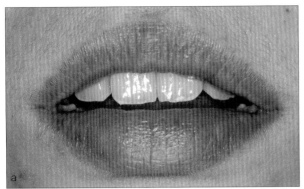 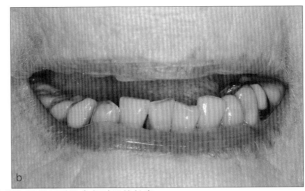

图4a，b　随着年龄增长上唇失去弹性和变长。因此在休息位时上颌切牙排牙时没有超过唇的长度

殆平面

当为一位老年患者的总义齿或者种植体支持式义齿确定殆平面时，重点要记住随着年龄的增长上唇失去弹性和前牙的磨耗（图4a，b）。在水平面中切牙长度不应超过上唇。在矢状面，殆平面依然平行于鼻翼平面（Camper plane）、舌边缘（the equator of the tongue）和双髁线（bipupillary line）。

当仍有天然牙存在，由缺失牙造成的垂直向缺损时重建连续的殆平面是很重要的。老年患者牙齿常常表现为重度磨耗和锁结的咬合关系，留下很小的义齿修复空间，并妨碍建立无干扰的咬合关系。

垂直距离

总义齿或种植体支持式覆盖义齿建殆原则是为患者提供2～3mm息止殆间隙，同样也适用于老年患者。然而运动控制较差的老年患者，我们可能需要选择降低垂直咬合高度和加大息止殆间隙的距离。降低义齿过载和承力区组织的损伤以及压迫点的风险，避免了下颌运动障碍时无意识的上下牙接触发出的不利声音。

咬合

随着年龄增长，颞下颌关节韧带松弛和关节结节萎缩，下颌引导的精度下降。同时，运动协调性减少，因此老年患者的下颌关节闭合轨迹精度比成人低很多。"中央自由度"的概念更加容许下颌运动范围的增加（图5）。

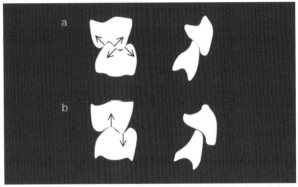

图5　支撑的牙尖三角接触形成的尖窝锁结关系（a）。老年患者的修复体的咬合关系设计应采纳"中央自由度"的概念，以适应老年的颞下颌关节和运动协调的恶化（b）

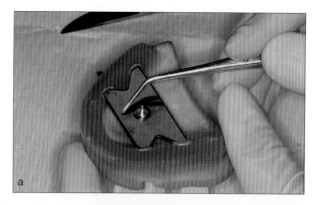

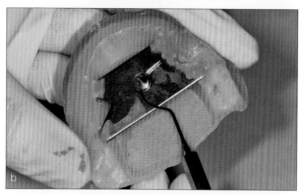

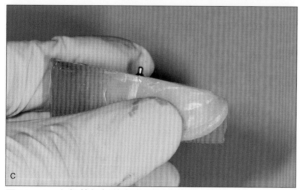

图6a～c　上颌基托板的制备是将指导针加热并融入蜡𬌗托中（a）。针的高度是可调的，因为它是旋入板内的（b）。为便于记录，针应该超过蜡𬌗平面约2mm（c）

年轻患者，牙齿重建位置选择正中关系（CR）。然而，患有帕金森病、下颌运动障碍或严重痴呆的患者，可以采用一个稍微靠前的"舒适"位置没有明显的问题。如果无法确定CR（可能发生在老年患者）或者患者不能"找到"他们的CR位置，单面牙（monoplane teeth）可能是提供一副功能义齿的最后手段。虽然不如解剖式牙咀嚼效率高，但是他们能在下颌"恰巧采纳"的几乎每个咬合位置提供稳定性（Abduo，2013）。

对于动态咬合，种植体支持式覆盖义齿咬合设计采纳平衡𬌗，就如传统的总义齿、种植体支持式或非种植体支持式局部义齿咬合设计为尖牙引导𬌗或组牙功能𬌗。

牙槽嵴顶骨萎缩越多，越难确定正中关系，因为咬合暂基托的位置不牢固地就位。手动引导确定正中关系可能导致牙槽嵴两侧压力不同，并且暂基托可能水平地移位。通过"中央支撑点"的方法使暂基托中心负荷，对义齿的承托组织和髁突都具有一定的"自定中心"的作用。无牙颌的患者解剖情况越复杂，通过使用中央支撑点技术来记录CR位越有利（图6a～j）。如果是种植患者，当然可以用种植体来固位模板。可以应用临时的阴型部件或简洁硅橡胶或组织粘接剂来固定暂基托（图7a～d）。

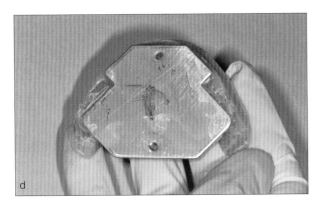

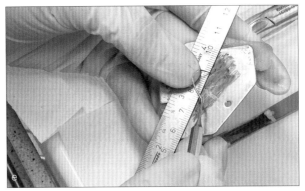

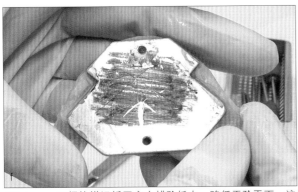

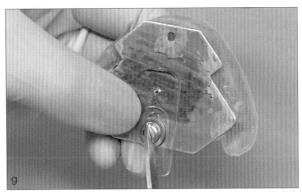

图6d~g　下颌的描记板固定在蜡𬌗托内，略低于𬌗平面，这样可以做侧向运动（d）。患者做下颌运动，哥特式弓描记运动轨迹。哥特式弓的顶端会有交叉（e），并重复该过程（f）。CR位确定了，树脂盘将固定在上部描记针的位置确定下来（g）

图6h~j　患者戴着哥特式弓顶端的描记针做闭口动作（h）。使用石膏或者硅橡胶固定上下颌𬌗托，使它们成为一个整体。必须证实，除了描记针和石膏定位器之外，上下𬌗托之间没有任何的接触（i）。最后模型安放于𬌗托内（j）

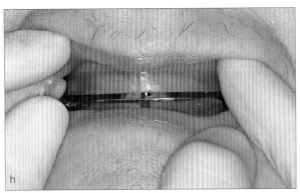

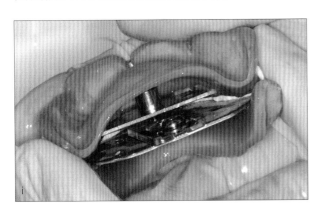

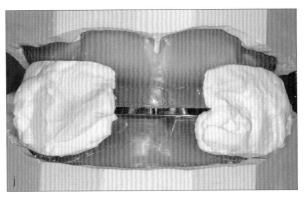

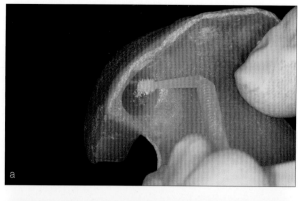
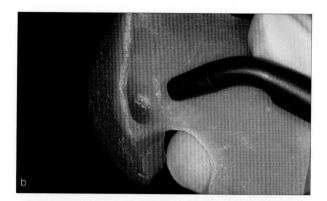
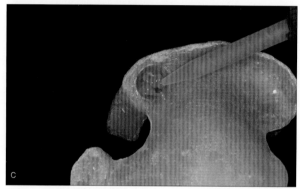
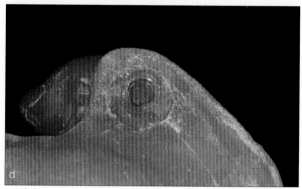

图7a～d　为了增加殆托的固位力,可以在硅橡胶中制作固位体的阴型外壳(Retention Seal;Bredent, Senden, Germany)

义齿排牙

以上提到的颞下颌关节结节的萎缩导致髁突的路径变平。因此,义齿牙尖斜度不应该超过20°。如果下颌运动不太协调时,丙烯酸树脂牙更可取。作为一个额外的优势,丙烯酸树脂的义齿降低了清洗时跌落折断的风险。

基牙

天然基牙是局部义齿固位有价值的资源,要尽最大努力、尽可能长时间地保留这些基牙。"比基尼设计"概念设计的铸造支架(覆盖天然牙齿支架结构尽可能少),确保唾液流畅并防止龋齿形成。

基牙常常存在着大量的附着损失和非常长的临床牙冠,这不利于局部义齿。义齿的终印模的脱位力量非常大。下颌前牙区,义齿的舌杆空间很少。此外,基牙和义齿之间将会有"黑三角",这可能影响美观。在语音区,这些义齿可能影响发音而且有时会有"口水"。最后,高冠根比会产生一个不利于牙齿存留的杠杆力。

根管治疗后降低临床牙冠高度可能会降低对基牙的杠杆力。根管治疗后的牙周健康牙齿可以做覆盖义齿的基牙,提供咬合的支持、提供触觉敏感性和骨组织的生理性刺激。根管应该用树脂充填或具有和不具有固位力的铸造桩封闭,前磨牙、尖牙、前牙通常选作覆盖义齿的基牙。

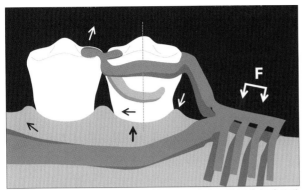

图8 "失效保护"原则是保护基牙，因为卡环的固位部分比𬌗支托更靠近远中游离鞍基。当咬合负荷时，卡环脱离接触保护基牙免受挤压力的影响

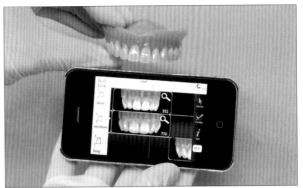

图9 义齿牙的颜色应该是A3或之上，牙齿形态应该根据旧义齿或者患者天然牙齿的形态选择

义齿动力学和咬合负荷

虽然评估每一颗牙齿的预后是治疗计划中的重要工作，但是更重要的是，判断咬合力在整个牙列的总体分布。例如过度磨耗的上颌磨牙可能对适用于下颌游离鞍基施加不利的负荷。

> 通常，下颌义齿应比上颌义齿更坚固。

上颌义齿具有更好的预后，患者耐受性更好。上颌可摘义齿的负荷分布更加有利，因为支撑义齿的基托面积是下颌义齿的1.5倍。患者可能难以理解这一概念，所以经常需要解释为什么在下颌花钱做种植比上颌更明智。战略性规划是牙修复体平衡分布力量之关键，因此应将重点放在具有战略相关性的基牙上，例如下颌尖牙。

年轻患者的局部义齿，咬合负荷最好通过刚性连接如精密附件和套筒冠传递到基牙上。这个理念是保护骨组织免于咬合负荷、提高咀嚼效率和义齿舒适度，并且没有可见的卡环和良好的义齿固位力，由此义齿提供良好的美观性和心理优势。

老年患者的基牙往往很脆弱，难以承担咬合负荷。为了保护基牙，义齿最好采用旋转轴构造设计，义齿远中游离鞍基的咬合负荷应该转移到义齿的承托组织上而不是基牙上。为了进一步地保护，和远中游离端鞍基相连的卡环按照"失效保护"的原则设计，这意味着卡环的固位部分位于更靠近义齿的游离鞍基部位而远离支撑线上的𬌗支托窝的位置（图8）。当义齿游离鞍基负荷时，卡环松开并保护基牙免受压暴力。尽管咀嚼肌萎缩，咬合负荷传递到游离鞍基可能损害义齿承托区下脆弱的黏膜组织。因此，在将转动轴设计的局部义齿彻底转变为使用天然牙/种植体支持式局部义齿时，种植体起重要作用。

外观

如第3章所述，随年龄增加，牙齿外观有显著的增龄变化。一个适龄的牙齿外观可以采用以下一种或几种特征：

- 牙齿颜色是A3或之上（图9）。
- 切缘磨耗。
- 广泛的邻面接触。
- "拥挤"的下颌切牙。
- 下颌牙比上颌牙可见度更大。

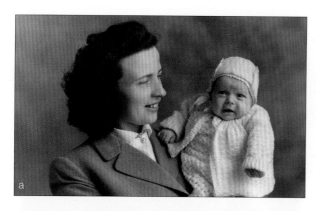
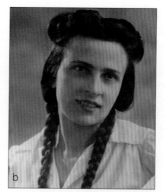
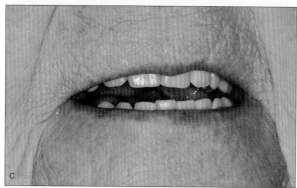
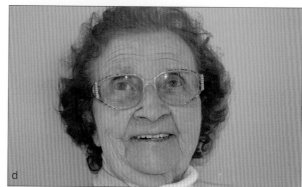

图10a~d 一张能清楚看到牙齿的"老照片"有助于将个人特征体现在总义齿前牙上，也有助于了解患者的生活和背景（a，b）。顺便说一下：脾气暴躁的婴儿成长为一个经常陪母亲看牙的温柔女性（a）。新义齿根据照片设计成适合年龄和个人特征（c），并给患者一个快乐的微笑（d）

　　天然牙列照片或石膏模型对个性牙齿形状和位置来说是最有价值的记录（图10a~d）。如果没有这些记录，旧义齿可以作为参考。只有和患者及身边的人达成共识才可以进行显著改变。可根据患者需求进一步地增加个性化的年龄特征。

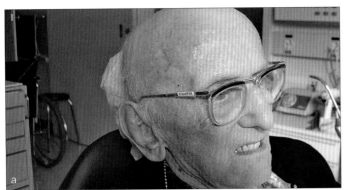 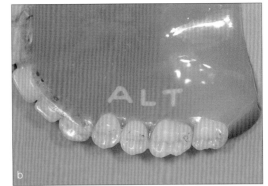

图11a，b　通常情况下，大多数患者物品可能丢失，例如眼镜（a），有标签，但义齿上很少有患者的姓名标记（b）

标签

公共机构的环境中，大多数的个人物品如眼镜（图11a）、手杖、轮椅是有标签的，方便丢失后找回。但是，义齿上很少有患者的名字，虽然这很容易做到（图11b）。同时，如果患者有几副义齿（新义齿或者旧义齿等）时，可以标记配对上下颌义齿。当一个老年患者使用种植体支持式义齿时，标签就会有助于提供确切的种植体型号和基台型号，并有助于他们搬家后由其他的牙医治疗。

舒适

老年患者可摘义齿设计时一个重要的问题是不佩戴义齿时的舒适度。如果患者在伴侣旁睡觉时不佩戴义齿时感到不舒服，我们肯定不能指望患者睡觉时不佩戴义齿。这种情况下，患者必须意识到保持良好的口腔卫生至关重要。但是大多数的老年患者不介意睡觉时摘掉义齿。最近的一项研究显示，在很老的患者中夜间佩戴义齿患肺炎的风险是不佩戴者的2倍（Iinuma等，2015）。关于义齿设计，精密的附件和种植体基台上应该没有锋利的边缘，这样在夜间不佩戴义齿时，避免损伤未受保护的口腔组织。

7 种植体和局部义齿的设计

F. Müller

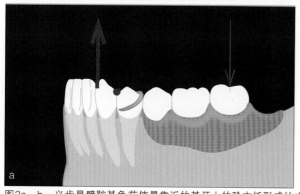

图1 基本原则：多边形支撑

种植体和局部义齿

乍看之下，种植体和可摘局部义齿（RPDs）的结合似乎不是很合理。如果你有基牙，为什么要植入种植体？还有如果植入种植体，为什么不选择一个固定修复的重建方式而是可摘局部义齿（RPD）？

而且，"短牙弓"（SDA）概念认为不是所有老年患者缺失磨牙都需要修复（Kayser 1981）。然而，将种植体引入局部义齿设计是诱人的，因为微创和预防治疗是其他牙科学科广泛采纳的治疗原则。基本上，牙种植体有3个作用：为改善义齿动力学提供支持；提高义齿固位力；避免可见的卡环设计增强义齿美观。

关于RPDs的设计高水平科学证据很少。这个课程大多数基于传统来教授口腔科医师，基本原则

和理念从一代传递到下一代。国家和院校之间RDP的设计存在较大的差异。所有概念的主要缺陷是这些概念由主要机械范例主导，很少注意到口面系统的生物结构。因此在讨论RPD设计中应用种植体之前，有必要概述RPD设计的一些基本原理（Budtz-Jørgensen和Bochet，1998）。

鉴于这两个概念都缺乏科学依据，我们姑且承认局部义齿设计的这些概念在临床背景下可能均为正确。

支撑面积

基本原则：义齿支撑多边形尽可能大，理想的"框架"义齿（图1）。

如果与邻近缺牙间隙有基牙可用，则基牙支撑义齿鞍基。如果缺牙间隙的一端没有基牙可用，则需要一个悬臂鞍基来修复缺失牙。缺牙间隙的另外一种情况，由于曲线形牙槽嵴，部分缺失牙义齿可能排列到支持组织以外的区域。例如，牙列缺失分类为肯氏Ⅳ类的前牙缺失的患者。此时，支撑组织面积无法"框架"义齿，唇舌侧方向上形成悬臂而降低了义齿的稳定性。

因为悬臂鞍基不是牙支持而是由弹性黏膜支持，任何咬合负荷将压迫义齿承托组织，导致义齿沿着最靠近的基牙𬌗支托形成的支撑线旋转。悬

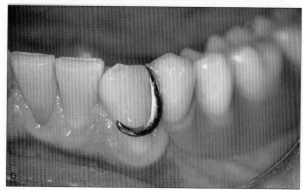

图2a，b 义齿悬臂鞍基负荷使最靠近的基牙上的𬌗支托形成的支撑线

臂鞍基长度对旋转扭矩有内在的影响。杠杆原理指出，力臂越长，压紧鞍基所需的力越低（图2a，b）。悬臂鞍基的表面积也是问题的一部分，较大的表面积有利于压力的分布（原理如同滑雪和雪鞋）。悬臂鞍基的长度（力臂）也起着一定的作用。减少远端咬合，例如，悬臂鞍基不排列到第二磨牙，可能会降低基牙上的扭矩。

固位

如果在支持区域两侧均放置卡环或其固位部件，RDP将获得固位，就像4条腿的桌子中有2条钉在地板上（图3）。这也适用于具有支撑线的RDPs，如肯氏Ⅰ类、Ⅱ类、Ⅳ类。存在支撑线存在的间隙，应该避免在支撑线的对侧间接固位体位置上（殆支托）放置卡环（Budtz-Jørgensen，1999）。因为这种卡环会很快出现材料疲劳并最终破裂，可能也会导致基牙釉质或修复体的额外磨损。

> **基本原则**：固位体的连线（固位对角线）应穿过RDP，将支撑区域表面理想划分为两个对等部分（图4）。

因此，牙弓两侧的基牙有利分布是义齿良好固位的前提。余留牙很少时，基牙仅位于一侧，没有充分的支持区域，因此固位对角线并非非常有效。

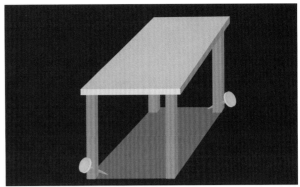

图3　2个卡环为老年患者RDP提供足够的固位力，固位对角线穿过支撑区域。该示例说明，一旦2条桌腿已经固定就位，就不能移动桌子

> **基本原则**：牙/黏膜混合支持的RDPs，固位对角应该比支撑线更靠近悬臂鞍基（图5）。

这个原则被称为"失效保护"（Budtz-Jørgensen，1999）是，为了义齿基托负荷时保护基牙免受挤压和减少卡环疲劳。同时，"失效保护"原则确保卡环固位义齿，免受脱位力。

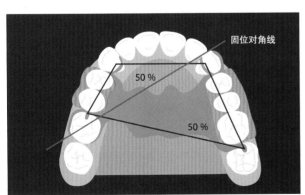

图4　基本原则：固位对角线（蓝色）应将支撑区域划分为两个部分。两个卡环足以固位老年患者的可摘局部义齿（RPD）

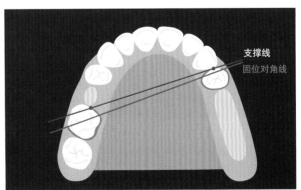

图5　基本原则：一个理想的固位对角线位于支撑线的远中（靠近悬臂鞍基），在负荷过程中保护基牙免受挤压力。然后，由于美观的原因，卡环也可以放置在前庭倒凹位置上。只要卡环臂尖的位置位于支撑线的远端，就没有违反基本规则

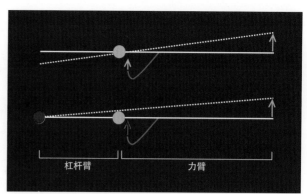

图6　基本原则：一旦支撑多边形（蓝色）的一个角丢失，就会产生一个悬臂鞍基，负荷时鞍基下沉。两个𬌗支托位置（上颌右侧第一磨牙和左侧尖牙）形成旋转轴（红色）。力臂的长度（绿色）和杠杆臂（黄色）的长度相反，杠杆臂至少和力臂一样长或更长。杠杆臂通过尖牙（上颌右侧尖牙）上的𬌗支托形成，并且咀嚼黏性食物时起到间接固位义齿鞍基的作用

图7　基本原理：间接固位体。在支撑线的对侧放置间接𬌗支托可提高带有悬臂鞍基的RPD的固位力。杠杆臂越长，咀嚼过程中，卡环更有效地对抗义齿脱位力

在肯氏Ⅰ类或者肯氏Ⅱ类情况下运用这一基本原理时，卡环连接体部位最好跨越至基牙近中的邻面区域，远中颊侧倒凹内卡环臂尖起固位作用。很明显，卡环可见往往意味着不美观，然而，不违反基本的"失效保护"的原则下卡环固位部分设计位于颊侧倒凹内，但仍远离支撑线（图5）。理想情况下，"失效保护"原则需要一个对抗板，对抗板放置于义齿平分线的位置上时也会提供直接支持力。因此，"失效保护"原则不可能适用于尖牙和切牙形态的牙齿。

严重牙列缺损的病例，如果余留的基牙分布为一个支撑线而不是一个支撑面（例如基牙只在一侧颌骨上），固位体应该放在基牙的腭/舌侧。

基本原则：如果固位对角线不能穿过支撑区域，卡环固位部分应该放置在尽量靠近RPD的"中心"。

这种卡环在临床病例中固位效果是很差的，大多数临床医师会选择其他的固位方式，如套筒冠或种植体。只有当患者的一般健康、功能或认知衰退、行动力降低或经济方面拒绝基牙预备或种植体植入时，这种类型的卡环才可能成为局部义齿固位

的"最后手段"。在口腔颌面外科行下颌半切术和放射治疗的患者，临时使用单侧的腭/舌侧卡环直到患者的总体状况得到提升。

间接固位

通过在支撑线的对侧设置间接固位体（𬌗支托），可以提高使用悬臂鞍基的RDP的固位力。理想情况下，由悬臂鞍基产生的力臂应和杠杆臂相对抗，杠杆臂的定义为最远的"间接𬌗支托"与支撑线之间的垂直距离。

基本原则：存在支撑线的可摘义齿（肯氏Ⅰ类、Ⅱ类、Ⅳ类）中，杠杆臂长度应等同或长于力臂（图6）。

杠杆臂使卡环更有效抵抗移位力（图7）。当义齿悬臂鞍基受力时，间接𬌗支托会提供固位力，例如在咀嚼面包或口香糖之类的黏性食物时。从机械学角度来看，杠杆臂越长，咀嚼就越有效。如前所述，间接固位体不应与固位卡环结合。

用种植体扩大义齿承托区

在义齿动力学方面，种植体被认为是增加RPD支撑面积的附加基牙，咬合负荷时显著改善义齿的动力学。因此，这些种植体会改变RDP的肯

氏分类（Kennedy，1928）。有人建议将种植体数目和准确的位置增加到最初的肯氏分类中并修正肯氏分类，这称之为"种植修正肯氏分类"（ICK）（AI-Johany和Andres，2008）。

　　然而，基于种植体与基牙牙齿在义齿动力学方面相似，就本章而言，我们倾向于将种植体视为基牙，并保留原来的肯氏分类及其修正分类，以利于直接分析义齿动力学。例如，通过在远端植入两颗种植体，肯氏Ⅰ类可以转变为Ⅲ类或者Ⅵ类（图8）。这些远端种植体可以作为𬌗支托，同时它们可以作为附着体提供固位，如图8和图9a，b所示。一项为期3年的多中心研究表明，在肯氏Ⅰ类病例中，远端植入种植体并用球附着体支撑义齿的悬臂鞍基后，患者的满意度和义齿稳定性以及咀嚼效能得到了改善（Wismeijer等，2013）。此外，种植体对骨的机械刺激也可能导致骨矿物质密度增高（EI Mekawy等，2012）。在肯氏Ⅰ类或Ⅱ类的RPD计划远中植入种植体时，必须考虑到咀嚼或大张口时下颌骨的形变。极少数的病例中，远端附件能引起不适，这样的病例种植体植入后仅作为𬌗支托起支持作用而没有固位功能（Mitrani等，2003；图10）。体外实验和有限元分析，证实了肯氏Ⅰ类RDPs中远端种植体支持降低应力集中和黏膜负荷（Maeda等，2005b；Ohkubo等，2007；Xiao等，2014）。长期临床研究很少，通常仅限于病例报告或小患者群。然而，他们证实临床的成功，增加了咬合力、舒适性和患者的满意度（Bortolini等，2011；EI Mekawy等，2012；Ohkubo等，2008）。

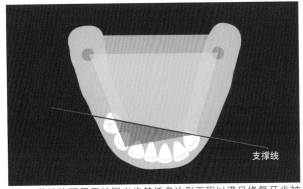

图8　种植体可用于扩展义齿基托多边形面积以满足修复牙齿被天然牙/种植体"框架"内的基本原则。在这个例子中，肯氏Ⅰ类被转换为Ⅴ类，初始支撑线不再存在

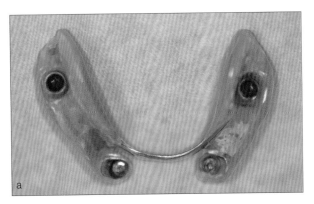

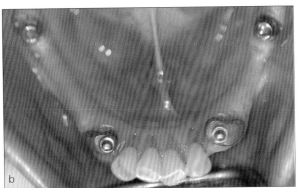

图9a，b　远端起支持作用的种植体带自固位附着体。虽然下颌骨的很大一部分有RDP夹板，患者没感到不适

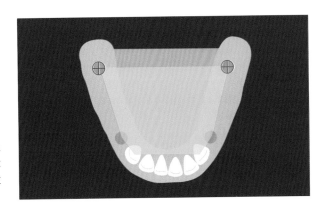

图10　仅余留前牙时，全天然牙/种植体共同为RPD支持似乎有吸引力，但咀嚼或大张口时下颌骨形变可能导致一些患者不适。在这些（罕见）病例，后端种植体仅有支持功能而无固位功能

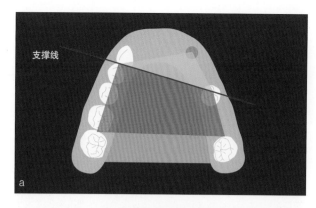

支撑线

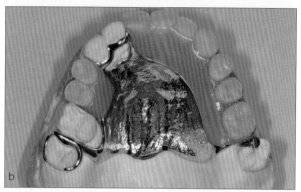

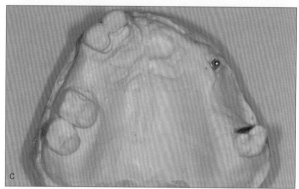

图11a～c　弧线形的缺牙间隙可以通过种植体来支持，消除支撑线

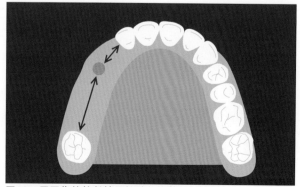

图12　牙固位的较长缺牙间隙，当基牙例如侧切牙不利于安放直接的𬌗支托时；也可以植入种植体增加义齿的支持

前牙区存在缺牙间隙时，种植体也可以提供支持，理想的情况是种植位于相对于支撑线最远的位置（图11）。即使是多颗牙缺失的大范围的局部义齿也可以从支持作用的种植体中获益，特别是在肯氏 V 类的情况下，其中一个基牙不适合𬌗支托支持时（图12）。然而，在这种情况下，固定义齿也可能是合适的修复方式。

当无法获得有利的肯氏分类或固定修复重建时，基牙种植体可能有助于改善义齿的支持和动力学。通过缩短力臂并延长杠杆臂，RDP仍然具有一个支撑线，但具有较大的支撑面积（图13a）。一些种植体甚至可以完全避免支撑线（图13b）。这将提高义齿的稳定性，目前的病例，种植体将消除侧切牙处可见的卡环。理想的情况是，这种种植体基牙应放置在新创建的支点上，其力臂的长度小于或等于杠杆臂。因此，在远端基牙的位置（这里说的是侧切牙）设计一个间接固位体。

当解剖条件需要进行诸如骨移植或上颌窦底提升等外科手术，以使种植体处于理想位置时，这个原则可以例外。这些干预性治疗的创伤将大大地超过RDP的机械优势。例如下颌骨，常常在最远端、至少达到前磨牙的位置植入一颗基牙种植体，获得了较大的支撑面积，并通过延长杠杆臂的长度获得了间接的固位力。然而，这一概念，在下颌骨种植体植入位置必须为颏孔近中时常常是不切实际的。此时，固位多边形和杠杆臂长度都非常小（图14和图15a～c）。具有下颌天然前牙的RDP病例中，当植入种植体时，RPD通常具有仅稍微远中的支撑线，在这种情况下，主要的优点是避免可见卡环。

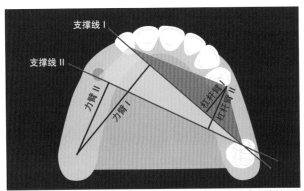

图13a　上颌右侧第一前磨牙位点植入种植体替代右侧侧切牙位点美学效果极差及固位较小的卡环。没有邻近侧切牙，而是在第一前磨牙位点植入种植体，这种设计延长了支撑多边形的面积，同时使支撑线（Ⅱ）位于远中，这种设计更接近于基本原则：理想情况下力臂和杠杆臂等长

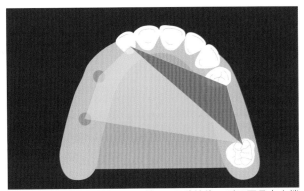

图13b　如果在同样情况下，植入2颗种植体，则不再具有支撑线。肯氏Ⅱ类转变成Ⅴ类

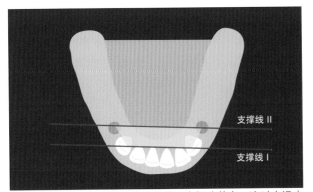

图14　下颌骨，如果种植体必须植入在颏孔前方，这时在远中植入种植体，通过至少一个前磨牙宽度增加支撑面积同时延长杠杆臂间接固位的概念就不适用了。因此，固位多边形和杠杆臂都很小。RPD仍然具有支撑线，但支撑线只有轻度偏远中，也有利于义齿动力学

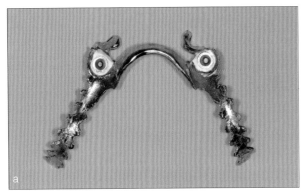

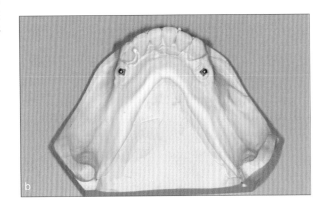

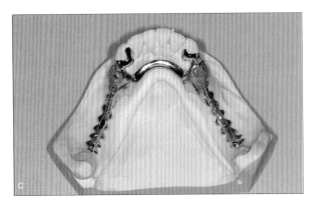

图15a～c　即使在下颌双侧第一前磨牙位点植入种植体提供支持，但是仍在两颗尖牙上安放𬌗支托提供间接固位

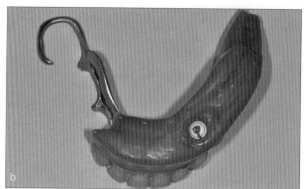

图16a，b　如果残留基牙位于牙弓的一侧，即使一颗种植体也可以大大提高义齿的动力学

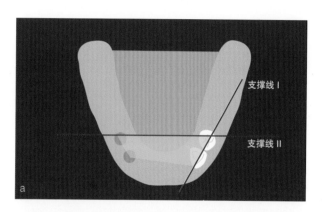

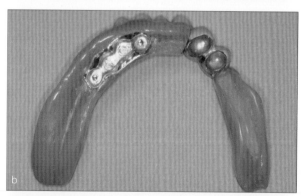

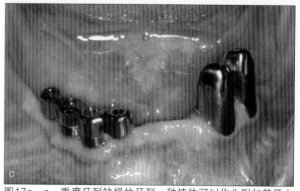

图17a～c　重度牙列缺损的牙列，种植体可以作为附加基牙大幅度提高义齿动力学。在这个病例中，线性单边支撑线被一个双边支撑线所取代，并建立一个支撑区域

种植体改善义齿固位

老年患者中，义齿固位是一个关键的问题。老年患者很少认为局部义齿的固位力太低。义齿的固位力太强，阻碍了患者进行义齿清洁时自主摘戴义齿。即使是少量的天然牙为局部义齿提供良好的固位，特别是基牙两侧分布时。只有很少基牙或基牙分布不均的病例，通过种植体来增加可摘局部义齿的固位力。附着体系统的选择至关重要，因为所有的可用天然基牙和种植体基牙的固位力是累加的。一个为期8年的回顾性研究评价远中延伸RPD，远端种植体有固位作用，但没有支持作用（Bortolini等，2011），研究发现，29例单侧或者双侧游离缺失的患者满意度显著提高。

重度牙列缺损

局部义齿修复重度缺损牙列时，种植体的植入极大地改善了局部义齿动力。如果余留基牙分布不均，种植体可以明显提高义齿的稳定性和咀嚼效率（图16a，b），基牙位于牙槽嵴一侧时，常规卡环作用较差。种植体可以有效地改善这种局部义齿的固位和义齿的支撑面积。种植体可以与天然牙上的套筒冠相结合（图17a～c）。

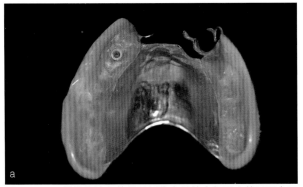

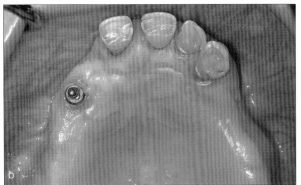

图18a，b　种植体植入替代了固位力差的中切牙上的可见卡环。这样的治疗方案在适度的生物力学和经济成本上提供了令人愉悦的美学效果

美学考量

RPD中种植体的设计有助于避免可见卡环和利于机械固位。改善的外观可能会增强患者的自信和社会活动幸福感。此外，在天然牙的远中植入至少至前磨牙位点的种植体，这种种植体可以作为直接𬌗支托，进一步改善了义齿动力学（图18a，b）。图19a～c展示的病例，下颌可摘局部义齿的卡环不仅影响美观而且固位作用差，因为下颌侧切牙不能提供很好的倒凹固位。因为经济原因没有更换现有义齿。种植体植入后，磨除卡环，间接安放自固位附着体。

附着体的选择

坦率而言，天然牙和种植体基台相结合，因固位和摩擦机制不应该组合。然而，临床经验证实，球附着体或自固位附着体可以结合套筒冠或研磨杆，只要两种类型的基台不紧邻就可以。这特别关联于，一个带有套筒冠的天然牙必须拔除时，在这种情况下，天然牙可以由带有球附着体的种植体代替，而阴型部分是原套筒冠的剩余部分用聚合树脂充填而成。

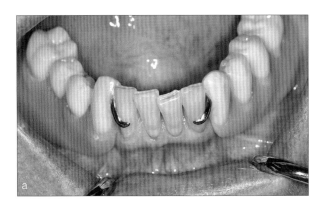

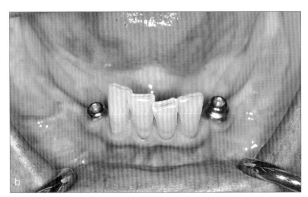

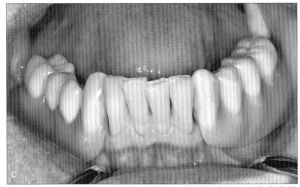

图19a～c　侧切牙不适合作为基牙。种植体植入尖牙位点代替美观差、固位不良的侧切牙上的卡环，并没有重新制作RPD

维护方面

铸造铬支架的可摘局部义齿是牙周健康的"天敌"。因此，RDP必须设计成尽可能远离牙龈组织。大连接体应距离龈缘至少5mm。RDPs覆盖牙釉质会有龋齿的风险（Budtz-Jørgensen和Isidor，1990）。RDPs应该采纳"比基尼"设计，尽可能少地覆盖天然牙。唾液可保护牙齿和牙周的健康，甚至可以重新矿化初始的脱矿。

卡环、卡环臂、殆支托、连接体制造了间隙并改变了天然牙的"自洁"形态，增加了菌斑生成和附着。因此，种植体不仅可以提供更好的义齿稳定性和固位力，还可以通过减少这些元素的存在，从而在预防龋病和牙周病中发挥重要作用，例如不会损伤天然牙来制备殆支托窝、没有金属覆盖牙釉质。由此，如果不将剩余的天然牙作为起固位和支持作用的义齿基牙，那么剩余牙齿的预后将得到改善。

8 牙列缺失患者的种植体支持式覆盖义齿

F. Müller

尽管无牙颌患者在工作人群中的比例已经很少，但是在老年人中，无论他们是独立生活还是生活在福利院，其中仍有相当比例的无牙颌患者。

在牙种植所有的适应证中，就口腔功能和心理而言，无牙颌患者在付出与收益比上或许表现得最为有利。年龄增长、疾病和最终死亡通常与牙缺失和可摘义齿相关。佩戴可摘义齿会给社交生活带来一些障碍，尤其是当义齿仅靠吸附力、肌肉控制和咬合固位时。因此那些仍有独立、活跃的社交生活的中老年（第三年龄）无牙颌患者，往往会选择种植体支持式固定修复。

但是，这些选择受医学和解剖风险因素的限制，此外，经济问题也起到重要作用。在一项无牙颌患者的研究中，分别给患者随机佩戴固定的和可摘的种植体支持式修复体2个月，一半的患者选择可摘义齿，另一半则选择固定修复体（Feine等，1994）。

在这项研究中，可摘义齿与更易清洁性和美学优势具有相关性。实际上，佩戴可摘义齿具有更好的美学效果，因为义齿翼很容易恢复牙槽嵴前部的骨缺损，还可以恢复患者上唇的丰满度。对于那些失去自理能力、在家中日常生活活动需要别人帮助或者生活在福利院的老年人（第四年龄）而言，种植体支持式可摘义齿似乎更有利，因为看护者通常没有时间或者不具备技能彻底清洁"高技术含量"的固定修复体。种植体支持式可摘义齿在义齿的设计和机械固位方面提供了更大程度的灵活性，对于那些将来功能下降和神经重塑功能降低的患者尤其有帮助。

下颌种植体支持式覆盖义齿的种植体数量和位置

即使在详细、系统的文献评估中都没给出下颌种植体支持式覆盖义齿的理想种植体数量的建议（Klemetti，2008）。Meijer和他的团队仔细地做了一项纵向随机对照试验，研究无牙颌患者下颌使用杆支持式覆盖义齿的治疗方法（Meijer等，2009）。将60个年龄相仿的患者随机分为两组。植入2颗或4颗种植体后进行10年随访。其影像学和临床参数、患者满意度或维护需要均无明显差异。但是，有分析表明当仅仅植入2颗种植体时，牙槽嵴后部存在明显的骨萎缩（de Jong等，2010）。这似乎与种植体周骨吸收无关，而可能是后部义齿基托在咬合力作用下导致的。

伯尔尼大学一项关于覆盖义齿的回顾性研究中证实了牙槽嵴后部类似的骨萎缩，当颏孔间区植入2颗种植体时，距离支撑线越远的牙槽嵴骨吸收越严重（Kremer等，2014）。对于处在第三年龄阶段，临床未见咀嚼肌萎缩的无牙颌患者，或者对颌牙咬合力较强的患者，更适合在尖牙和第二前磨牙位点植入4颗种植体以增加支持力。甚至可以延长远中悬臂来进一步增大支持面，但是义齿高度往往不足以容纳相应的上部结构。用最新的CAD/CAM技术研磨钛棒，可以避免延长的悬臂频繁发生折断（Katsoulis等，2015）。

下颌种植体支持式覆盖义齿咬合力过大也可能会引起上颌牙槽嵴萎缩。通过10年观察，相比对照组佩戴总义齿的患者，接受2颗或4颗种植体支持式下颌覆盖义齿者，其上颌前部骨吸收明显更为严重（Tymstra等，2011）。因此，当下颌为种植体支持式修复体时，应该密切观察上颌总义齿是否需要重衬，避免上颌前部过度负荷（Kreisler等，2003）。

下颌植入4颗种植体进行覆盖义齿修复，植入位点应该限制在颏孔间。尽管这一概念会使支持区域受到限制，但可以获得充足的可用骨量，而且这样做最大的好处是可以避开下牙槽神经。此外，下颌骨有弹性，当咀嚼负荷和大张口时会发生形变，对于短面型的人来说尤其如此（Law等，2012；Prasad等，2013）。

我们从牙弓一体式固定修复体时代得出经验，有些患者因这种大跨度的夹板固定式修复体而备受折磨，感到被"禁锢"。如今，分体式固定修复已经成为口腔修复公认的理想方式。

尽管对于下颌骨形变的临床影响仍需要进一步的研究，但是为了做下颌覆盖义齿，而在颏孔间植入种植体似乎是一种明智的方法，仍然可以通过悬臂的方式获得较大的支撑面积。根据这一概念，植入4颗种植体应该理想地分布在5-3-3-5的位点。然而，根据牙槽嵴的形态、可用骨量和颏孔的位置，有可能需要植入在4-2-2-4的位点（图1a，b）。

基本原则： 在颏孔区植入4颗种植体的分布应该保证在颏孔内侧的2颗种植体位于最远中的位置，并与中间2颗种植体保持距离。

这样的分布将优化支撑区域、避开下牙槽神经，以及避免上部结构过大，因为从功能的角度讲，天然牙的形态是非常重要的。要注意的是种植体之间的相互位置不要太近，否则可能会增加种植体周骨吸收（图1c）。

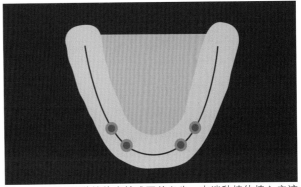

图1a 下颌4颗种植体支持式覆盖义齿，末端种植体植入应该尽量偏向远中，但仍然在颏孔内侧，前部的种植体应该尽可能地横向分散。这样的分布可以避开下牙槽神经并且在敏感的前部区域避免了上部结构过大。理想的分布为5-3-3-5的位点

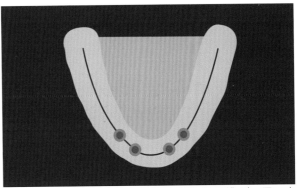

图1b 当牙槽嵴的形态呈"尖圆形"而非"圆形"时，图1a中的种植体理想分布可以改成4-2-2-4位点

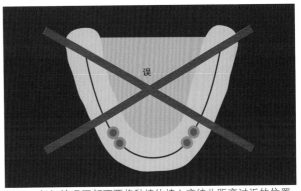

图1c 任何情况下都不要将种植体植入离彼此距离过近的位置

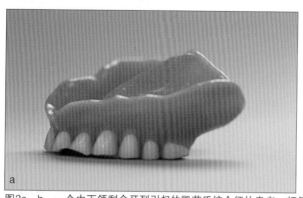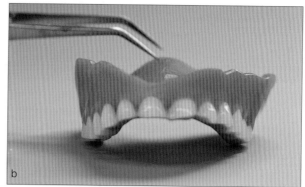

图2a，b　一个由下颌剩余牙列引起的凯莉氏综合征的患者，颊侧和正面观可见义齿殆平面向远中倾斜

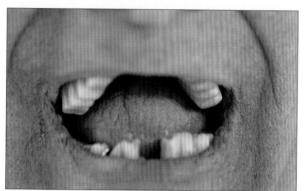

图2c　凯莉氏综合征，上颌切牙几乎不可见

也可以在下颌植入3颗种植体支持覆盖义齿，但是这一理念只适用于牙槽嵴前部呈明显弯曲形状时，这样利用尖牙位点作为前部两侧的支撑时，将导致下颌切牙的位置呈悬臂设计。对于这种病例，前部额外的基台可以用作间接的固位体。在这种结构中，不建议增加固位附着体（相当于局部RDP设计），因为当远中悬臂在咀嚼时负荷的过程中，这种设计易于疲劳折断。通过杆将种植体进行夹板固定也是一种可选择的治疗理念。

两颗种植体支持的覆盖义齿，呈线性支撑，往往形成一个旋转轴，义齿鞍状游离端在咀嚼负荷时，导致远中软组织压迫。相应的，也会加速后部骨吸收（de Jong等，2010；Kremer等，2014）。应当注意避免前牙过度的咬合接触，因为上颌牙槽嵴前部过大的负荷会增加患凯莉氏综合征的风险，即牙槽嵴疏松殆面向远中倾斜（图 2a～c）。

如前所述，可能需要经常进行义齿重衬来避免这种现象。基于机械和形态的原因，两颗种植体支持式覆盖义齿位置的选择还是倾向于尖牙位点。只有当牙槽嵴前部呈明显弯曲时，种植体才植入在侧切牙位点，来避免义齿沿支撑线摆动（图3a，b）。

鉴于公共卫生系统资源的局限性，尚不明确在下颌中线位置植入一颗种植体是否可以满足支持式覆盖义齿的需要。实际上，在 项无牙颌患者参与的随机对照试验中，分别由一颗和两颗下颌种植体支持式覆盖义齿，结果显示两组患者的满意度都有显著增加（Walton等，2009）。令人惊讶的是，在12个月随访中，一颗种植体组里42个患者中的5个患者已经从视觉模拟量表中的正半（5分以上，译者注）转为了负半（5分以下，译者注）（Walton等，2002）。然而，在5年随访中，一颗和两颗种植体支持式覆盖义齿这两组患者的满意度没有明显差别（Bryant等，2015）。尽管缺少长期的观察，但是这种治疗方法的种植体存留率很高（AlSabeeha等，2009；Bryant等，2015；Passia等，2014）。虽然有一

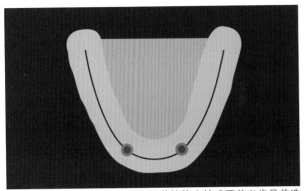

图3a 如果需要微创治疗，两颗种植体支持式覆盖义齿是首选方案。这两颗种植体应该尽量植入在转角的位置。根据牙槽嵴的形态，通常植入在尖牙位点。如果种植体植入在远中较远的位置，可能会导致覆盖义齿的摆动

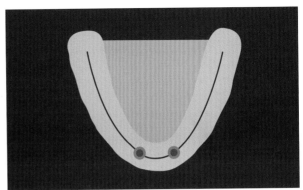

图3b 种植体植入的位置取决于牙槽嵴的形态

些研究中报道过频繁的义齿折断（Bryant等，2015；Passia等，2014），但其他研究尚未证实（Kronstrom等，2014）。一篇系统综述与荟萃分析证实，就种植体存留率而言，现有的证据不支持一颗或两颗种植体支持式覆盖义齿（Srinivasan等，2016）。下颌正中联合处常常存在走行神经和血管的舌侧管，在植入种植体时需要加以考量（Oettle等，2015）。

最后，关于单颗种植体支持式覆盖义齿在后牙区的骨吸收程度的研究尚无公开报道。对于总义齿而言，即使在还差最后几微米就达到最大的咬合接触之前，即便是轻微的早接触也会导致义齿在牙槽嵴上旋转。而单颗种植体支持式覆盖义齿本身具有一定的自由度，并不排除会出现这种运动。这种微旋转会加速牙槽嵴外侧的骨吸收。种植体存留率和种植体周骨丧失固然重要，但并非临床决策的唯一成功标准。在推荐一颗种植体支持式覆盖义齿的理念之前，需要做更多的研究，其中包括以患者为中心的观察指标、修复因素以及功能方面的考量。

上颌种植体支持式覆盖义齿的种植体数量及位置

硬腭黏膜相比覆盖于下颌牙槽嵴的黏膜更具弹性。上颌仅仅植入2颗种植体支持式覆盖义齿时，一定要谨慎，因为力使覆盖义齿戴入不久必然存在沿支撑线摆动。虽然先前的短期经验表明患者

对于上颌两颗种植体支持式覆盖义齿比较满意，但是仍然缺乏修复以及功能的观察指标（Zembic和Wismeijer，2014b）。因此，作为一项治疗原则，推荐最少植入4颗种植体，带有或不带有腭部基托，前部种植体位于尖牙区，后部种植体尽量接近咀嚼中心。如果骨量不足导致远中种植体无法植入在咀嚼中心，可以直接在上颌窦前部植入，这样的好处在于使得老年患者不需要为了覆盖义齿稳定而进行上颌窦底提升这类的干预措施（图4）。

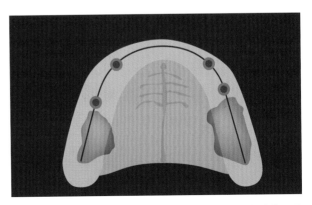

图4 上颌种植体支持式覆盖义齿，种植体植入较理想的位置是尖牙区和咀嚼中心（左侧）。当上颌窦底的条件不适合这样植入时（右侧），可以植入在更加靠前的位置（左侧）

对于年轻患者而言，较大承托面积带来的机械优势相对于这种干预的风险来说利大于弊，临床决策大部分取决于解剖形态以及患者的功能状态。4颗种植体支持式覆盖义齿的理念可以使发音区摆脱厚重的上部结构，获得自然的腭部基托形态，相应也更为舒适，发音更自然。当使用马蹄形的腭板时，后堤区下压0.5mm可以防止食物嵌塞进入修复体下部。腭部基托边缘应该做成钴合金支架，不同于可摘局部义齿的后腭杆（总是位于间隙），这个边缘始终会与舌体接触，因此，保证义齿基托向腭部光滑地过渡尤为重要。

一些学者建议将种植体植入在上颌结节，这样提供了最大的承托面积。不同于下颌，上颌牙槽嵴在咀嚼时不会发生弯曲变形，但基于其他一些原因，上颌结节仍然不是最有利的种植位点。首先，临床操作如安装基台或者制取印模可能会很难，因为在治疗过程中老年患者身体不容易向后倾斜。此外，老年人吞咽困难的患病率很高。牙科器械如螺丝刀可以用牙线固定，但小螺丝或基台则不能（Deliberador等，2011），这就存在误吸风险。最后，万一种植体脱落，为患者留下的是骨量不足的上颌结节，又为传统的义齿固位造成了困难。

第四年龄段患者

对于老年患者来说，由于咀嚼肌萎缩咬合力减小（肌肉衰减症），种植覆盖义齿并不需要很大的承托区（Newton等，1993）。因此，年龄很大和体质弱的患者较少像前面所述的下颌两颗种植体支持式覆盖义齿那样，出现上颌骨后部加速的骨吸收或发展成凯莉氏综合征（Kremer等，2014）。根据McGill和York的一致观点，对于体质较弱的老年人来说，两颗种植体支持式覆盖义齿似乎是首选方案（Feine等，2002；Thomason等，2009）。对于老年人来说，两颗种植体支持式覆盖义齿相对于4颗种植体的优势包括减小创伤、降低费用，以及最重要的

是患者更易对义齿进行自我维护。固位力过大的义齿，如果患者无法自行摘戴可能会引起恐慌，这可能会导致患者对牙医严重的怀疑并且破坏他们的信心。

对于第四年龄段患者，最好尽量少地改变其咬合关系、垂直距离、义齿形状和牙弓。这样有利于患者适应新的义齿，避免对患者的神经可塑性造成不必要的激惹。将原有的总义齿改成种植体覆盖义齿比较适合第四年龄段的患者，前提是现有的义齿功能良好、佩戴舒适。这样的治疗方案有利于减少患者的就诊次数，并且满足患者日益虚弱的体质。如果不计划使用铸造支架，那么将总义齿改成种植覆盖义齿可以在安装基台的当天完成。如果种植体位于牙列不理想的位置，可能需要在椅旁临时添加自凝树脂以便完全覆盖印模帽（图5a）。

这仅仅是起到临时承载印模材料的作用，之后在技工室进行重衬时可以一起抛光。在为种植部件留出充分空间的基础上，用蜡或者硅橡胶检查印模帽和义齿之间是否接触，在义齿基托上涂布粘接剂，然后进行取模（图5b～d）。选好最适合的固位垫片之后，义齿就可以当天完成，戴回到患者口内（图5e～i）。

由此在已经适应的旧义齿基础上增加了固位力，患者对此一般都会比较满意。另一种避免患者对于新义齿不适应的方法是使用复制技术。通过复制原有义齿的特征，如RC（下颌后退接触位）、OVD（咬合垂直距离）、𬌗平面以及牙列的位置可以被复制到新的义齿上。尤为重要的一点是，即便原有义齿后牙的排牙位置不理想，也不能改变舌的活动空间。改变了舌与牙弓的相对位置，就有可能会导致意外咬伤，相比年轻的患者，对老年患者而言，尽量不要调整他们习惯性的口腔运动模式。

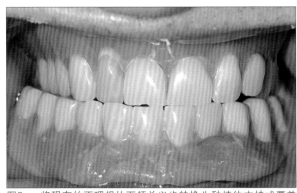

图5a 将现有的不理想的下颌总义齿转换为种植体支持式覆盖义齿。如果种植体的位置位于牙列外，则需要在义齿基托上临时添加自凝树脂以便取模

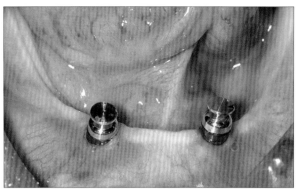

图5b 在自固位基台上方安装印模帽；也可以使用自固位附着体阴型直接取模

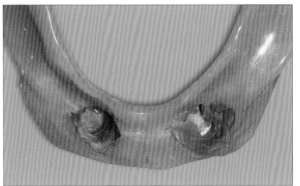

图5c 用蜡或硅橡胶检查义齿基托是否与印模帽接触

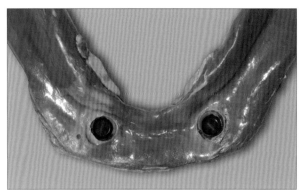

图5d 印模材将印模帽抓出

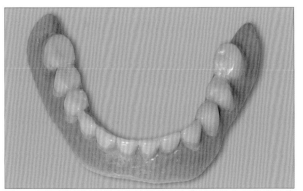

图5e 需要适当延长前庭沟处的基托边缘以容纳自固位附着体阴型

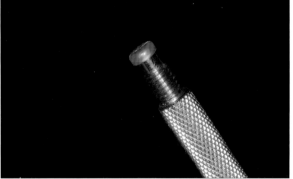

图5f 当需要"中等"强度的固位力时，选择蓝色垫片

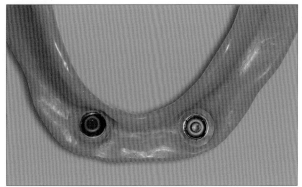

图5g　自固位附着体阴型在义齿基托内

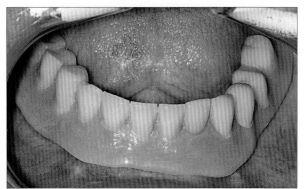

图5h　1天之内，患者已经适应不理想的总义齿变成两颗种植体支持式覆盖义齿。由于下切牙排牙偏舌侧，前庭沟的义齿翼稍微延长

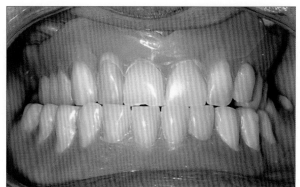

图5i　OVD（咬合垂直距离）和RC（下颌后退接触位）不变，患者感觉仍然是原来那副旧义齿

　　然而，复制技术和使用现有的义齿并没有被广泛应用。一种解释可能是，医师对于最终义齿不满意，无论从外观和功能上都达不到医师的要求。然而，对于老年患者而言，首先考虑患者的功能和幸福感是非常重要的。当老年患者由于佩戴着熟悉的义齿而露出快乐的微笑，这比完美的义齿设计更为重要。毕竟佩戴义齿的是患者，而不是医师！

两颗种植体支持式覆盖义齿的印模制取

　　两颗种植体支持式覆盖义齿远中下沉往往造成义齿前部基托和牙槽嵴之间有间隙，甚至在戴牙后很快就会出现。这种最初的下沉是生理因素导致的，因为义齿基托下方覆盖的软组织需要适应后牙的咬合力。众所周知，总义齿都会出现义齿下沉现象，因此通常在戴牙后10～14天重新上𬌗架，目的是纠正最终的咬合差异。两颗种植体支持式覆盖义

齿，下沉的过程更为明显，仅发生在黏膜支持的部分而非种植体支持的位置。

　　义齿下方出现的前部间隙（并非因种植体支持导致下沉），可能会导致食物残渣残留，这会令患者感到不适。避免在义齿下沉期间前部出现空隙的一个有效的方法，是在取模时模拟这个过程，向黏膜施加轻微的压力。为了制取压力印模，事先准备的托盘时，在黏膜支持区需要与软组织有接触，而前部种植体球帽位置要铺3～4层蜡片为转移部件预留出空间。第一步，将托盘的边缘进行修整并让患者做肌功能运动的同时，使用热塑性印模膏根据需要重建基托边缘（如Imperssion Compound，red sticks；Kerr，Orange，CA，USA）。第二步，使用氧化锌糊剂在缺牙区黏膜制取局部印模，患者不用做功能性运动，也无须施加压力（图6a）。

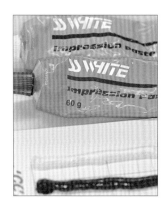

图6a 用于无牙颌黏膜印模的氧化锌糊剂（如Zinc Oxide & Euge-nol Impression Paste；SS White, Lakewood, NJ, USA）

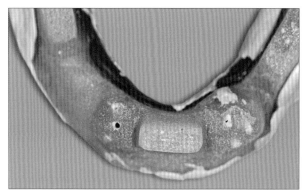

图6b 在托盘上种植体附着体对应的位置打好溢出孔

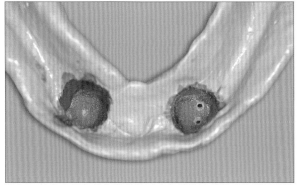

图6c 托盘内侧种植体附着体对应位置被硅橡胶或聚醚橡胶覆盖

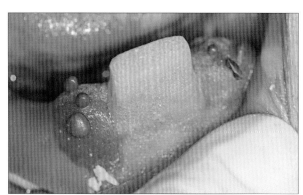

图6d 将硅橡胶或聚醚橡胶添加到剩余的种植体区域制取印模

第一步部分印模是在无负荷状态及完全内部封闭下印模无牙䧳黏膜。应注意，在取初模型时托盘的任何部分都不能显露出来，因为这些区域在义齿完成后可能会成为压痛点。第三步，在托盘上种植体附着体对应的位置打好溢出孔（图6b），在托盘内侧这个位置被硅橡胶或聚醚橡胶覆盖（图6c）。然后将硅橡胶或聚醚橡胶添加到剩余的种植体区域制取印模（图6d）。其中第三步印模是在适中压力下完成的，模仿义齿下沉。有必要仔细检查印模，确认硅橡胶/聚醚橡胶与氧化锌材料之间过渡光滑（图6e）。氧化锌材料表面应该有一层薄薄的硅胶，可以留在上面或者制取最终印模时将其剥离掉。

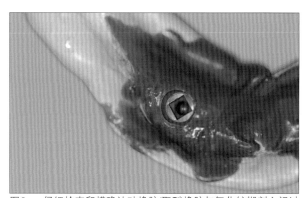

图6e 仔细检查印模确认硅橡胶/聚醚橡胶与氧化锌糊剂之间过渡光滑

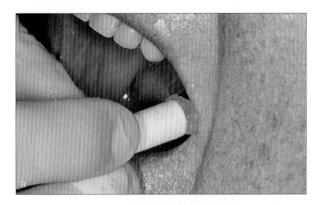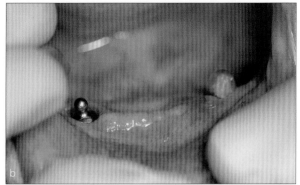

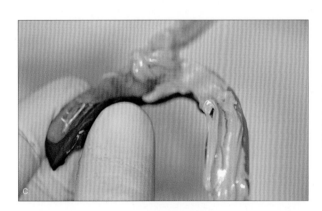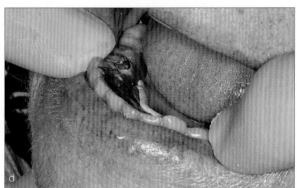

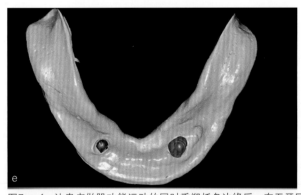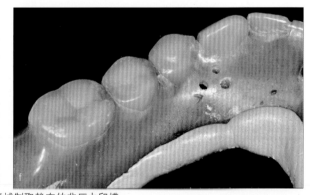

图7a~f　让患者做肌功能运动的同时重塑托盘边缘后，在无牙区域制取静态的非压力印模

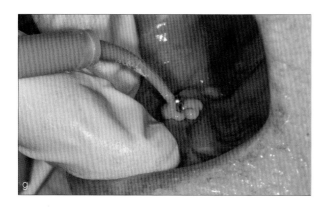 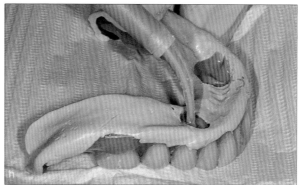

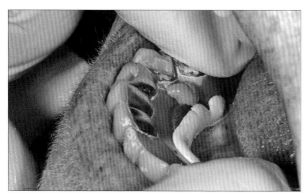 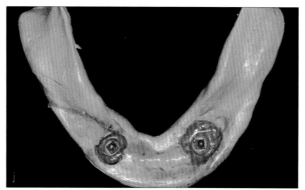

图7g～j　使用聚醚橡胶制取种植体水平印模，施加适中压力模仿义齿下沉

那么问题是，为什么不能一步完成这个印模的制取呢？答案是，用硅橡胶/聚醚橡胶一步法取模时，施加适中的压力会导致托盘有些区域受力过大。一旦义齿制作完成，这些压力较高的位点将危及义齿的舒适性。用两步印模技术，压力会更均匀，不会引起不适。同样的技术还可用于重衬（图7a～j）。

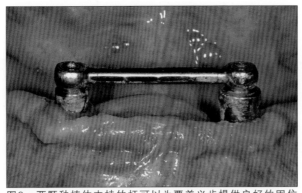

图8 两颗种植体支持的杆可以为覆盖义齿提供良好的固位力，但是对于老年患者而言清洁可能会比较困难（由Martin Schimmel提供, Bern, Switzerland）

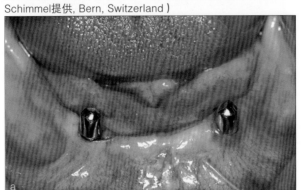

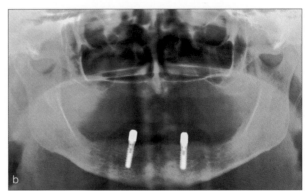

图9 两颗独立附着体支持的种植覆盖义齿被认为是高龄和虚弱患者下颌覆盖义齿的"标准"方案

图10a，b 套筒冠是比较适合老年患者的附着体系统，通过平行表面的摩擦力固位。这种系统提供了最大限度的灵活性，而且很少需要维护（由Siegfried Heckmann提供, Erlangen, Germany）

附着体系统

目前市面上有太多种类的附着体系统，远远超出了本章节所述的范围。因此，下面将集中介绍现在常用的附着体系统，有些比较新的产品尚未经文献证实。对于老年患者覆盖义齿所用的附着体系统的基本要求如下：

附着体设计与机械特性

- 体积小，以避免过大的上部结构。
- 良好的耐磨性，以避免维护和更换。
- 可以补偿种植体相互间的轴向偏差。
- 表面光滑，不佩戴义齿时不会损伤口腔黏膜

临床要求

- 可调节固位力（增大或减小）。
- 便于在椅旁修理或安装附着体阴型。
- 对于视力和灵活性下降的老年人，摘戴方便

并易于清洁。
- 维护简便。
- 患者全身功能下降时，易于取出附着体，实施"回退"策略。

此外，文献并没有为种植体支持式覆盖义齿确凿推荐一种理想的附着体系统。然而，在最近的一篇相关评述中总结了一些常用附着体系统的优点和问题（Andreiotelli等，2010）。杆附着体需要较大的垂直距离并且初始制作成本较高（指预成杆附着体，译者注），但具有良好的固位力，几乎不需要维护（图8）。相反，球附着体体积较小、但易磨损，需要随时调整（图9）。只有极少数已发表的文献中涉及套筒冠和研磨杆支持种植覆盖义齿。尽管它们的成本很高，但是可以满足患者要求并且维护简便（Heckmann等，2004；Visser等，2009）（图10a，b）。而磁附着体的固位力似乎最小（Andreiotelli等，2010；图11）。

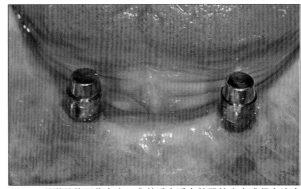

图11　磁附着体固位力小，尤其适合手力较弱的患者或保守治疗的病例（由Martin Schimmel提供, Bern, Switzerland）

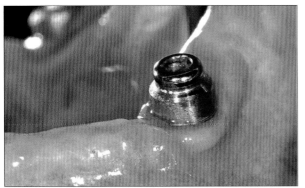

图12a　自固位附着体具有广泛的适应证

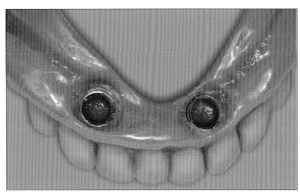

图12b　自固位附着体通过插入或不插入中心柱可以提供3种不同程度的固位力

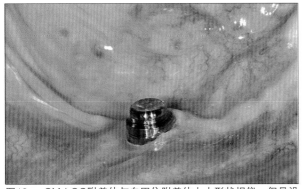

图13a　CM LOC附着体与自固位附着体大小形状相似，但是没有中央孔，不会有食物残留

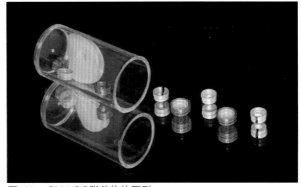

图13b　CM LOC附着体的阴型

目前还没有自固位附着体长期使用的证据（Zest Anchors, Escondido, CA, USA）。体外实验表明自固位附着体相比球附着体或杆附着体，其固位力可调，但磨耗也更快（Kobayashi等，2014；图12a，b）。CM LOC公司（Cendres+Métaux, Biel, Switzerland）推出了一种新型的钛附着体，大小和形状类似自固位附着体，但是没有中央孔（图13）。还有一个更新的型号CM LOC Flex，附着

体的轴向可以对齐，然后用树脂水门汀粘接。阴型部分是一个聚芳醚酮聚合物插件（聚芳基酮）（Pekkton；Cendres+Métaux），具有4种不同的固位强度，从超低到强，也可以是金合金的（图13b）。后者的阴型部分可以通过两个步骤调节固位力，即用特殊工具将其插入义齿壳内，并将其旋转。

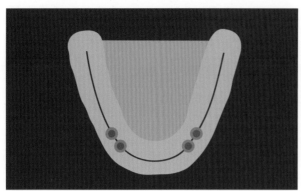

图14a　4颗种植体支持覆盖义齿，非夹板式附着体系统包括自固位、CM LOCs或者套筒冠附着体，而球附着体不为适应证

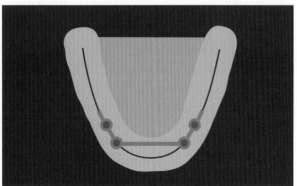

图14b　4颗种植体支持式覆盖义齿也可以使用预成的或可研磨直杆，带有或没有悬臂梁

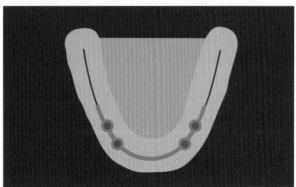

图14c　4颗种植体支持式覆盖义齿也可以根据牙槽黏膜的轮廓，使用个性化的可研磨杆

4颗种植体支持式覆盖义齿，支撑面积更大，不会发生旋转，因此可以选择更多类型的附着体，包括夹板式或非夹板式附着体系统（图14a～c）。

套筒冠、自固位附着体或CM LOCs附着体，只是众多非夹板式附着体系统中的一部分。球附着体并不适用于4颗种植体支持式覆盖义齿。杆附着体可以有很多不同形状的横截面，大多数是圆形、卵圆形或平形状，后者通过与杆和相应阴型部分之间的平行面密切接触获得摩擦力。研磨杆也可以符合牙槽黏膜形态，最大限度地增加平行表面面积，而不增加高度。

就两颗种植体支持式覆盖义齿而言，也可以选择夹板式或非夹板式附着体系统（图15a～c）。

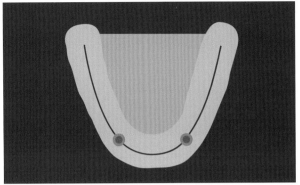

图15a　两颗种植体支持式覆盖义齿可以选择非夹板式附着体系统

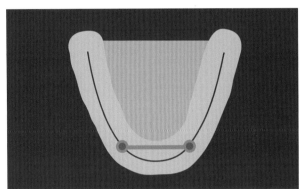

图15b　两颗种植体支持式覆盖义齿也可以选择夹板式附着体系统。可以用各种形状的多尔德杆（Dolder bar），可以不带有悬臂梁

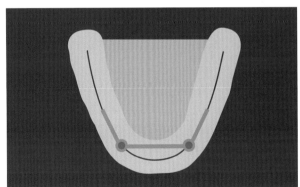

图15c　多尔德杆也可以带有悬臂梁，此概念的特点是具有更大的支撑面积，并且没有旋转轴

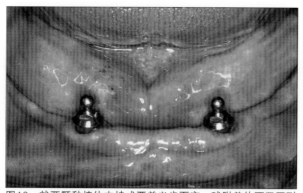

图16 就两颗种植体支持式覆盖义齿而言，球附着体不坚固耐用，而且价格便宜，对难以达到完善的维护也相当宽容，戴入义齿时会体验到明显的"咔嗒"声

对于老年患者而言，球附着体可以被认为是种植牙科学中的最基本附着体。坚固、耐用，而且价格便宜（图16）。

这种附着体需要的咬合空间较小，阴型部分的选择很多，性价比非常高。球附着体是世界上覆盖义齿最常用的附着体系统。当义齿就位时可以听到明显的"咔嗒"声，给患者一种可靠的感觉。习惯了"咔嗒"固位机制的患者，如果"咔嗒"声消失，即使义齿仍可以固位，也会深感不安。虽然球附着体也需要定期维护，但是修理工作都可以在复诊时椅旁完成，而且一般成本都很低。服务套装可以解决固位力丧失的问题（图17a，b）。

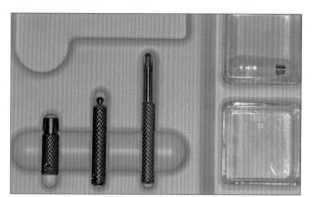

图17a 覆盖义齿的球附着体固位力丧失后可用维修套装进行更换（Cendres+Métaux, Biel, Switzerland）。用一个球附着体原型检查附着体阳型或阴型部分是否磨损

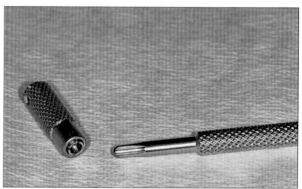

图17b 可以用螺丝刀将Dalbo Plus附着体中的簧片激活或进行替换

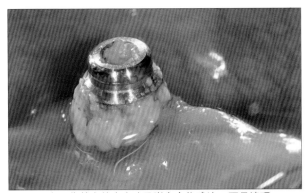

图18a 自固位基台的中央孔易嵌塞食物残渣，不易清理

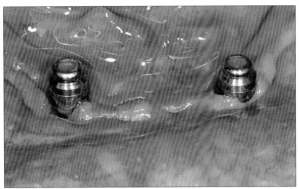

图18b 临时充填可以避免食物嵌塞，但是只能选择不带有中央固位销的阴型

首先，服务套装里包含一个球附着体原型的测量杆，可以用来确定是义齿基托内的阴型部分还是球附着体本身发生了磨损。其次，还有一个特殊的螺丝刀，顺时针旋转Dalbo Plus球附着体阴型，可以恢复固位力（Cendres+Métaux, Biel, Switzerland）。每旋转1/8圈可以增加125g固位力。如果还不能获得足够的固位力，Dalbo Plus球附着体的簧片可以换成"软调节"或"可调节"簧片，它可以用螺丝刀反复调整多次。

两颗种植体支持式覆盖义齿，如果使用非夹板式附着体需要频繁调整和修理，但这些并不一定是不利因素。阴型部分重新旋紧获得固位力仅仅需要一两分钟，老年患者还应该经常复诊筛查口腔癌或其他病变（Ryan Camilon等，2014）。同时，我们可以了解患者的满意度，如果需要的话用于进一步检查时的参考。

对于第四年龄阶段的老年患者，除了球附着体和磁附着体之外的大多数附着体系统固位力过大而且太难清洁。尤其是杆附着体的舌侧常常覆盖着大量的菌斑生物膜和牙结石。自固位附着体的中央孔可能会嵌塞食物残渣，影响义齿就位。用复合物临时充填可以预防食物嵌塞，但是这样就只能选择不带有中央固位销的自固位附着体（图18a，b）。

长度短、直径小的种植体

种植体表面处理、种植体材料和形状的改进使种植体向更短和更细的趋势发展。这种微创治疗的方法非常适合于老年牙科学，由于外科手术是很多老年患者接受种植治疗的主要障碍之一，因此简化这种治疗的手术方法可以使更多的患者收益。此外，这些新型种植体扩大了适应证的范围，即使解剖条件具有挑战性的患者也可能接受种植治疗。

短而细的种植体也有助于避免诸如植骨一类的辅助性干预，手术时间缩短，创伤减小。钛锆合金（Roxolid；Straumann, Basel, Switzerland）是一种机械性能更强的新型材料。最近欧洲一项8个单位参与的多中心研究证实，直径3.3mm钛锆种植体和自固位附着体可以安全用于下颌无牙颌（Müller等，2015）。适合老年患者下颌无牙颌的小直径种植体，还有制成一体式或分体式种植体微型种植体。一项前瞻性研究证实，在下颌两颗种植体支持式覆盖义齿中使用直径2.5mm的分体式种植体6年后的存留率为95.5%，这个结果非常令人满意（Morneburg和Pröschel，2008）。一体式微型种植体缺少临床证据，前瞻性研究的长期存留数据仍然不足（Bidra和Almas，2013）。

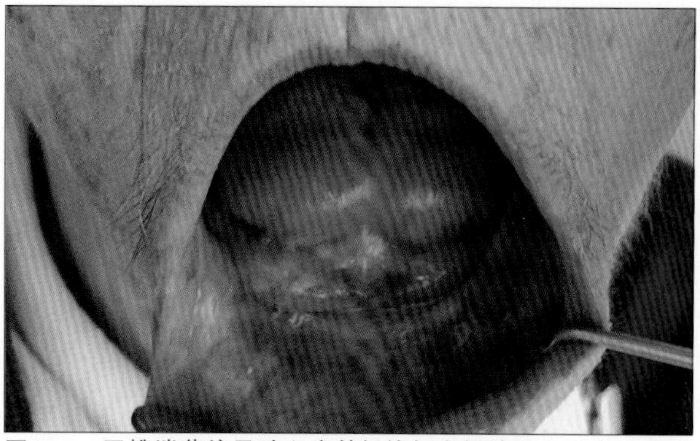

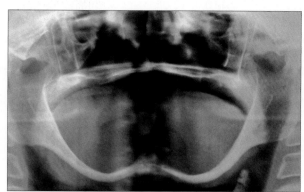

图19a　牙槽嵴萎缩导致义齿基托施加在颏神经上垂直压力增大，种植体的支持可以减轻这种"电击样"疼痛

图19b　牙槽嵴萎缩患者的全景放射线片

一体式微型种植体对修复体不提供支持作用，因为阴型部分不是就位在种植体的球附着体上。它们只是通过阴型部分内的O形橡圈提供固位力。其功能与其他种植系统有很大的不同。第三年龄阶段的患者倾向这种微型种植体，因为它们是专为不翻瓣手术设计的而且相对便宜。第四年龄阶段的患者牙槽嵴严重萎缩，这些微型种植体往往也相对过长。随着患者功能下降和灵活度降低，摘戴义齿也可能变得困难，由于微型种植体的颈部很小，义齿就位必须非常准确。当一体式微型种植体失去作用而需要将其取出时，最好是用金刚砂钻直接切断种植体薄弱的颈部。然而，这种方式也很难在患者家里完成。

除小直径种植体之外，短种植体可能也特别适合老年患者严重萎缩的下颌牙槽嵴（图19a，b）。

这种临床状态造成一个问题，即义齿固位和下颌颏孔暴露于牙槽嵴顶。义齿负荷时，对颏神经施加压力可能会导致患者明显的疼痛和严重不适。在这种情况下，在颏孔间区植入种植体可以给义齿基托提供支持，同时缓解颏神经受到压迫。对于这些患者，种植体被植入在下颌骨基骨，而不是在（丧失的）牙槽嵴上。因此，这些种植体的宽度不受限制，可以使用标准直径种植体，甚至宽颈种植体。

9 针对老年患者的外科考量

S. Barter

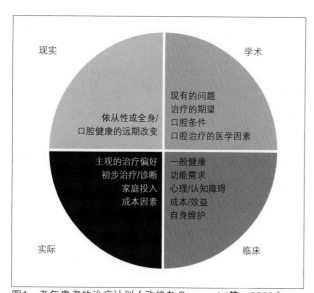

图1 老年患者的治疗计划（改编自 Bergendal等，2008）

- "学术"（理想的）治疗计划。
- "临床"治疗计划，涉及患者的一般健康、认知能力以及患者对修复体的自我维护。
- "实际"治疗计划，决定因素包括主观治疗期望值、接受特殊治疗程序的意愿，以及受经济和家庭的限制。
- "修正"治疗计划，但是现实的治疗计划，适合老年患者随增龄而发生的依从性或全身/口腔健康状况的变化。

理想的（战略性的）种植体植入位置可能是受骨吸收影响的区域。这意味着需要仔细考量修复体人工牙的位置、所需的种植体的植入位置以及该区域的可用骨量，这个过程就是以修复为导向的治疗计划。虽然这可能导致的结论是，理想的计划是不切实际的，也许需要诸如骨移植之类的辅助外科手术，必须修改种植治疗计划。仅仅将种植体植入在可用的骨充足的位点，以后再如何修复，这种方法是不可接受的。由此导致修复体往往在功能、语音、维护便利性以及外观上有所欠缺。在适应能力降低的老年患者，执行必要的（可能是复杂的）口腔卫生维护的能力也有所下降，这可能会变得更加困难，甚至导致疾病。

预期的修复结果必须考虑到个体患者的适应能力、手的灵活性和自主能力，以及是否需要看护者的照顾。然而，机械和生物学并发症是所有的牙缺失修复几乎不可避免的结果，失败只是一个时间的问题。对于老年人而言，需要预见到此类并发症的处理，并做出"有针对性设计"的修复。这将在第12章进一步讨论。

本治疗指南之前的章节中已经指出，老年患者可以成功地进行种植治疗，这可为他们主观和客观的生活质量提供预期的改善。包括功能上的改善，最重要的也许是通过咀嚼更为舒适、效率更高从而获取充足的营养，以及对美学和自我感觉的积极影响。然而，在治疗或管理需要提供或已经接受种植治疗的老年患者时，必须考虑许多因素。所有的治疗方式都有优点和缺点，手术方面的治疗需要特别的考量。建议老年患者的治疗计划是一个序列治疗，具有4个步骤（Bergendal等，2008；图1）：

作为外科医师，我们的首要职责是"没有伤害"，手术本身是有伤害的，衡量手术的成功包括避免医源性损伤、无意外结果发生的良好愈合，不造成可避免的伤残，并实现预计的治疗效果。

因此，本章的目的是考量一些对于老年患者来说特别重要的外科问题。当然这不能涵盖所有的可能性；成功的手术依赖于患者或特殊性的多种因素，对于每一个患者都需要进行彻底完善的术前评估，将所有相关因素纳入治疗计划。

年龄相关性骨形态和结构的改变

随着口腔健康的改善，老年人不再被认为一定会成为无牙颌患者；很多成人一生可以保留大部分牙齿，种植治疗仅仅用于修复单颗或多颗牙缺失，或者小的固定桥修复。也不能认为，老年患者主动拔除所有牙用种植义齿替代，是一种"更好或更安全"的选择、是一种有效的治疗方案。种植牙不能代替天然牙，仅仅是修复牙缺失的一种选择（Donos等，2012）。如果要保持本体感受反馈和更简单、更廉价的治疗，在可能的情况下，维持天然牙应该始终是首要选项。

然而，许多老年患者存在完全的牙列缺失的倾向，有的戴着之前失败的修复体，有的只有自己残留的牙齿并没有修复。当剩余天然牙无法进一步支撑常规修复时，用固定或可摘的种植义齿修复，而不是传统的局部或总义齿修复，可以避免让老年人去适应一个完全不同的情况。如第5章所述，老年人适应这种变化的能力已经降低了。

组织学改变

在Lekholm和Zarb（1985）的经典概念中，将骨质分为4种类型（图2）。

也有人提出了其他几种骨质分类方法，但是并未作为标准方法被普遍接受。

然而，骨质不只是取决于皮质骨和松质骨的相对骨密度。骨质是骨科学中骨的抗折性，是一个组合因素，如所含胶原的质量、矿物晶体的大小、血管化和细胞活力的程度、积累性微损伤和骨转换率。如前所述，这些因素在老年患者身上都会有所变化，尤其是考虑到这个年龄组患者的多种疾病率和多种用药。

这些因素对于成功的种植体骨结合也具有潜在损害，密质骨不一定更坚固，而骨密度低也并不总是与骨质疏松症相关。然而，已经证实在任何水平的骨密度（T分数），与年轻人相比，老龄的骨质更弱，更容易骨折（Hui等，1988）。"骨质差"与较高的种植体失败率具有相关性（Goiato等，2014；Alsaadi等，2007）。但是，骨质疏松症似乎

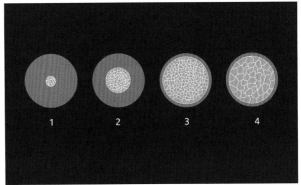

图2　骨质评估分级系统（Lekholm和Zarb，1985）

与较高的种植体失败率并不相关（Bornstein等，2009；Slagter等，2008）。事实上，据报道较高的种植体失败率一般发生在密度较高的下颌骨，可能由于下颌骨的小梁骨减少，导致骨内氧压降低，从而影响了骨愈合和骨结合。骨内氧压降低和活性的骨细胞数量减少与骨结合失败的高风险具有相关性（Van Steenberghe等，2003）。然而，已经发表文献表明种植体植入在"骨质差"或"骨质好"的位点，其种植体存留率并无明显差异，特别是使用粗糙表面的种植体（Stanford，2010）。

由于外科技术差、水冷却不足或使用钝的钻针而造成骨组织过热，都会导致种植位点骨坏死。压缩性骨坏死的概念已在骨科学领域有所描述，即植入扭矩过大超出骨的生理承受能力而产生的弹性形变、微骨折以及血管缺血（Winwood等，2006）。类似的机制也可能在种植体植入时发生，同时伴有骨吸收和种植体松动（Bashutski等，2009；Haider等，1991）。

严重萎缩的下颌骨主要由皮质骨构成，松质骨间隙很小，热损伤或植入扭力过大的风险从而更高，后者是下颌骨骨折的风险因素（Chrcanovic和Custódio，2009），深入的讨论可见Boskey和Coleman（2010）关于骨组织学和生理学增龄性改变的一篇全面评述。老年人骨组织学的增龄性变化，对种植体骨结合成功的影响尚不清楚。可以推断，组织学和解剖学上的变化，如下颌无牙颌下牙槽动脉增龄性退化，存在骨愈合差的风险（Bradley，1975；Bradley，1981）。然而，多项研究都没有表明种植体失败率存在随增龄变化而增加的趋势（de Baat，2000；Op Heij，2003）。

每一个种植位点或每一个患者的种植治疗涉及许多因素，很难做出有意义的评估，包括全身和局部因素，而外科技术和术者的经验往往是最显著的影响因素。对患者进行适当的疾病控制后仔细地实施手术应当会成功，但是向来手术就没有绝对的保证，患者或其家属在考虑种植治疗时都应对比进行估量。

形态学改变与外科考量

牙缺失后骨吸收对于外科医师和修复医师而言一直是获得满意的义齿稳定性的一个挑战。这对于种植体应该植入在合适的位置具有重要影响。牙丧失后的牙槽骨吸收是正常创口愈合的一部分（Araújo和Lindhe，2005；Cardaropoli等，2003）。不同的患者、同一患者不同部位的骨丧失率和程度不同。在基托承托区持续的骨改建和骨吸收会使这一过程进一步复杂化（Tallgren，1972）。长期缺牙位点或者颌骨，在需要植入种植体的部位可能出现严重的骨吸收，特别是在长期戴总义齿的患者或者年轻时缺牙的患者，用剩下的可用牙齿进行了固定或可摘局部义齿修复。

一颗或多颗牙缺失后，种植体可以进行成功的义齿修复。然而，无牙颌的牙槽嵴解剖变化给种植治疗增加了特殊的考虑因素。牙缺失后，牙槽嵴向根尖舌侧方向吸收（Lekholm和Zarb，1985；Cawood和Howell，1988）。重要的解剖结构变得更浅，和原来的（因此必然的）牙齿之间的相对距离也发生了变化。

种植治疗所言的另一个好处是防止持续的骨吸收。有人提出，与总义齿相比，种植体通过负荷刺激可以一种更有利的方式防止渐进性骨丧失、防止矢用性萎缩。然而，许多研究表明种植体也是骨丧失的潜在原因，原因是牙槽嵴的骨应力或种植体周疾病。与任何治疗一样，种植体也具有潜在的利与弊的影响。

拔牙窝内即刻植入种植体可以防止牙槽骨改建（Werbitt和Goldberg，1992）。然而，其他学者认为这一理论并没有确凿的证据支持，意见仍有分歧（O'Neill和Yeung，2011；Schropp和Isidor，2008）。

下颌骨。在下颌骨，骨高度的降低导致肌肉附着变浅。颏棘和下颌舌骨嵴不再位于口底较深的位置。这就导致舌前庭变浅，肌肉活动更容易造成义齿位移。骨隆突也可能引起义齿下方的压痛点。

骨高度的丧失也导致下牙槽神经（IAN）相对变浅。在没有下牙槽神经的充分安全边界内植入种植体，这将减少可用骨的高度。这种损伤对任何人都可能会导致严重的并发症，而不仅仅是"麻木或刺痛"。

下颌管有时会发生解剖变异，其中包括下颌后部骨内分为双管、多个分支（Carter和Keen，1971）或多个颏孔（Naitoh等，2009）。因此对于吸收的下颌骨，精确和适当的影像学检查结合仔细的临床检查并不为过；而不可逆性感觉异常和神经病理性疼痛产生的障碍是相当大的问题，并且降低生活质量，同时还会带来心理障碍（Lam等，2003）。

下颌骨渐进性骨吸收，最终可能导致颏孔位于牙槽嵴顶。骨吸收严重时，会有一段下牙槽神经的主干位于牙槽嵴顶开裂的下颌管形成的槽内。在这两种情况下，义齿基托压迫神经都可能引起疼痛。种植体支持的修复体在改善舒适性方面的优点对于患者来说是非常可观的。但是，选择翻瓣和切口的位置时，应注意避免损伤神经。

外周神经损伤可分类为神经失用症、神经轴突断裂或神经断裂（Seddon，1942）。神经失用症是最不严重的损伤形式，根据Seddon的观点，它可以产生短暂的感觉异常或麻痹，损伤区没有神经传导，但近端和远端的神经传导未受损。根据受损的严重程度，通常会在数小时、数天或数周内恢复。

轴突断裂是指轴突和髓鞘丧失连续性，但是仍保留结缔组织结构（神经外膜和神经束膜）。结果由于远端神经组织进一步变性，损伤部位的远端出现传导缺陷，称为沃勒变性（Wallerian degeneration）。轴突可能会再生，并有一定程度上的恢复。

神经断裂是整个神经纤维的横断或者离断，可以是部分断裂也可以是完全断裂。发生沃勒变性，感觉受损严重，不会自我修复。

神经损伤可能会产生感觉刺痛（感觉异常），麻木（感觉丧失）或功能降低（感觉减退），感觉变化（感觉迟钝），非正常疼痛（异常性疼痛）的刺激性疼痛感或敏感性异常增加（感觉过敏）。

神经损伤甚至可以在没有穿透神经管的情况下发生。神经失用症可能发生于种植体的根端对下颌管上壁的压迫。也可能发生于下牙槽神经阻滞麻醉。

Seddon描述的神经损伤的经典症状，可能因下牙槽神经位于骨管内这一事实而修正。限制在骨管内的水肿可能会导致额外的神经压迫并损害神经组织的血管供应，出血进入骨管可能会有相同的效果。此外，血红蛋白具有神经毒性（Regan和Rogers，2003）。这种疼痛属神经源性，简单的止痛药如布洛芬或对乙酰氨基酚无法止痛，需要特殊的处理（Renton和Yilmaz，2012）。

下颌下间隙、颏下间隙也随渐进性下颌萎缩而变浅。在一项放射线学研究中，样本中有2.4%的病例舌侧凹深度为6mm（Quirynen等，2003）。舌侧皮质骨板穿孔会造成口底血管损伤，有大出血的风险。

横断面成像研究表明，舌下动脉、颏下动脉在下颌中线处可能不仅靠近舌侧皮质骨板走行，这些动脉分支还有可能沿舌侧骨皮质进入下颌附属孔（Hofschneider等，1999）。大量的研究报道了种植手术相关的舌下血肿，甚至可能在治疗后几个小时形成（Dubois等，2010；Isaacson，2004）。在某些病例中，这种出血可能非常严重，引起急性气道梗阻（Niamtu，2001）。这种情况也很有可能出现在种植体植入在下颌第一前磨牙的位置，尽管非常罕见，这也是种植覆盖义齿常用的位点（Givol等，2000；Kalpidis和Setayesh，2004）。

在萎缩的下颌骨进行种植手术时，考虑下颌骨骨折的风险当然重要。骨折可能发生在种植手术中或种植体植入后（Goodacre等，1999），并且骨折后的修复可能会导致进一步的并发症。报告的发病率存在很多差异，但通常在0.2%左右（Rothman等，1995）。与之相关的种植体周骨吸收，似乎也是下颌骨骨折的一个重要风险因素；有学者建议，种植体周骨丧失达到50%就应该取出种植体。然而，他们也明确指出取出种植体同样具有下颌骨骨折的风险，因此要看是否必要（Raghoebar等，2000）。

由于种植窝的预备不可避免地削弱了下颌骨结构的完整性，因此保留足够的骨量，不侵犯颊侧和舌侧皮质骨板，尤其下颌下缘，是至关重要的。在萎缩的下颌骨种植还要去除掉骨突，获得植入种植体的平坦骨床，推荐做横截面成像检查用以评估硬组织去除的程度。此外，种植体的数量越多或长度越长，骨折的风险越高。应该将无牙颌的应力性骨折作为种植相关的持续性疼痛鉴别诊断的一部分加以考虑（Rothman等，1995）。

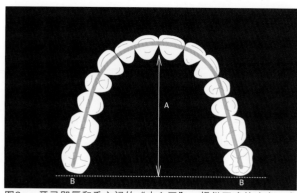

图3a　牙弓即唇和舌之间的"中立区"，提供正确的咬合、发音以及口外软组织的支撑
A＝前后牙弓长度
B＝牙弓后部宽度

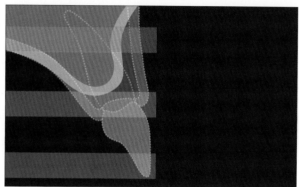

图3b　咬合/切端的位置（蓝色）是恒定不变的，软组织（绿色）和牙槽嵴（橙色）向根尖舌侧方向吸收，偏离了正常的牙齿位置

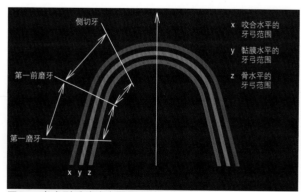

图3c　考虑到重建咬合需要在第一磨牙、第一前磨牙和侧切牙的位置植入6颗种植体：在𬌗平面，义齿的位置和螺丝通道的位置需要位于x。随着牙槽骨吸收程度的增加，可用的牙槽嵴半径减小。这在上颌前部更为明显
x＝理想的义齿位置（正常牙弓半径）
y＝中度吸收的牙槽嵴
z＝重度吸收的牙槽嵴

虽然这种情况鲜有报道，但却是严重的治疗风险，因此建议在萎缩的下颌骨进行种植手术前应让患者充分的知情同意（Soehardi等，2010）。许多学者观察到，下牙槽动脉（IAA）发出的供应下颌的血管会发生增龄性退行性变（Bradley，1975），这可能与下颌牙槽骨萎缩有关（Eiseman等，2005）。然而，有来自邻近肌肉（咬肌、颏肌、翼内肌）穿透骨膜的血管、口底血管（舌下动脉、颏下动脉和下颌舌骨肌动脉）所形成的大量侧支血管供应。已知下牙槽动脉分支血管的退行性变与干槽症（Chiapasco等，1993）、拔牙窝愈合不全以及引导骨再生效果不佳相关（Ersanli等，2004），还与下颌后部放射性骨坏死高发有关（Bras等，1990）。因此，对于下颌骨中心血管较差的老年患者，必须仔细设计切口和翻瓣以保护血供。

上颌骨。上颌骨吸收分类中也描述到，上颌骨骨吸收的方式一般向根尖舌侧的方向吸收（Lekholm和Zarb，1985）。骨吸收后上颌骨高度的降低，也导致牙弓形态以及种植体与天然牙位置关系的改变，这为全牙弓修复的外科设计提出了一个问题，即选择覆盖义齿还是固定修复体。咬合水平的牙弓范围要保持相对恒定，以确保修复体位于"中立区"，并提供足够的口外软组织支撑，而不会侵犯舌的空间。然而，牙槽嵴会沿根尖舌侧方向吸收，并且牙弓半径变小。这就需要种植体植入角度更向前倾斜；如果多颗种植体植入在一个半径很窄的颌骨，种植体间距离可能过于接近。上颌前部半径变化的差异更为显著（图3a～c）。

上颌骨的持续吸收还导致剩余牙槽嵴与上颌窦和鼻腔之间距离变小，经常导致必须进行骨增量才能植入种植体。

上颌后牙区的骨增量可以通过"上颌窦底提升"程序的窦底骨增量来实现，对于一个熟练和经验丰富的外科医师来说，这样的手术是安全的和可以预期的。然而，问题是患者是否能耐受手术，并愿意接受手术风险和所延迟的时间，因为必须在骨移植材料成熟之后才可以植入种植体。有些生物材料可以提供类似于自体骨移植（曾经被认为是金标准）的可靠的骨移植结果，避免了取骨和相关的并发症（Kim等，2009；Handschel等，2009）。老年患者，应考虑到上颌窦底提升的出血风险，尤其是全身用药者的风险更高（如第5章所述）。骨移植后上颌窦炎的发生很大程度上与上颌窦膜的穿孔和骨移植材料脱入上颌窦腔有关，不仅引起炎症，还会导致上颌窦裂孔闭塞（van den Bergh等，2000；Doud Galli等，2001）。上颌窦底提升当然不能替代丧失的牙槽嵴；手术为方便种植体的植入增加了骨量，然而，种植体的位置不一定是缺失牙的位置。有些学者发现，如果将种植体植入在固定修复体所需的正确位置，还需要水平向骨增量。由此，骨移植并不总是可行的：对老年患者，垂直向骨丧失的重建并不简单，对于老年患者来说，复杂的手术并非完全理想或合理。

还有一些学者推荐一种上颌窦骨增量的"简化"方法：骨凿技术，即通过预备的种植窝将骨移植材料推入窦底间隙，最早由Summers（1998）提出并进一步地改良为不同的方法。然而，笔者认为，基于很多原因这种技术效果欠佳，并且具有相关的风险，在很大程度上已经过时，原因如下：

- 骨凿技术的相关依据具有显著异质性，很难得出有意义的结论（Tan等，2008）。
- 许多研究显示，与上颌后部剩余骨高度可以满足在不进行骨移植的情况下植入短种植体相比，通过骨凿技术植入的短种植体的成功率与种植体存留率相当。此外，因疑似穿孔而没有植入骨移植材料时，种植体的结果是一样的。固定体穿透上颌窦对上颌窦的健康并无影响（Brånemark等，1984；Stamberger，1991）。种植体穿过窦底虽然可能没有益处，但是也无害。
- 众所周知，骨移植材料颗粒脱入上颌窦腔会引起急性或慢性上颌窦炎（Wiltfang等，2000）；术中的膜穿孔是无法确认的，而且剩余牙槽嵴高度越小黏膜穿孔的概率越大（Ardekian等，2006）。
- 众所周知，通过骨凿技术植入的材料会发生显著的改建，种植体周围骨壁所获得的骨量有限，仅在种植体根尖部有少量的骨（Brägger等，2004；Leblebicioglu等，2005）。
- 种植成功的主要决定因素是维持剩余牙槽嵴高度（Toffler，2004）。
- 人们进一步了解到，这种骨无法明显增加生物力学负荷传导；这种负荷首先由上颌后牙区皮质骨板承担，然后分散到腭部和颧骨（Yacoub等，2002；Gross等，2001a；Gross和Nissan，2001b）。除非植入的骨移植材料完全覆盖提升的窦底间隙的骨壁，否则少量的骨增量相对无用（Tepper等，2002）。

与没有骨增量的上颌后部相比，上颌窦骨增量后的种植体存留似乎存在更大的变数，上颌窦底提升后，种植体的存留率存在更大的变异性（Graziani等，2004），那么在允许的情况下使用短种植体，更适用于有一定剩余牙槽嵴高度的老年患者，这样可以减少外科并发症的发生。

鉴于骨凿技术缺乏明确的优势，相比其潜在有限的优势而言，该技术相关的额外风险更为明显。随着剩余牙槽嵴高度的降低，种植体脱入上颌窦腔的风险也继而增大（Chiapasco等，2009），即便是行使功能多年之后仍然有可能发生（Iida等，2000；Ueda和Kaneda，1992）。

有一些报道是与骨凿技术相关的良性阵发性体位性眩晕（BPPV），归因于锤击导致的半规管中的耳石移位所致（Chiarella等，2008）。任何年龄段的患者都有可能出现这种症状，但对于老年患者，他们的平衡和本体感觉已经有所下降，BPPV可能严重影响他们的生活质量。由于症状往往不会在术中或术后的几天、几周内显现出来，因此发病率可能存在漏报（Vernamonte等，2011；Kim等，2010；Peñarrocha-Diago等，2008；Di Girolamo等，2005；Kaplan等，2003）。

试图通过将种植体植入在上颌前部骨量充足的位置，以简化外科手术并避免做上颌窦底提升，可能会增加种植失败的风险，有必要在前部与后部良好地排列种植体（Lambert等，2009）。因此，一些临床医师主张使用较长的、倾斜的种植体，以避免做上颌窦底提升。这种"简化"程序是值得商榷的，因为这种方案往往需要明显降低垂直骨高度为修复体提供必要空间。广泛地翻瓣和去骨，其创伤并不比上颌窦底提升程序小。此外，一旦种植失败或出现并发症，该程序的术中去骨可能会造成甚至传统总义齿都无法修复的状态，因而给患者带来严重的缺损。

用特殊的方案在上颌其他位点植入种植体，例如颧骨或翼上颌区，需要复杂的外科手术和很困难的修复程序。同样也有增加并发症发病率的风险，由于种植体位置不便，种植体周黏膜炎往往是存在的一个问题（Aparicio等，2006）。这样的程序不太可能适合老年患者。

即使做了复杂的骨增量，也不太可能将明显吸收的位点完全恢复到患病前的轮廓，种植固定修复需要用修复体本身来弥补缺失的组织。吸收的颌骨做全颌固定修复时，通常需要大量的粉红色义龈提供必要的口外软组织支持或义齿满意的美学轮廓，或防止漏气影响发音。这将增加有效菌斑控制的难度，增加种植体周疾病、骨吸收或种植体脱落的风险。

针对老年患者的简化外科手术策略

并发症对于老年患者而言可能具有更大的意义，因为它影响了患者的生活质量，并且需要对症处理这些并发症。以拟议修复体规划种植体植入的重要性是有据可依。此外，我们必须计划好日后的维护、更换修复体以及一旦种植体脱落如何更改修复方案，或者当患者无法自我维护修复体时，如何改变修复体的类型或设计。简而言之，有万一出现潜在问题时能够恢复到继续行使功能的计划，或者至少不会给患者造成不便或残疾。从外科角度来看，这样的战略规划包括种植体植入的关键位点和手术方法的选择，要将损伤降低到最小、风险降到最低，还可以实现可预期的结果。在一定程度上，这也取决于术者的经验。

如前所述，牙槽嵴垂直高度的丧失，可能会导致所需种植位点牙槽嵴顶与下牙槽神经或上颌窦腔的距离更近。根据有限的可用数据，垂直向骨增量是具有挑战性的，临床结果显示了相当大的变数（Rocchietta等，2008）。所有的骨增量程序，都具有增加并发症发病率的风险。在上颌骨或下颌骨有限骨高度的情况下，使用较短的种植体可以被认为是一个合理的治疗选择。

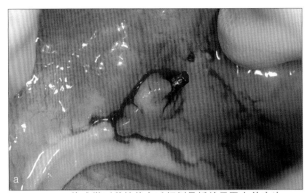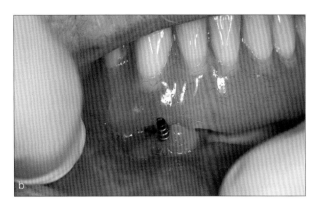

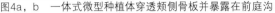
图4a，b　一体式微型种植体穿透颊侧骨板并暴露在前庭沟

在骨密度近似的情况下，使用短种植体与长种植体效果一样好（Renouard和Nisand，2006）。甚至使用超短种植体（4mm）有一些成功。尽管对于下颌骨的致密皮质骨而言，种植体的直径与应力峰值（译者注：最大扭矩）比种植体的长度影响更大（Slotte等，2012）。而有人认为上颌骨的情况可能相反（Baggi等，2008）。由于种植体靠近冠方的2～3mm，大部分的功能负荷传导至骨组织（Pierrisnard等，2003），但是上颌后部往往骨密度较低、皮质骨板缺损，这种情况下应考虑做适当的上颌窦底提升，取决于患者获得的风险/效益比和成本/效益比。当牙槽嵴宽度不足时，也可以考虑水平向骨增量。虽然相比垂直向骨增量，其结果更加可预期，但将增加治疗成本、不适和治疗风险。

对于狭窄的无牙颌牙槽嵴，细直径的种植体在一定程度上提供了一种替代的解决方案。然而，我们必须考虑种植体和狭窄牙槽骨的负荷能力。随着种植体直径的减小，断裂的风险也随之增加，即便是用钛合金（钛-铝-钒）制作的具有基台的一体式种植体，此类种植体一般由钛合金材料制成，例如Ti-Al-V（Allum等，2008）。但是细胞培养和动物实验已经证明，这些材料的生物相容性不如工业纯钛（Han等，1998）。种植体的临床意义仍然是一个关键性的讨论话题，直径为3.3mm的钛

锆合金种植体，生物相容性更好，目前在短期的相关研究中，已成功地用于固定和可摘义齿修复（Barter等，2012；Chiapasco等，2012；Al-Nawas等，2012）。直径小于3mm的种植体的应用尚无文献支持，大部分情况是使用在无牙颌和单颗牙缺失的非承重位点，并且缺少成功率的数据（Klein等，2014）。有文献报道，牙槽嵴顶皮质骨的应力值会随着种植体直径的减小而增大，种植体周骨吸收的风险也相应增加（Baggi等，2008；Ding等，2009）。这种影响在已经吸收的颌骨上会更加明显。与其他的骨一样，随着患者年龄，增大骨皮质厚度和弹性都会有所下降，对颌骨的影响更为明显（Sarajlic等，2009）。当皮质骨板较薄或种植体周骨丧失时，种植体很有可能会在负荷的压力下穿破颊侧骨板（图4a，b）。

总之，基台一体式种植体（典型的是某些迷你种植体设计），可能会由于患者依从性不佳而出现问题。患者认知能力下降，可能不再忍受已经存在的成功种植覆盖义齿，或拒绝或无法佩戴。传统分体式种植体的设计可以相对简单地取下基台，否则可能导致口内软组织损伤，造成疼痛并影响进食。这对一体式设计的种植体来说是不可能的，取下或调改种植体就不那么简单了。这将在第11章进一步讨论。

不翻瓣手术作为简化的种植体植入程序获得了推崇。避免了翻瓣剥离骨膜，这无疑减少了术后并发症的发病率，但"盲视"下植入种植体带来植入位置不准确的风险，而且容易造成种植体周围的骨厚度不足，皮质骨板穿孔，或侵犯相邻的解剖结构。数字化手术导板已经不再是一种新型技术，不翻瓣手术应用这种导板已被证明可以减少术后并发症的发病率。

然而，已发表的文献中已经有系统性回顾提出了对于种植体植入位置准确性的质疑。计算机导航的外科手术具有很好的发展前景，它可以使手术更加微创，降低手术风险，并为身体条件差的患者提供了更好的种植方法。然而，正如所有的新技术一样，了解所有的技术细节和固有的局限性是非常重要的（Tahmaseb等，2014）。

老年患者的外科考量

第5章关于全身医疗考量的讨论中已经阐述过，老年患者的生理储备下降，对于压力的容忍力也降低。老年患者可能无法应付时间较长的、难度较大的治疗程序，这在选择最适合患者的治疗方案时，一定要考虑在内。术者的技术和经验将在很大程度上决定如何以最快的速度安全准确地完成手术，因此大部分患者最好由专科的外科医师治疗。

老年患者的生理变化影响了药物的吸收、代谢和排泄，通常首选局部麻醉下治疗。局部麻醉剂中，只有利多卡因已经在老年患者中进行了广泛的研究（Oertel等，1999）。然而，酰胺类局部麻醉剂，如利多卡因主要由肝脏代谢，而肝脏的代谢能力会随年龄增长而下降。此外，肝血流量降低的患者（例如充血性心力衰竭）或肝功能降低的患者代谢局部麻醉剂的速度可能会明显减慢，这就会导致血药浓度升高以及药物毒性增大的风险（Malamed，1997）。利多卡因的代谢产物也有潜在毒性，对肾功能损害的患者有潜在的影响。

然而，阿替卡因，虽然也属酰胺类局麻药，但主要通过血流的代谢，并且相比利多卡因半衰期明显更短，代谢物无毒。年轻和老年的健康人之间，阿替卡因的血药浓度和半衰期无显著差异（Oertel，1999）。值得注意的是，阿替卡因具有较高的血清蛋白结合能力，而在老年人这种黏合能力会发生变化，尤其对于血清蛋白水平较低的慢性疾病患者。

手术所需时间，要考虑到所需局部麻醉药量的约束。考虑到老年患者代谢能力下降，如果通过"补足"局部麻醉药来延长手术时间，可能引起老年患者麻药过量。正如在5章讨论的医疗方面的考量，局部麻醉引起的并发症在身体虚弱的老年患者中的发病率更大，尤其对于患多种疾病的患者，可能与原本的处方药发生药物协同作用。进一步的建议可以在第5章中找到。

类似于智齿拔除术，患者的年龄、手术持续时间和手术过程的复杂性都与术后并发症的程度相关（Jerjes等，2010；Bello等，2011）。同样，种植外科手术时间越长、程序越复杂，类似的问题也会出现。

老年患者接受较长时间、较复杂的手术还要考虑其他一些因素。某些情况下，如关节炎或胃反流，可能导致患者长时间躺在牙椅上会感到不适，这样在术中会给术者和患者都造成压力，影响治疗的顺利完成。还有一些情况，如糖尿病、老年痴呆症和骨关节炎可能会影响日间的治疗安排。脊柱关节炎可能导致患者无法舒适地躺在椅子上，继而给操作、照明和手术部位的可见度都带来影响。这就会增加手术时间，并且给患者和术者都造成压力。甚至放射线检查都可能会受到影响：脊柱后凸畸形的患者可能无法在拍摄CBCT或全景片时保持正确的姿势。再例如，患有帕金森病的患者在曝光时不能保持静止不动。

所有这些因素都必须在制订治疗计划和复诊日程时考虑在内，可以采用多次复诊，并缩短每次的治疗时间。但是，每次复诊的时间长度要适当，避免患者就诊过程仓促，这也可能会给他们额外的压力。患者需要更多的中间休息的时间，因为肌力流失和咀嚼肌的疲劳可能导致患者无法长时间保持大张口。对于治疗本身的焦虑也是造成紧张的一个重要因素。通常，老年患者可以安全耐受口服和吸入镇静剂，考虑老年患者对苯二氮的敏感性增加，静脉注射镇静剂应谨慎应用。然而，有些技术可能不适合身体条件较差的老年患者在门诊治疗，住院治疗和全身麻醉下治疗可能更合适这类患者，尽管这样会增加年龄和系统性的相关风险。

手术必须是快速、平静、流畅和舒适的，由熟练和经验丰富的医师来完成。然而，治疗与关怀缺一不可，关心照顾老年患者的不同需求也很重要。在术后阶段、整个治疗过程和维护期，都应持续地关心患者的需要。

术后和愈合阶段

对于所有的患者，给予明确的、通俗易懂的术后医嘱是非常重要的。患者听力困难、焦虑、记忆或认知障碍，都可能会影响其对于术后护理重要性的正确理解，并可能对治疗产生不利影响。仅仅给予口头的术后医嘱不适合于任何患者，特别是在手术的时候。应该提供打印的、字足够大的书面术后医嘱；最好是在术前1～2周提供给患者。这样可以给患者和家属或看护者更充足的时间，不仅可以提出相关的问题，也可以做好必要的准备，特别是注意保持足够的食物和液体摄入量。

即便是相对简单的手术，老年患者在手术刚完成的时候可能也需要更长的时间来恢复。肌肉强直、直立性低血压和疲劳都会增加跌倒的风险，所以应该给他们足够的时间离开牙椅，并有专人护送/帮助他们离开。

虽然年龄超过65岁的患者，感染的风险似乎并没有增加，但是这个年龄组一般高发全身病或正在服用很多处方药物，这可能会使他们易于感染，术后抗生素的应用也有可能出现药品不良反应（ADE）。正如第5章所讨论的，老年患者的感染可能开始得较早、发展更迅速和更难以解决，所以一旦发病需要尽快采取行动。

术后需要进行适当的疼痛控制。疼痛除了感觉机制外，还包括情绪和行为等多种因素。疼痛的经过受生物、心理和文化因素的影响。疼痛控制的基本原则是术前应用止痛药，这可能有助于防止潜在的伤害性刺激（Scully，2014）。

一些影响老年患者使用镇痛剂的因素已经在第5章进行了讨论。非甾体类抗炎药应谨慎使用，特别是对胃病或肾病的患者，以及那些服用ACE抑制剂或β受体阻滞剂的高血压患者，或者是服用抗凝血药的患者。作用在中枢神经的止痛药如阿片类药物，在老年患者中存在较高的意识模糊、嗜睡或跌倒风险。老年患者用药依从性差会带来更多的风险，特别是在已经服用的多种药物中再增加新的药物。要对书面医嘱进行仔细的口头解释，特别是有关用药时间，是否应按说明书用药，还是要遵医嘱用药。对于视力受损的患者来说，可能无法阅读小的药品标签或制造商的说明书，可以把常用药信息用不同大小的字体打印在纸上。

许多学者发现伤口愈合具有年龄差异性。损伤反应可分为4个主要阶段：凝血、炎症、细胞增殖、组织重建或组织分解（Gosain和DiPietro，2004）。如前所述，炎症反应随着年龄的增长而降低（Swift等，2001），这会因年龄相关性细胞迁移与细胞增殖的减少而影响愈合。随着年龄的增长，胶原结构的改变将影响改建。然而，事实上尽管老年人的愈合比较慢，但是整个过程和结果并不受其他因素影响（Guo和DiPietro，2010）。对老年患者伤口愈合的研究多集中于皮肤愈合。很显然，老化的皮肤组织在形态学上会发生变化。其胶原蛋白和弹性蛋白的数量与质量也会下降，血管分布和肉芽组织生成都会有所减少。这些变化是由于外部因素，如太阳紫外线照射（Thomas，2001），这当然不会影响到口内创口，因此年龄对于口内创口愈合的影响相对小一些。然而，很少有研究涉及这方面，已有的研究中往往没有将多脏器发病和复杂用药因素对于中老年人的影响纳入评估范围。影响组织灌注和氧合的全身因素，如心血管疾病、慢性阻塞性肺病和吸烟都与创口愈合能力受损相关，如糖尿病和药物（如糖皮质激素）也是如此。即使去除了潜在的年龄相关因素，老年人的创口愈合也有明显延迟，这表明老化延缓了黏膜创口愈合，这种结果在男性中表现相反，女性创口愈合延迟的发生率更高。据推测，创口愈合可能通过不同的机制调节，这取决于组织的类型（Engeland等，2006）。

老年骨愈合也较慢。据推测，这与环氧合酶2（COX-2）水平降低相关，它在骨修复中发挥重要的作用（Naik等，2009）。

虽然许多研究表明，年龄的增加对健康的个体骨结合的影响并不大，目前还没有关于老年患者引导骨再生的对照研究。动物研究表明，引导组织再生模型发生了延迟的骨愈合反应，基于先前讨论的骨愈合随着年龄发生变化，这个结果似乎与老年患者有关系。

幸运的是，口腔种植治疗一般不会发生严重的并发症。然而，治疗程序的复杂性和患者本身的风险因素，都会增加并发症的发病风险。医师在进行此类手术前，应进行适当的外科训练。尽管我们尽最大努力防止不良事件的发生，并发症也是不可避免的。因此，风险评估非常重要，不仅要从预防方面考虑，而且还要考虑到一旦发生并发症该如何处理。最重要的是，务必要在正确的位置准确地植入种植体，从而获得预期的修复效果。对于所有患者而言，通过手术将不理想的种植体取出十分困难，老年患者基本上是不可能的。

10 老年种植患者的口腔卫生维护

F. Müller

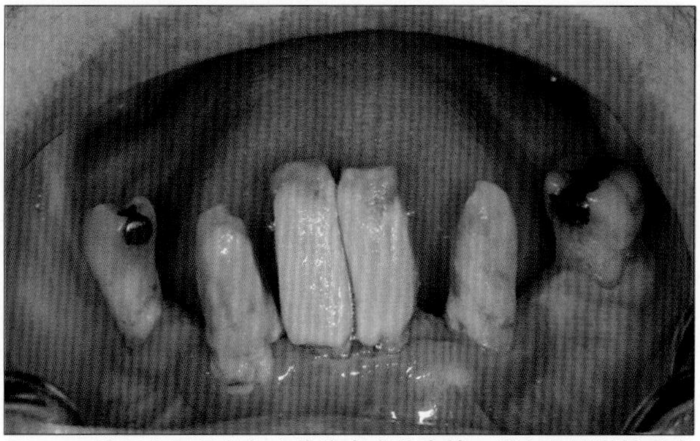

图1 口腔卫生不是老年人优先考虑的事情。视力和触觉敏感度减退、动手能力下降，都使得口腔卫生的维护变得很困难

手灵活性退化使得保持有效的口腔卫生维护变得更加困难。人们普遍认为老年人的口腔卫生比较差（图1），尤其那些生活在养老院或者其他福利机构的老年人（Peltola等，2004）。年老体弱患者的咀嚼效率下降，咀嚼肌和面部肌肉协调性变差，食物残渣的残留是很常见的。其"自我清洁"效应减退，因为只有有效地咀嚼并使食物形成球状才会产生"自我清洁"的效果。因此，老年人常常舌苔较重并且伴有口臭。

脱离了工作环境和社交生活，老年人的口腔和常规卫生维护不再是优先考虑的事情，保持"得体"的外表可能也变得不那么重要了。优先考虑的事也会随着一般健康状况的恶化而改变；老年人似乎更关注慢性疾病和残疾所带来的更为重要的需求，这也合乎逻辑。

无论何种类型的种植义齿都可能会阻碍菌斑生物膜的去除。种植体支持式修复体或是牙列缺损的修复体在形态学上都与天然牙存在明显不同，从而影响咀嚼过程中的自洁作用。

主要为种植体支持式固定义齿修复并进行长期维护的35例无牙颌患者，其中有23人的口腔卫生状况较差。然而，只有18个受试者显示中度至重度软组织炎症（Isaksson等，2009）。虽然老年患者也要保持有效的口腔卫生维护，但是必须针对个体功能下降和行动障碍找到更适合的方法与技术。

老年患者种植体周炎

年轻患者的种植体周炎一般与口腔卫生不佳有关。然而，关于老年患者牙周组织，尤其是种植体周围组织的细菌负荷反应却少有研究。在一个涉及15个志愿者的自身对照研究中，通过3周无干扰的菌斑积聚引起实验性龈炎与实验性种植体周炎进行对比（Salvi等，2012）。在实验期间，虽然天然牙呈现较高的菌斑指数（$P < 0.02$），但是种植位点的炎症发生率高于天然牙（$P < 0.04$）。然而，这些患者并不能算是老年人，平均年龄为（58.7 ± 10.9）岁。另一项研究报道，在89个"老年"患者中，牙龈卟啉单胞菌、福赛斯坦纳菌、具核梭杆菌和齿垢密螺旋体在唾液中的水平，与牙周病的严重程度相关。但是同样，研究对象的平均年龄在70岁以下（Shet等，2013）。

已经证实，缺乏对种植体周黏膜炎的预防性维护，可能会导致种植体周炎5年的发病率升高（Costa等，2012）。免疫衰退通常会导致感染的易感性增加和创口愈合障碍，而且老年人的免疫能力比年轻人差。

瑞典的一项横断面研究筛选了3041例年龄在65岁或以上，至少有一颗种植体，并且享受瑞典政府部门的补贴看护的患者。最后筛选出26个参与者进行队列研究，学者报道，其种植体周炎要比对侧同名天然牙少。临床检查所见种植体基台周围均有大量菌斑积聚，去除菌斑之后则显见健康的种植体周围组织（图3a，b）。这项研究确认，38%的患者虽然菌斑很高，但是与出血指数并不具有相关性（Olerud等，2012）。

另一项研究发现年龄超过80岁的无牙颌种植固定修复患者，对照组为具有相似修复体的相对年轻患者（$P < 0.05$），虽然两组的种植体存留率相似，但是实验组明显有更多的软组织炎症以及咬颊和咬唇现象。要知道对于老年患者而言，清洁固定修复体是极为困难的（Engfors等，2004；图2）。

在未取得更多、更有力的证据之前，建议老年患者种植体周炎的预防和治疗措施采用与年轻人相同的方案，但应适当地考虑年龄和环境。

口腔卫生维护的基本设施

口腔卫生维护必须成为日常个人卫生保健的一部分。应该用足够的时间来清洁牙齿、黏膜，以及可能存在的可摘义齿。老年人可能无法长时间站立，可以在水池前放置椅子。可以用老花镜或放大镜来提高可视度（图4）。良好的照明也会有所帮助。可摘义齿沾有唾液时会很滑，所以在水槽中放水或毛巾可以防止义齿清洗过程中不慎掉落而发生折断（图5）。

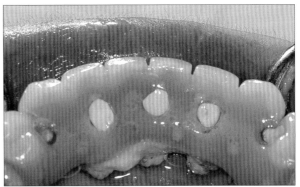

图2 种植体支持式固定修复体对于灵活性下降和视力受损的老年患者来说很难清洁

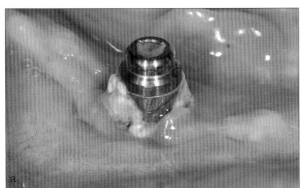
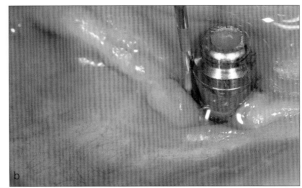

图3a，b 尽管有大量菌斑，但是老年人的种植体周围组织常常没有炎症迹象。自固位附着体可能会嵌塞食物残渣，妨碍义齿就位（a）。在中央填充临时复合材料可以阻止这一点，但它需要使用没有中央固位销的阴极（b）

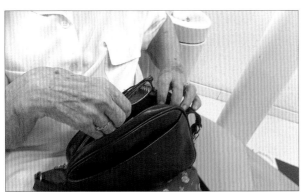

图4 大多数老年患者需要戴老花镜进行细致的口腔卫生清洁。口腔咨询后，医师向患者展示和解释口腔所见时，老年人戴上老花镜也是很有帮助的。不要忘记询问患者是否需要戴眼镜，因为他们可能不好意思说看不清楚

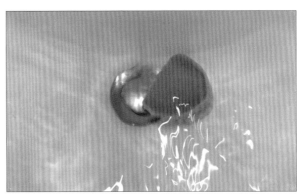

图5 在水槽中放水或毛巾可以防止义齿突然滑落折断

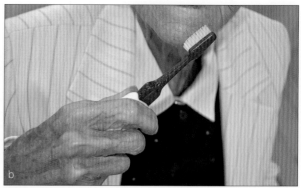

图6a, b 特制的粗手柄便于老年人安全有效地使用牙刷。插头手柄可以用洗碗机清洗，还可以换新的牙刷头反复使用。（a）Inava system牙刷（Cocooncenter, Châlons-en-Champagne, France）。（b）特殊的手柄（TePe, Malmö, Sweden）

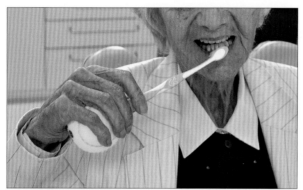

图7 针对老年人手劲减弱，还可以在牙刷手柄上安装一个网球便于使用

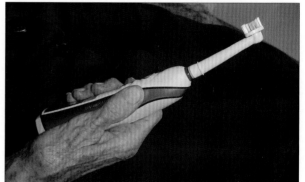

图8 电动牙刷的手柄粗，方便使用，而且具有良好的清洁效率。然而，开关电源需要手指灵活、用力

选择适合的口腔卫生维护工具

老年患者的视力和灵活性都发生了改变，需要个性化选择适合的口腔卫生维护工具，以适应患者的口内状态、视力和动手能力。

例如对于骨关节炎或肌肉减少症的患者，更大的手柄可以提供更有效的抓握力。随着老年人口的增长，制造商们正在生产更粗手柄的牙刷。插头手柄可以用洗碗机清洗，还可以反复使用（图6a，b）。网球、自行车把手同样可以用来帮助患者握紧牙刷（图7）。对于严重骨关节炎的患者，也可以使用硅橡胶印模材塑形个性化手柄，随后将其转换成更耐用的树脂材料。

大多数电动牙刷手柄比较粗，易于抓握，里面包含电池（图8）。虽然清洁效率很好，但是它们的噪音和振动可能不会受到老年人的青睐，尤其是超声波牙刷。此外，电动牙刷有时很难启动，特别是当电源按钮外有一层防水橡胶保护时。最好做成可以用双手将牙刷在桌子上按压开启电源的模式。还推荐一种三头牙刷，可以同时刷舌、前庭以及骀面。这些牙刷效率很高，但当牙周附着丧失导致临床牙冠延长时，由于咬合阻挡，侧向刷毛无法刷到牙龈缘。除此之外，只要规律地有效刷牙，任何牙刷都可以发挥作用。但是大多数老年患者还是喜欢他们可靠的老朋友——传统的手动牙刷。

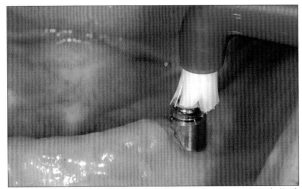

图9　自固位附着体中央孔会迅速积聚菌斑生物膜和食物残渣。可以用特殊的刷毛帮助清洁（TePe Implant Care；TePe Malmö, Sweden）

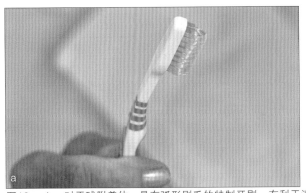

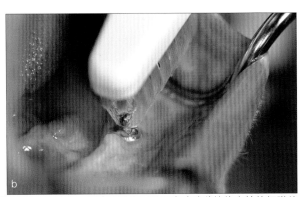

图10a，b　对于球附着体，具有弧形刷毛的特制牙刷，有利于清洗球基台的倒凹。这种牙刷也可以用来清洁种植体支持的杆附着体（Access Oral Care；3M ESPE, Seefeld, Germany）

种植体上部结构的卫生维护

种植体支持式修复体往往呈现出需要用特殊清洁工具的形状。因此清洁种植体支持的修复体，比清洁天然牙更复杂。在之前所提到的一项瑞典的研究中，给种植体清洁的难易程度分级0～10，26个老年患者给出的平均分数为5（Olerud等，2012）。鉴于大多数患者往往在问卷中给予相当认真的答案，这个分数表明种植体清洁还是有些困难的。

例如自固位附着体，在𬌗面上有一个孔，以容纳阴极中心的固位销。这个孔会迅速被菌斑生物膜和食物残渣填满，最终妨碍义齿就位。特殊的硬毛刷可能有助于维持中央孔内的清洁（图9）。另外，孔内可用复合材料填充（图3a，b）。后者应该是临时的，以便需要时还可以继续使用基台扳手，使用填充螺丝通道的临时复合材料就可以。

对于球附着体，具有弧形刷毛的特制牙刷，有利于清洗球基台的倒凹（图10a，b）。这种牙刷也可以用于清洁杆附着体或其他有倒凹的低剖面附着体。杆的舌侧往往不容易清洁，需要特别注意。

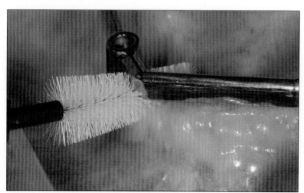

图11　牙间隙刷，还有更大一点的型号，可以有效清洁种植体基台的近远中面，但是很难清洁到舌侧（CPS soft implant; Curaden, Kriens, Switzerland）

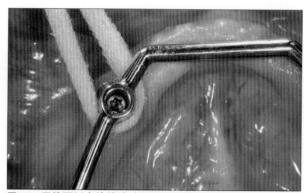

图12　牙线可以有效地清洁杆下方和基台周围，绕过基台还可以清洁舌侧

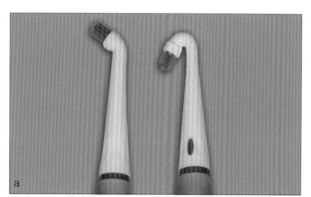

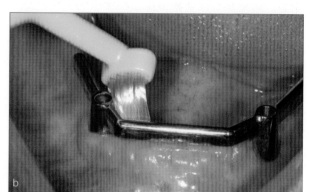

图13a，b　小头的弧形刷可以清洁杆的舌侧和种植体支持式固定修复体。（a）反向和尖形刷（Erskine Oral Care, Macksville, NSW, Australia）。（b）TePe 种植专用刷（TePe, Malmö, Sweden）

　　牙间隙刷可以有效清洁种植体基台的近远中面，尽管有较大的型号可供选择，但是都无法清洁到舌侧（图11）。牙线可以有效地清洁杆下方和基台周围，绕过基台还可以清洁舌侧（图12），但对于灵活性或视力下降的老年人来说牙线用起来比较困难。弧形的小头牙刷可以清洁杆的舌侧以及种植体支持式固定修复体（图13a，b）。在牙科诊所，也可以将种植体支持式固定修复体拧下来，进行种植体和上部结构的专业清洁，以补偿患者对修复体的自我维护能力。再从卫生保健的角度来看，最关键的区域位于种植体基台舌侧的义齿和牙槽黏膜之间。除了上面提到的工具外，还有许多口腔卫生维护器械，可以用于清洁种植义齿，几乎每个月都有新产品上市。

义齿清洁

　　似乎并不重要，但需明确告知接受种植体支持式可摘义齿的患者：义齿需要摘下来清洗！

　　患者也应当理解，不仅义齿上的人工牙需要清洗，义齿的组织面也需要至少每天刷一次。特殊的义齿刷可以进入义齿基托所有区域（图14）。甚至用传统的牙刷无法清洁的由窄小的牙槽嵴所形成的义齿组织面。

丙烯酸材料的义齿可以像家用餐具一样清洁；大多数患者都知道，做菜时必须刷洗碗碟，同样的原则也适用于它们的义齿。不需要昂贵的含氟牙膏，只要用廉价的洗碗液或洗手液就可以。后者还有一个优点是有明显令人不适的味道，这就会迫使患者更好地清洁以去除异味。

虽然超声清洗机或义齿清洁剂可以有助于去除义齿上的色素或残渣，还可以使口感更新鲜，但是并不能强制性地清洁义齿。最新的关于对成人义齿清洁进行干预的Cochrane评述揭示，尽管缺乏比较实验，机械和化学清洗都优于使用安慰剂的对照组（de Souza等，2009）。

如果日常清洁无法去除色素和牙垢，可以偶尔到牙科诊所或技工室进行专业的清洁。还有多种方法，比如在醋基清洁浴中，通过磁场旋转不锈钢针进行机械清洗（C2S, Lyon, France or Renfert, Hilzingen, Germany）（图15a～c）。

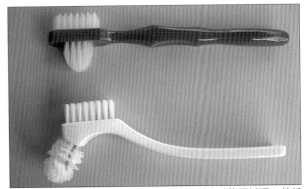

图14 义齿刷比较大，刷毛硬，一面的刷头形状可以深入基托较窄的间隙内

如果需要经常进行专业的清洁，可以在义齿表面或凹陷内覆盖一层透明的丙烯酸树脂，用以保持义齿表面的光滑。

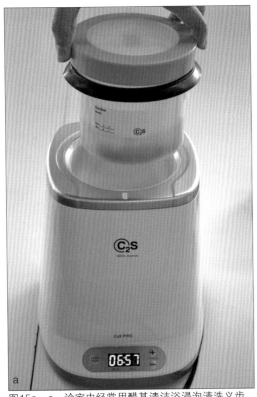

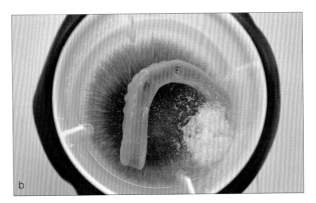

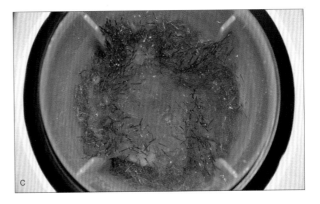

图15a～c 诊室中经常用醋基清洁浴浸泡清洗义齿

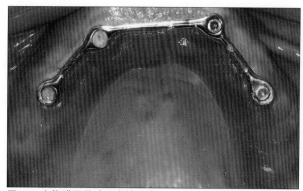

图16　生物膜可导致义齿性口炎

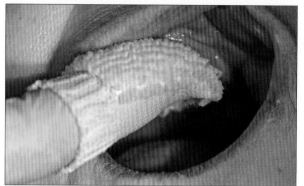

图17　使用超细纤维手套擦拭和按摩口腔黏膜和无牙颌牙槽嵴
（Dr Hahn's Ibrush；Tootec, Tübingen, Germany）

夜间义齿存放

夜间是否应该佩戴义齿？这是患者经常问到的问题，这要考虑到几个方面。前牙缺失，摘掉义齿会影响美观，出于自尊心，患者可能更喜欢在夜间仍然戴着义齿。他们还想保持自己的"义齿隐私"，隐匿自己的牙齿状况（Müller，2014）。夜间佩戴义齿需要更细致的卫生维护，因为口腔黏膜一直处于被覆盖的状态。这种情况下，口腔黏膜的变化类似于戴着较宽戒指的手指皮肤。额外的机械负荷和长期覆盖菌斑生物膜可能会导致义齿性口炎，其中最常见的形式是与义齿基托形状相对应的黏膜充血和肿胀（图16）。因此，如果患者愿意，晚上最好还是把义齿摘下来。一项最近的队列研究随机选择524个老年人，结果证实夜间佩戴义齿患者吸入性肺炎的发病风险为不佩戴义齿的2.3倍（Iinuma等，2015）。建议夜间将义齿存放在干燥条件下，以抑制生物膜中细菌和真菌的存活。第二天早晨将义齿放入清水中浸泡，可使干燥过程中因脱水造成的轻微变形得到恢复。

无牙颌牙槽嵴和舌的卫生维护

虽然牙菌斑大多附着在口腔中的硬组织如牙齿和义齿上，但是牙槽黏膜和舌黏膜上也可能积聚大量的细菌。如前所述，老年人进食时咀嚼力下降减少了自我清洁作用。临床常见舌黏膜上沉淀黄色或褐色舌苔。后者甚至被确定为无牙颌老年患者患肺炎的风险因素（Abe等，2008）。

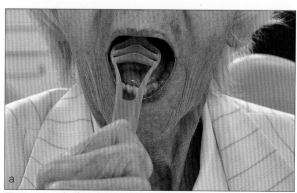
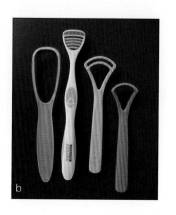

图18a，b　各种形式和形状的舌刮器

超细纤维手套可用于擦拭和按摩口腔黏膜和无牙颌牙槽嵴（图17）。虽然牙刷也可以用来轻轻按摩软组织，但是一些老年患者，特别是有认知障碍的患者，拒绝让牙刷进入口腔。对于这些患者，超细纤维手套是一种更温和的擦洗方式，至少可以去除一部分生物膜。这些超细纤维手套还可以在特殊护理时用于擦拭患者的前庭沟（或为拒绝开口做常规口腔卫生维护的儿童使用）。

舌刮器有各种形式和形状的（图18a，b）。刮舌可以减少口腔中的细菌负荷，有助于减少口臭（Van der Sleen等，2010）。开始可能会有呕吐反射令人不适，但是在晚上通常不那么明显。

在养老院的口腔卫生维护

随着老年人自理能力的丧失，口腔卫生维护越来越成为看护者的责任。在老年护理中，优先考量的是患者的自主能力。因此，寄希望患者尽可能长期地进行口腔卫生的自我维护。逐渐的，从开始对患者的督促到对患者的帮助。随着功能进一步下降，清洁程序必须完全由看护者执行。对于轻度认知障碍的患者，专科治疗可能有助于维持自理能力（Bellomo等，2005）。在这个阶段，种植义齿可能会成为问题，因为看护者对这种"高科技"义齿缺乏了解。随着年老、体弱和多病，患者的要求也变少，可能经常不戴义齿。

轻度功能障碍患者口腔卫生维护的一般建议包括：

轻度依赖
• 督促口腔卫生维护。
• 采用专科治疗，尽可能延长自主能力。
• 根据患者的个体能力选择适合的工具。

卧床患者的刷牙方法
• 患者采取坐卧位（降低吸入风险）。
• 颌下放置一个弯盘。
• 看护者位于患者身后。
• 用一只手托住患者的头部。

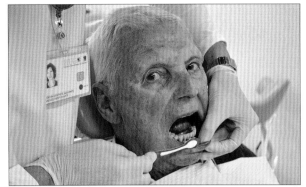

图19　对于卧床的患者，看护者应从患者身后用左手打开患者的口腔，用右手进行常规的清洁动作

• 按"自己"的刷牙方法，用另一只手帮患者刷牙（图19）。
• 每天2次摘下患者的义齿进行彻底清洗，每餐后冲洗义齿。

缓解措施
对于失去意识的患者、气管插管或吞咽困难的患者，可以采取缓解措施：

• 用浸泡了茶或清水的纱布擦拭口腔。
• 涂抹润唇膏。
• 口含菠萝含片使口气清新。
• 如果口腔内有感染，用0.1%氯己定擦拭。
• 如果有口干症，在舌头上喷人工唾液或者湿润凝胶。
• 如果有义齿，最好将义齿取下存放在干燥的环境中。
• 去除修复体或种植上部结构锐利边缘，确保口腔舒适。

在临床上，可以根据患者的个人口腔状况和健康状况组合或修改这些建议措施。如果天然牙依然存在，牙冠和根面龋的风险增加，可能需要使用含氟凝胶、氟保护漆或含氟牙膏加强氟化（Pretty等，2014；Srinivasan等，2014b）。口干会加剧患龋齿和黏膜炎症的风险，因此老年患者的预防方案中应包括缓解口干症状。

11 体衰的患者

F. Müller

引言

在生命的第四年龄阶段，依赖性开始增加，生活受到生理、心理或社交脆弱性的影响，牙齿护理和预防需求变得截然不同（Pretty等，2014；图1）。老年人进行口腔保健可能会遇到多重障碍的限制，如行动能力差、流动牙科服务不现实，或仅仅因为费用（Nitschke等，2005）。认知功能障碍患者可能难以表达治疗需求。即使体衰的患者可以表达他们的治疗需求，他们也不会把全部的需求和期望说出来（Vigild，1993），他们可能低估了所遇到的困难。就接受长期护理的住院患者而言，常规复诊检查不是强制性的，病患保持他们健康护理的自主权利，除非指定合法监护人。为患病在家行动不便的患者提供口腔保健服务也有很多限制，因为不管是由专业保健人员组织患者去就医，还是由牙医上门服务都很困难。然而，无论是住在家里或长期护理机构中，患者都希望尽可能获得同样高标准的口腔综合保健服务。

体衰患者的治疗计划

治疗计划不仅需要考虑患者的身体和心理上的障碍，还要考虑患者管理固定或可摘义齿以及做基本口腔卫生维护的自主性可能已经有所下降。如前所述，体衰的患者可能不愿接受长时间的和侵入性的治疗程序，如种植体植入或骨增量。慢性疾病及其治疗的影响也可能限制了外科干预的范围。多种用药可能造成唾液分泌过少，增加龋齿的风险，使口腔黏膜更易受损。肌肉协调性可能会受到损害，还可能会有吞咽障碍。此外，体衰和年老患者的心理疾病，如抑郁症的发病率很高，这可能会影响修复治疗效果和复诊的依从性。治疗计划还必须考虑患者的预期寿命和干预计划的成本/效益比。

在治疗计划中，最大的限制因素往往是患者对牙科治疗的承受力或恢复力。他们能在牙椅上坐多久？他们能保持一直张口吗？如何使治疗环境有利于可视性和可操作性，患者能否忍受在牙椅上保持仰卧位（图2）？他们对印模托盘有什么反应？他们会被放射线仪器吓坏吗？我们在家里如何照顾卧床不起的患者？最后，患者是否能够并完全遵循简单的医嘱？所有这些问题都需要弄清楚之后再开始治疗，一旦开始，必须完成。医师即便有多年的临床经验，这也是老年患者治疗计划中最难的决定之一。有些患者的状态不稳定，他们某一天看起来适应和顺从，而第二天，他们可能会失去判断力、疲劳或心不在焉。

> 在治疗准备阶段有必要评估体衰患者接受牙科治疗的能力，以避免失败和提前放弃修复治疗。

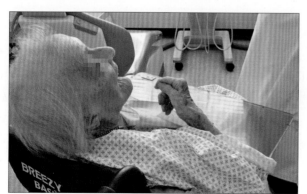

图1 在生命的第四年龄阶段，牙齿的需求变得明显不同

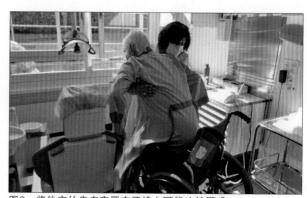

图2 将体衰的患者安置在牙椅上可能比较困难

体衰不是一个线性过程，全身的健康状况随时可能恶化。必须定期更新病史，必要时调整治疗计划。然而，在患者身体和心理可以承受的情况下接受了复杂或者简单的种植修复后，如何维护是不容忽视的。即使是针对轻微工艺并发症的简单治疗可能也会很具挑战性。治疗种植体周疾病不仅需要非常小心，而且往往超出预料，因此难度很大，在老年患者身体状况进一步弱化之前，这些情况都应在治疗计划中预先考虑到。

伦理方面的考量

体衰患者被认为是一个弱势群体。牙医，作为患者社交网络的一部分，有责任洞察虐待老人的现象并做出反应。虐待老人可以定义为侵犯一个脆弱老年人的人权和公民权利。精神疾病、身体虚弱、感觉障碍、社会隔离和行动依赖性是造成老年人弱势并受到虐待的重要原因（Cooper和Livingston，2014）。虐待年纪非常大的老人和生活不能自理的人更为常见，据报道对老人的暴力行为发生率已高达10%。精神上的虐待包括诽谤、贬低、侵犯他人权利或不赡养体弱的老人。除了肢体暴力以外，不提供食物与干净衣服或经济支持都是虐待的形式。牙医应注意评估是否有值得信赖的陪同看护者或监护人，以及他们在咨询和制订治疗计划过程中是否出现。体衰患者无论决定接受或反对医师给出的治疗建议最终都要受到尊重。牙医的角色是为患者充分的知情同意提供所需的专业知识，而不是影响或操纵患者的决定。评估患者是否可以接受治疗并不容易，如果患者有质疑，也可以转诊到之前熟悉的诊所进行进一步的检查。

我们照顾体衰的老年人应遵循人道主义而采取整体性疗法（图3），尤其随着医学中应用的高科技和仪器越来越多。体衰的、年老的患者可能会对这些设备（如3D断层扫描装置）感到恐惧，而这样的干预过程中，患者对于治疗的负面心理影响或对医师的信任度可能比诊断更为重要。尊重和认可患者的价值观和终身成就应在医患关系中发挥重要的作用，因为这反过来会使患者信任和尊重牙科专业人士。Shuman和Bebeau（1996）总结了治疗弱

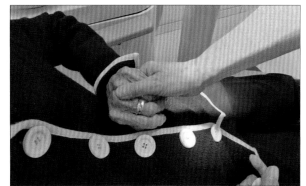

图3　照顾体衰的老年人应遵循人道主义采取整体性疗法

势老人的一些基本伦理原则如下：

自主	保留自己决定的权利
无害	有义务不伤害 有义务阻止伤害他人 有义务消除他人的伤害
慈善	做有益于他人的利益的事
公正	公平待人、不歧视、公平分配资源
知情	如实告知
尽责	信守承诺

牙医应该牢牢记住这句古老的格言：

"患者不会在乎你知道多少，除非他们知道你多么关心他们。"

体衰患者的种植治疗

当考虑为体衰患者进行种植治疗时，有两种明显不同的情况必须加以区分：

第一种情况是植入新的种植体，这是至关重要的，因为体衰的患者维护种植义齿并进行足够的口腔卫生维护的能力可能会越来越差。一般患者要求的"紧固"、完全适合的义齿不适用于所有老年人。有些患者公开承认口腔舒适性在修复治疗的选择中起主导作用。然而，考虑到已经提到的伦理学方面的因素，如果体衰的患者要求接受种植治疗并符合适应证，那么不为他们提供现代的牙科治疗似

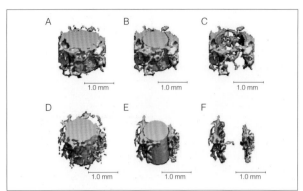

图4　动物实验显示，蛋白质营养不良导致种植体骨结合失败
（引自Dayer等，2010）

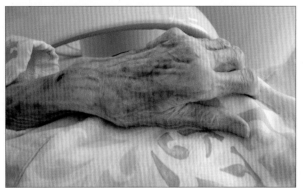

图5　虚弱的老年人肌肉无力和灵活性降低，造成他们无法自我
维护复杂的种植体支持式修复体

乎是不合理的。此外，体衰的患者可能患有很多不同的疾病，因此提供建议时不能一概而论。然而，当选择种植治疗时，患者的情况应尽可能理想。动物实验表明，骨结合阶段的低蛋白饮食会导致种植体与骨的结合率较低（Dayer等，2007；图4）。因此，在愈合阶段，特别是当咀嚼性能不可避免地受损时，应考虑给患者营养补充剂。

第二个情况适用于功能下降的患者，他们在之前适合手术的时候已经接受了种植治疗。理想的情况下，如果确保种植体支持式修复体得到维护，那么这些患者余生都可以受益于他们的种植体。因此需要积极严格的后续程序，要在适当的间隔时间复诊，以免错过"退而求其次"的时机，可以改为技术上不太复杂的修复方法（图5）。

应该强制性地监测体衰患者固定或可摘的种植义齿的使用和维护。当患者的功能下降和身体虚弱妨碍了义齿维护，"退而求其次"到一个不太复杂的、利用或放弃种植体支持式简化修复体，可能成为必要。

实际上，这种让步治疗的策略是用可摘义齿代替固定修复体，这样对于患者或看护者更容易维护和清洁。要特别注意的是，应该尽量复制旧的固定修复体的外形特点，因为患者已经适应了旧义齿，这样可以帮助患者适应新义齿，避免引起不必要的不适。

从技术上讲，近几年可以将现有的种植固定义齿进行口内扫描，然后通过研磨或3D打印一个具有相同牙弓形态的可摘义齿。让步治疗还可以将原本的覆盖义齿附着体系统逐步简化。例如杆、自固位或CM LOCs附着体相比于球或磁附着体，它们更难进行维护。

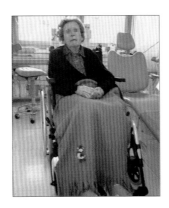

图6a 这个无牙颌患者，下颌颏孔区存在两颗种植体支持式覆盖义齿

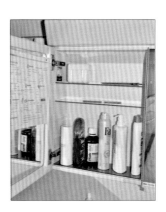

图6b 她的义齿已经有几个月存储在浴室柜里，她变得太虚弱，以至于无法使义齿在标志性的"咔嗒"声下就位。

图6a～e中的这个老年患者就错过了让步治疗的最好时机。她的义齿已经有几个月存储在浴室柜里，她变得太虚弱，以至于无法使义齿在标志性的"咔嗒"声下就位。看护者不可避免地要接受这种情况，患者没有要求去看牙医，尽管医师已经计划要求她复诊，而且也已经联系过她。初步观察，当她张开嘴，可以看到大量的食物残渣，两颗球附着体隐约可见。种植体周黏膜已经覆盖大部分种植体，妨碍了义齿就位。患者的身体迅速地变得虚弱。鉴于她的条件，即使将她送到牙科诊所进行一个很小的牙龈切除术也是很难完成的。医师决定拧下球基台，更换成愈合帽。组织面局部重衬将球附着体的阴极填实。尽管患者需要依靠义齿粘接剂，但是在去世之前的2年里她仍然可以使用这副义齿进食。

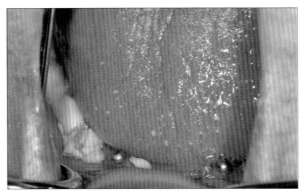

图6c 大量的食物残渣，仅仅可以看到球基台的顶部

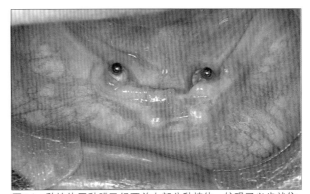

图6d 种植体周黏膜已经覆盖大部分种植体，妨碍了义齿就位

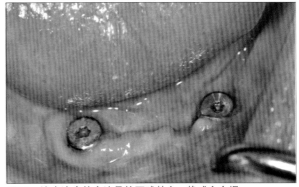

图6e 让步治疗的方法是拧下球基台，换成愈合帽

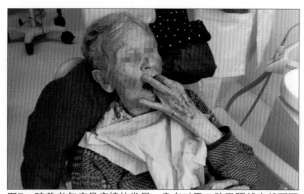

图7 随着老年痴呆病情的发展，患者对于口腔干预越来越不配合。拔牙窝困扰患者，用手指探查创口

这种情况下可显见分体式种植系统相比一体式"微型种植体"的优势，因为后者无法将基台拧松取下来。通过切断一体式种植体，去除口内部分，会造成软组织损伤，伴随着潜在的感染和疼痛，不能算是简单的让步治疗程序。此外，家里没有能够方便地处理种植体的高速钻，并且治疗过程中如果不使用镇静剂或者全身麻醉，患者也无法配合，还会伴随相关的治疗风险，并对患者的身体状况产生严重的影响。

认知障碍患者

认知障碍的患病率随着年龄的增长而增加，90岁或以上的老人超过一半患有老年痴呆症（Graves等，1996）。老年痴呆症有几种类型，以阿尔茨海默病类型最为普遍。临床症状差别很大，包括逐渐丧失记忆并伴随着语言技能退化、语言障碍、认知障碍和执行功能下降，以及丧失社交能力（美国精神病学协会，1994）。疾病进展缓慢，虽然治疗可以缓解症状，但无法治愈。运动协调障碍是该病的临床症状之一，在疾病的最后阶段，甚至咀嚼运动也可能无法正常进行。

老年痴呆症患者通常比对照组的健康人群口腔卫生差，余留牙更少（Syrjälä等，2012）。肌肉对于总义齿的有效控制也受到影响。增加体重似乎可以减少这种情况的发生，因此通过修复方法提高咀嚼效率在直觉上是有利的（Faxen-Irving等，2005；White，1998）。在疾病的最后阶段，患者很少使用义齿，种植体可能造成损伤、感染、不适和疼痛（Taji等，2005）。由于痴呆症患者强烈拒绝口内的操作，使得牙科治疗变得越来越困难（图7）。有时可能需要使用镇静剂甚至全身麻醉。现有的种植体应该安装上牙龈水平的愈合帽，使其处于"休眠状态"。必要时，可以使用义齿粘接糊剂充填。

牙科保守治疗

对于无法治愈的绝症患者应采取保守疗法，治疗不再专注于治愈疾病，而是旨在缓解不适和疼痛。患者及其家人面临危及生命的疾病以及相关的问题，这种方法通过从身体、心理或精神上预防和减轻治疗的痛苦及解决其他问题，提高他们的生活质量（WHO，1990）。保守牙科治疗针对的是一些特种的口腔症状，这些症状在患者患病以及治疗过程中出现并直接影响了他们口腔健康相关的生活质量（Wiseman，2006）。大多数情况下，化疗产生副作用，使口腔黏膜敏感、妨碍义齿戴入或无法进行足够的口腔卫生清洁（图8）。放射治疗还会影响到唾液腺，引起口干症（图9）。

同时，患者可能需要一些与全身疾病不相关的牙科治疗，例如修复折断的充填体或义齿重衬。这些常规治疗也必须根据患者的预期寿命和生活质量进行规划。在保守治疗范畴里，牙科治疗的需要并不罕见，每支保守治疗团队中都应有一名牙医和一名洁牙师（图10）。大多数患者看牙医是由于牙痛或义齿维护，而美学的修复也很常见（Schimmel等，2008）。

当患者不再佩戴可摘义齿，种植体可能会引起损伤或感染。如果是这种情况，牙科治疗应限于去除口腔内的尖锐物和干扰因素，在某些情况下这意味着拧下附着体基台，让种植体处于休眠状态。局部应用氯己定凝胶和漱口水可以帮助控制感染，从而减轻疼痛。在保守牙科治疗中，更重要的是要响应患者的需求，因为这个弱势群体在治疗方面没有更多可用的选择。

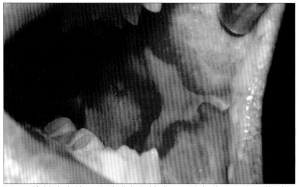

图8　放射治疗使口腔黏膜变得敏感，牙修复体或义齿可能引起疼痛和损伤（基于MacEntee等，2010）

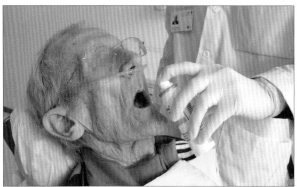

图9　使用人工唾液缓解口干症状

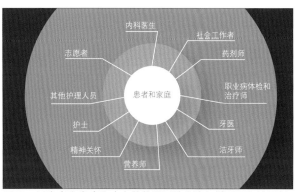

图10　以患者和家庭为中心的护理团队应该包括牙医和洁牙师

12 工艺并发症和生物学并发症

S. Barter

与老年患者种植治疗相关的大量文献是侧重于种植体植入和相关修复体。很显然，年龄并不是获得种植体成功骨结合的障碍。在本书的其他章节已经介绍了种植治疗可以为口腔健康、功能和生活质量带来很多益处。但是，我们必须考虑的不仅是治疗前的准备工作，术后还要不可避免地进行持续的维护。

对于老年患者，修复体的设计应当符合患者当前和未来可能的需求，而且效果是相对可预期的。然而，由于人口老龄化，我们将面临越来越多情况是患者在年轻的时候、身体条件更好更适合的时候，已经接受过种植修复。在当时，种植体支持式修复体如果需要寻求或者接受预防性或阻断性的治疗，对于患者而言还是相对容易的。然而这种治疗的必要性不会随着患者年龄的增长而下降，事实上更难实现，也更为必要。

尽管我们希望我们的治疗是完美的，所做的修复体永远不会有问题，但并非如此。许多患者会发生生物学和工艺并发症，而且这种风险会随着修复时间的增加而增加。这可能会影响患者的口腔和身体健康，缩短种植体支持式修复体的使用寿命，将不可避免地带来进一步的费用。患者需要被告知所需维护的必要性以及可能出现的并发症，不仅是外科手术相关的并发症，还有工艺并发症，涉及修复体和种植体周疾病的风险。

种植治疗有公认的成功标准，而不是单个种植体的存留，但不是所有的研究报告都可以给出所需的数据，以确定是否符合这些标准。一般而言，关于种植体存留率的研究关注于在研究期间，义齿是否仍在使用中。然而，相当数量的"存留"的义齿存在工艺并发症，由于漏报，其发生率可能大于文献中证实的数量，因为大多数研究报告的数据是从医院或专科中心获得的，无法反映更广泛的初级保健情况。

生物学并发症的病因与患者相关，并存在多种因素：牙周疾病的遗传易感性、内科因素（如糖尿病）以及口腔卫生不良等。然而，生物学并发症也可能是医源性因素所导致，如外科技术不佳、修复

体设计缺陷、多余的粘接剂或类似的操作失误。通过增加患者的依从性来降低种植体周疾病的风险是一回事，但确保患者能够实际完成所需的维护是另一回事。对于老年患者而言，依从性稍差，他们的看护者将需要完成必要的维护工作。风险控制应该从设计适合的修复体开始，而不是戴用以后。

关于工艺并发症也有类似的考量，主要与修复体设计和所用材料的性质有关。最新的系统性回顾根据过去10年或者更早的对照数据显示，虽然生物学并发症发病率一直保持相对不变，并且发生率仍然很高，但是我们在避免美学和某些工艺并发症方面已经取得了一些进展（Pjetursson等，2014）。

数据中的漏洞影响了这些调查结果的有效性，因此也会影响到得出的结论。总之，大多数研究没有对照，仅仅是回顾性研究，并且其中包含的患者数量也比较少。许多系统性回顾并没有评估研究数据的可靠性，也没有针对对照组做任何详细的说明。并发症的发生提示我们，如何来衡量成功？个体的种植体存留并不能作为成功的标准。如果在同一个"有利型"患者口内植入多颗种植体，被用作个体单位进行分析，由于在这个个体中，患者相关的因素对结果的影响最大，因此这可能不会得出有效的统计数据（Chuang等，2002）。

如果关于并发症发生率和性质的研究可以用来指导临床医师为每个患者选择最佳的治疗方案，那么这些研究才具有价值并值得关注。然而，是否接受医师的意见最终还是由患者决定。以患者为中心的治疗结果是同样重要的衡量标准，但却鲜有报道。

关于整体治疗的成功，我们需要考虑不同的因素（Papaspyridakos等，2012a；Chung等，2009）：

• 我们是否达到了预计和患者同意的修复效果？
• 我们是否满足了预期的以患者为中心的治疗结果？
• 随时间推移，工艺并发症的发生率是否很低或者仅仅需要简单的干预？

- 卫生维护能否实现并保持种植体周围组织健康？
- 修复体的使用寿命是否持久？最初治疗和后续维护的费用从卫生经济学的角度是否合理？

关于并发症发生率在老年患者中是否增加的数据很少。研究表明，骨结合并不受年龄的影响。这些是相关的吗？相比种植体周骨吸收伴有软组织炎症和化脓而言，种植体骨结合失败是否是更为严重的问题？或者，患者虽然有健康种植体支持的种植覆盖义齿，但是由于患有神经退行性疾病而拒绝佩戴义齿，口内的装置使其患严重的口腔溃疡，这样的问题是否更为严重？对于日渐虚弱的老年患者如何治疗这样的问题？

工艺并发症

- 种植体折断。
- 基台松动或者折断。
- 螺丝松动或者折断。

固定修复体
- 就位不良。
- 螺丝扎暴露。
- 粘接失败。
- 崩瓷。

可摘修复体
- 固位装置磨损或脱落。
- 义齿损坏或脱落。

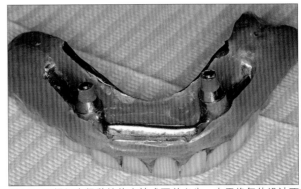

图1a 下颌细直径种植体支持式覆盖义齿，由于修复体设计不佳导致种植体折断

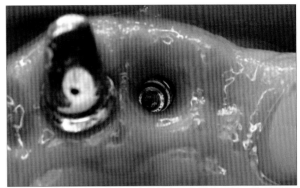

图1b 一个帕金森病患者口内的基台固位螺丝折断，很难取出

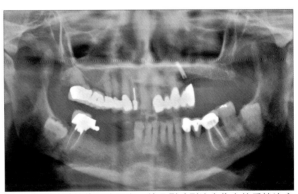

图2 折断的种植体无法取出，并且影响到这个位点的后续治疗

种植修复体普遍有机械并发症，通常是功能性磨损的结果。很难准确地评估工艺并发症的实际发生率。在一项研究中，学者做了4篇系统综述，统计了接近100个修复体5年和10年的并发症累积发病率（Lulic等，2007；Pjetursson等，2007；Aglietta等，2009；Tan等，2004）。他们从研究中得出结论，不能仅仅依靠文献为特定的患者选择治疗方案（Brägger等，2011）。

种植体折断较少见（图1a），一般发生于直径较细的种植体（Allum等，2008）。然而，种植体内固位螺丝折断通常很难取出（图1b），不仅使种植体无法正常使用，而且还妨碍了在邻近合适的位置再植入一颗新的种植体（图2）。

对于固定修复体，就位不良会引起生物学并发症诸如黏膜炎症，以及由于菌斑堆聚引起的边缘骨吸收，或过度磨耗和由此产生的种植体相关部件松动或折断（de Torres等，2011）。

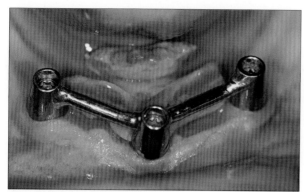

图3　覆盖义齿引起的黏膜增生和溃疡

生物学并发症

- 软组织创伤性溃疡
- 软组织增生、肥大
- 黏膜退缩
- 种植体周疾病
- 种植体脱落或取出
- 综合征

修复体精度误差在150μm以内是可以接受的（Jemt和Book，1996）。然而，高达500μm的精度误差可能难以在临床上检查出来，特别是当修复体的边缘位于龈下。推荐拍摄根尖片，但非平行性投照也会导致误诊（Kan等，1999；Sharkey等，2011）。

全牙弓固定种植义齿的工艺并发症发生率大约是每年每100个修复体的24.6%；通俗地说，研究对象中2/3的修复体5年内都发生过某种形式的并发症，然而到10年这个数字超过90%（Papaspyridakos等，2012b）。这些数字与其他相同主题的研究相一致。

螺丝松动仍然是种植体支持的单冠最常见的并发症。固定和可摘义齿修复，最常见的并发症是崩瓷、义齿折断或覆盖义齿固位力下降（Papaspyridakos等，2012b；Pjetursson等，2012；Bozini等，2011）。

覆盖义齿的患者，最常见的并发症是固位力下降，通常由固位装置磨损和破裂所导致。可以预期，这种现象会随使用时间而增加，但也与其他因素有关，如反殆、修复体的设计以及口腔副功能（Payne和Solomons，2000）。覆盖义齿通常在戴牙后不久就有较高的并发症发生率，如调整舒适度或者需要更为频繁的维护，还需要相关的开销（Zitzmann等，2005）。

口腔黏膜弹性的增龄性改变通常发生在70岁以后。黏膜结构和血管分布的组织学变化造成弹性下降，同时黏膜对于机械和化学损伤的易感性增加，从而导致溃疡（Nedelman和Bernick，1978）。黏膜更加萎缩，炎症改变的临床症状可能并不明显但持续时间更长。老年患者普遍都患有黏膜疾病，而且佩戴义齿的患者发病更为频繁（Jainkittivong等，2002；图3）。

即使是种植体支持的义齿，如果不合适就会对黏膜产生机械刺激，从而导致黏膜肥大，如义齿性口炎。还可能与多种风险因素有关，例如念珠菌病和糖尿病等全身因素。炎症改变还可能引起杆附着体或固定桥下组织增生，不仅会导致患者不适，还会使有效的口腔卫生保健更加困难，从而使情况进一步恶化（图4~图6）。

口腔黏膜脆性增加可能导致种植体周软组织退缩，特别是薄龈生物型更为明显。然而有些老年人可能并不关心美学效果下降，种植体粗糙表面的暴露会导致菌斑积聚，继而潜在影响种植体周软组织的健康，导致种植体周炎。

牙周病易感患者患种植体周疾病的风险更大（Ong等，2008；Heitz-Mayfield 2008）。尽管牙周病的治疗已经有了明确的方案，可以有效保护牙齿，但是对于种植体周疾病尚且没有更好的治疗方案（Claffey等，2008）。

牙周易感患者是否可以通过应用相同的方法治疗种植体周疾病，从而获得种植治疗的长期成功，其疗效是无法预期的。

和工艺并发症一样，生物学并发症也可能存在漏报现象。种植体周围组织状况往往以不同的方式报告，甚至在一些研究中根本就没有报告（Berglundh等，2002）。通过放射线评估种植体边缘骨吸收的方法并非完全可靠。准确的评估要求胶片/传感器的定位和曝光具有可重复性。曲面体层放射线片，虽然在许多研究中使用，但是不能依靠其进行有效的评估，它只能呈现邻近的骨高度，提供出的信息很有限。

在一篇下颌无牙颌固定修复的研究中，对种植体周围的生物状态进行了说明（Gallucci等，2009a）。虽然大多数的种植体可以存留5年以上，但是超过这个时间后种植体周围的健康参数存在显著的统计学差异，这是归因于"口腔卫生维护更具难度"。当我们将种植体周围的健康参数纳入考量的范畴，实际的种植体成功率明显下降。当修复体有大量的"粉红色义龈"时，口腔卫生维护是相当困难的，更糟糕的是，当修复体为了达到足够的美学效果或防止漏气造成发音障碍而呈盖嵴设计时候，几乎无法进行卫生清洁（图7和图8）。

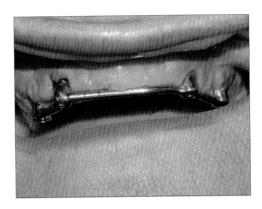

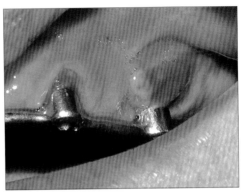

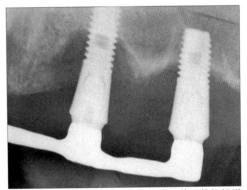

图4~图6　这些图像显示上颌杆附着体下软组织增生，清洁困难，导致严重的种植体周骨吸收

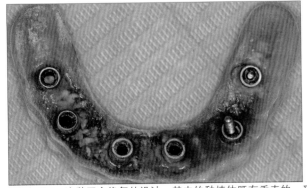

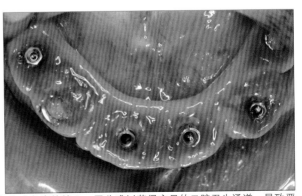

图7和图8　这种固定修复的设计，其中的种植体既有垂直的，又包含成角度的植入，因此难以获得充足的口腔卫生通道，导致严重的黏膜炎和种植体边缘骨吸收

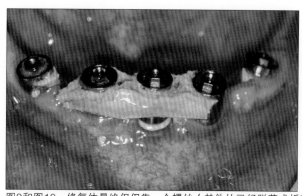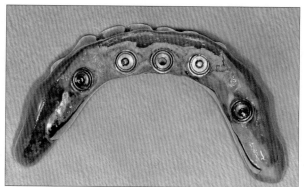

图9和图10　修复体最终仅仅靠一个螺丝（其他的已经脱落或折断）固位，并且经过多年的累积有很多牙结石。患者的看护者和亲属完全没有意识到他没有天然的下牙

种植体周牙槽骨吸收超过2mm已作为种植固定修复常见的生物学并发症，5年发病率约20%，10年发病率约40%。种植体周黏膜炎的发病率也随着时间的推移呈现类似的增长，5年约10%，10年上升至20%（Papaspyridakos等，2012b）。软组织增生的5～10年的发病率也增加了1倍，这也会使种植体周的清洁变得更加困难。

胶原代谢的增龄性改变、免疫衰老、药物的效果、吸烟的影响、身体健康状况，以及社会心理因素包括压力或抑郁，所有这些都可能影响老年患者牙周疾病的控制或进展，还有一些影响因素尚未完全明确。迄今为止，还没有关于增龄与种植体周疾病进展之间关系的研究。

一些研究表明，老年患者菌斑积聚的速度比年轻人更快（Brecx等，1985；Holm-Pedersen等，1980）。另一些研究表明，菌斑的组成可能会随年龄而变化，不同细菌在菌斑中的作用也会随着年龄的增长而改变。然而，没有证据表明增龄与种植体周菌斑成分具有相关性，无论在健康或患病的位点（Mombelli，1998）。在种植体周疾病的进展中，还有许多其他的影响因素，如一般健康状况，最重

要的是老年患者有效地进行家庭口腔保健的能力。微生物负荷的累积增加很可能对非自洁区的自我口腔维护产生不利影响。

当患者较难清洁义齿或获得专业护理时，患种植体周疾病的可能性更大。在一个关于种植固定修复的小型研究中，发现近40%的种植体被患者描述为"不易清洁"，并受到种植体周炎的影响（Schuldt Filho等，2014；图9和图10）。

老年患者种植体周疾病的治疗可能会逐渐变得无法实现。即使不需要去除固定修复体的非手术治疗，对于居住在养老院或者患神经退行性疾病的患者也是不可能的。这种疾病的进展可能导致更严重的感染，需要在医院环境中进行外科干预，这可能是所有患者都不愿意接受的。

对于牙周或种植体周组织缺损应用再生手术效果的年龄差异，目前尚无相关的研究。然而，鉴于普遍研究的年龄组进行此类治疗程序结果的变异性，执行这类治疗程序额外的难度和老年患者全身状况导致愈合能力的下降，使得医师通常不会考虑用这种治疗方法。

多因素效应

在收益和风险方面，通常会有多个位点和患者的特定因素影响种植治疗的结果。这些因素可能有复杂的相互作用，粗心的临床医师可能不会立即发现，他们往往只是从工艺或机械角度制订治疗计划。

例如对于有口干症状的无牙颌患者，覆盖义齿有助于缓解黏膜刺激症状。然而，如果口干是由于与类风湿关节炎（RA）相关的舍格伦综合征所引起的，那么结缔组织病（CTD）如硬皮病、类风湿关节炎的患者，其种植体周牙槽骨吸收的发生率更高，这可能是由于黏膜血管减少导致骨组织营养不足。种植体周出血指数更高有可能归因于血管免疫因素（Kovács等，2000b；Mosca等，2009）。

用药也会是一个问题，患者可能因肾上腺皮质功能不全服用糖皮质激素或免疫抑制剂从而影响愈合。这类患者还可能服用非甾体类抗炎药，从而有较高的出血倾向。

患者手部灵活性降低可能使义齿的摘戴更加困难。无法精确地摘戴义齿还会导致固位装置的磨损增加，或增加骨折风险。患者可能不会遵照医嘱那样经常地摘下义齿清洗。口腔卫生保健也会受到手部灵活性受损的影响，并且可能会计划用一些具体的辅助设备，如改良的牙刷手柄。

因此，患者需要更加频繁的专业性保健干预、必要的护理，同时成本也相应增加。

另一个因素可能是一个良好固位的种植体支持下颌覆盖义齿对于已经成功行使功能的传统上颌总义齿产生的影响。当下颌义齿不稳定、固位差的时候，相对稳定固位良好的上颌总义齿本身也许并不存在问题，因为这种情况不具有较大的咀嚼力。然而，种植体提供的支持使得下颌义齿稳定性的显著增加，可能使先前成功的上颌总义齿稳定性下降；

患者现在更愿意更换上颌义齿。在上颌牙弓植入种植体可能不切实际或不可取，而且由于存在以上"组合综合征"（Combination syndrome），情况可能会随时间的推移而恶化。

Kelly（1972）首次描述组合综合征为上颌为总义齿，下颌为肯尼迪I类可摘局部义齿患者的一组特殊改变。这种"综合征"的存在由于发表文献质量不佳而受到过质疑（Palmqvist等，2003）；尽管如此，已经有多个学者报道了一个或一个以上的临床特征描述，这无疑对患者有着非常真实的影响。

组合综合征具有以下特征：

- 上前牙骨丧失。
- 上颌结节增生。
- 腭侧黏膜乳头状增生。
- 上颌前牙过长。
- 下颌后部缺牙区牙槽骨垂直向骨丧失。

这些变化导致的垂直距离变小，反向Spee曲线，下颌前牙扭转，义齿摘戴困难并且稳定性较差。据推测，部分原因可能是患者习惯用剩余的前牙咀嚼，因为这样可以产生最大的咬合力量。

种植体支持下颌覆盖义齿通常将种植体植入在前牙区，此处具有良好的骨质并且神经分布较少。这样咬合功能主要发生在前牙，缺乏牙周本体感受的反馈，咬合力量可能会更大，由此造成组合综合征，一般2年内就会出现（Thiel等，1996）。软组织的问题可以通过外科手术进行处理，但是对于老年患者而言这种方法是不切实际的。

因此，即使是"简单"的治疗方案，即仅仅植入两颗种植体支持式覆盖义齿，只能解决一部分问题，相关整体维护的考量也是非常重要的。

预防与对策

假定生物学并发症和工艺并发症的发生率随着修复体或种植体的使用时间而增加似乎是合乎逻辑的。然而，处理这些并发症的可行性却可能随着患者虚弱程度的增加而降低。

在考虑对老年患者实施种植治疗时，一般有两种情况：

- 老年患者种植修复的固位方式。
- 在患者身体允许的情况下提供维护。

考虑在老年患者中提供何种治疗时，我们应该意识到以前的无牙颌患者可能需要重新学习旧的技能或学习新的技术来维护种植体周围的健康。这两种情况从根本上是不同的：

- 在前者，我们有机会更容易地评估现有的和将来的功能或认知能力的下降。我们可以设计一个简单的治疗方法，便于维护，具有较低的维护要求和高度的可逆性，我们的治疗计划中可以设计为适应未来的需要，或者是一些简单的方法用以解决工艺或生物学并发症出现的问题。
- 在后者，如果患者已经有较为复杂的修复体，就不可能做到这一点。在身体或精神不健康的情况下，无论通过手术或修复的方法解决失败中的种植体或修复体都是复杂且不切实际的（Engfors等，2004）。

即使在种植体周骨丧失的情况下，取出一个完整的种植体也并不容易。虽然已经开发出使用反向扭矩来拧松种植体的器械，但这种方法并不总是成功的，可能需要手术干预，可能带来去骨的风险以及由此引起的并发症。这样的治疗程序也会引起患者精神上的痛苦，由于种植体的丢失，先前舒适的具有功能性的修复体也随之丧失，影响了生活质量。老年患者的神经可塑性下降，适应变化的能力也会受到影响。他们很有可能根本无法适应，这将严重影响到营养、自尊以及其他多方面的生活质量。

虽然植入种植体可能有助于新的无牙颌患者避免了佩戴总义齿，但是我们必须提前进行考量。对于老年患者出现并发症而言，即便是简单的处置，如紧固固定螺丝或更换螺丝固位修复体的树脂密封都是比较困难的。这样的处置对养老院中的老人来说更为困难甚至是不可能的，例如痴呆症患者。

所谓"简单"的治疗可能并不简单，特别是将来的维护可能更为复杂。例如，人们越来越多地使用两颗短的垂直植入的种植体和两颗长的成角度植入的种植体提供全弓固定修复方案，这也提出了一个令人关注的问题，也就是究竟需要多少颗种植体才能进行固定修复。这种技术通常被提倡为"简化"的方法，不需要植骨，而且使用较少的种植体可以降低成本。种植体可以即刻负荷、缩短疗程，当天就给患者安装固定义齿，结果可能与其他任何方法一样可靠。这样的方案可能对患者很有吸引力，因此对牙医也很有吸引力。

然而，这种方案还需要进一步的证据支持，因为可能会潜存严重的工艺和生物学并发症。几乎尚无高质量的长期数据。有些支持数据是经过有限元分析得出的，是否符合一般临床条件尚不可知。皮质骨厚度均匀一致的建模并不合适，因为该方案适用于牙槽嵴骨量明显降低的患者，并且皮质骨较薄或需要在术中去除。在临床上，不同部位骨密度有很大差异，没有研究模拟出如果一个基台松动会产生怎样的效果。如果存在大量的粉红色义龈，会由此导致探诊入路困难，因此无法有效地监测种植体周的参数，所以通常没有报告。

鉴于种植体的大部分负荷都会转移到皮质骨表面2mm处，有大量的证据表明，短种植体成功率很高（Pierrisnard等，2003）。那么我们需要长种植体吗？如果受到种植体周疾病的影响需要取出种植体，长种植体会更为复杂。

在这个方案中，为修复体创造空间而降低牙槽骨高度在几个方面是值得怀疑的。首先，颏部翻瓣不是一个简单的外科手术。其次，大量的牙槽骨切除术是一个创伤较大的外科手术，对老年患者尤其如此。这种去骨是必需的吗？可能患者有充足的骨量可用于常规义齿，很多患者都成功地接受了这种修复方法（de Albuquerque Júnior等，2000；Heydecke等，2003b）。另外，如果种植体失败而牙槽骨已被切除，可能无法再次植入种植体或进行传统义齿修复，因为下颌骨已经发生了"医源性骨吸收"。

如前所述，当无法获得清洁通道时更容易出现生物学并发症（Gallucci等，2009a）。定期取下修复体来获得种植体清洁的适当通道，其效果令人质疑，因为这些医嘱通常只是按年度进行的。对于一个缺乏护理、健康状况不佳或智力衰退的老年患者来说，维持口腔健康几乎是不可能的。

工艺并发症的处理也会遇到相同的情况，如修复体折断或修复部件脱落。对于很大的全牙弓修复体，即便一点轻微的崩瓷，引起黏膜溃疡，也需要取下整个修复体进行维修或更换。许多学者已经推荐了一种分体式的方案，例如两颗种植体支持三单位固定局部修复体（Stanford，2007）。一旦出现问题，这种分段设计允许更为简单、费用更低的局部处理（Gallucci等，2005）。

也有人认为，由于这种修复方法临床操作和技工室制作复杂，而且费用较高，推荐在上颌可以植入4~6颗种植体支持杆卡覆盖义齿作为替代方案（Mericske-Stern等，2002）。

相比之下，虽然种植覆盖义齿可能需要频繁地调整或更换内部的固位装置，但是维护起来相对简单。维修的必要性显然与修复体的使用年限有关，尽管在戴用后第1年内可能需要更为频繁地调整（Payne等，2000），这可能是患者适应的结果。

然而，即使像覆盖义齿这样的简单修复体，如果无法方便地取下，日后也会出现问题。用一体式种植体支持整体修复体（如"微型种植体"用于覆盖义齿的固位）可以为覆盖义齿提供较低的稳定性、最小的手术创伤，并且降低成本。如果可以良好地行使功能，就会使口腔健康相生活质量（OHRQoL）得到显著改善。然而，老年痴呆患者不能或不愿佩戴义齿时，口腔内的部件就会引起严重的溃疡和不适。

在某些情况下，患者很可能无法告诉看护者口腔有问题。看护者自己往往没有意识到种植体的存在，甚至没有发现患者戴的并不是传统的义齿而是种植体支持式覆盖义齿。患者的表现一般是因口腔疼痛和不适而不愿意进食与饮水，这本身就可能被误诊为痴呆症引起的行为困难。分体式种植系统可以取下口内的部件，即使比较困难，但是可以解决种植体周黏膜的问题。对于这样的患者，即使是在临床环境中，切断一体式种植体也是不切实际的，需要镇静下进行。

随着患者年龄的增长，视觉障碍可能影响到他们进行有效的口腔卫生保健。患者可能摘戴义齿困难、无法确认义齿的裂纹或磨耗，而且并没有意识到自己需要专业的咨询。力量减弱和手部灵巧性下降也可能影响他们取下可摘义齿的能力。允许改变固位方法或固位程度的系统使修复体可以适应他们的需要。

所有的维护和维修都需要牙医的帮助，这就意味着额外的费用，因此，在外科和修复的设计上，重要的是能够最大限度地控制菌斑并且具有可逆性。此外，适当的情况下，在患者还有能力接受治疗的时候及时将复杂的修复体更换为具有这些特征的义齿，可防止以后面临的困难。

制订种植治疗计划时有许多关键因素，在此不可能列出所有的因素。然而，以下例举了一些简单的考量，可能有助于减少生物学和工艺并发症：

卫生维护计划

- 保证种植体之间有充足的距离允许间隙刷通过。
- 在修复体上设计出便于合适的牙间隙刷通过的清洁通道。间隙刷应适合手握力量和灵活性减弱的患者，或者当患者无法自行清洁时可以方便看护者使用。一般在这种情况下，牙线作用不大或者基本不起作用。
- 将修复体的组织面设计成凸面，可以防止清洁时损伤软组织。
- 有必要制订专业的护理程序，同时还要对看护者进行口腔卫生宣教。

覆盖义齿修复的治疗计划

- 确保种植体最大的前后分布。这种设计可以提供更好的稳定性，降低了患组合综合征的可能性，保证种植体之间留有足够的间距，如果一颗种植体失败还可以再次植入种植体。
- 使用远中带有悬臂的研磨杆也可以减少组合综合征的发病概率，研磨杆更具刚性，骨折的可能性也更小。
- 考虑在上颌植入种植体减少组合综合征的发病概率。
- 在正确的垂直距离和适应的基托的延伸范围内设计正确咬合的义齿。种植体不会弥补义齿设计的缺陷。
- 定期复诊进行义齿调𬌗与重衬。
- 用患者的标识标记义齿。
- 使用具有系列固位组件的分体式种植系统，可以调整固位力。必要时还可以取下基台，让种植体"潜入"龈下。

固定义齿修复的治疗计划

- 如果情况复杂，要根据患者的能力调整必要的治疗程序，要考虑到是否会影响到修复体就位。修复部件就位不良和螺丝松动会增加因部件磨损和微生物积聚所引起的并发症风险。
- 考虑到日后调改修复体的需要，种植位点的选择应兼具便于将来改为覆盖义齿的战略性考量。

结论

　　为老年患者提供种植治疗可能并不困难，考虑到老年人的一些问题我们可以选择简单的方法。更大的挑战可能是如何解决已经成功的种植体和修复体出现了不合适或者无法使用的问题。随着人口的老龄化和老年人口的增加，我们将更频繁地看到生病的患者接受种植治疗，由于操作受限，修复体将无法由患者（或看护者）或牙科专业人员进行维护。此外，可能存在的全身和社会心理问题，由于进行多元分析比较困难，其影响尚且没有文献支持并且难以量化。

　　并发症无法避免，我们有责任设法确保将这些并发症对我们患者健康的影响降到最低，而且尽可能相对容易治疗。

13 临床示例

13.1 中度抑郁和痴呆及双相情感障碍的阿尔茨海默病患者的种植体义齿的改进

U. Webersberger

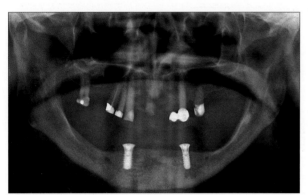

图1 下颌植入两颗种植体的曲面体层放射线片

患者，男性，83岁，与他的看护者一起在因斯布鲁克医科大学牙科就诊，主诉上颌右侧尖牙肿胀和戴用5年之久的下颌义齿固位力丧失。

患者具有明显的双相情感障碍病史（20年）并伴随有中度抑郁（F 31.3）和阿尔茨海默病的痴呆（F 00.2）。

在过去的20年中，患者一直在进行针对抑郁症的非住院性的精神病治疗。他独居且无子女，他的

姐姐协助他的日常生活。她报告患者表现出强制性的囤积行为。她注意到患者的定向障碍和眩晕加重了。因此，她陪同他在因斯布鲁克医科大学的精神病和心理治疗部门进行医疗咨询。他住院6周后回到了家里。获得了一笔看护津贴，并请了一名看护者照顾他的日常生活。

患者的牙科病史是五年半前在下颌的颏孔间区植入了两颗Straumann软组织水平种植体（标准，直径4.1mm，长度10mm；Institut Straumann AG, Basel, Switzerland），原因是不合适的下颌义齿导致进食困难（图1）。

愈合4个月后，患者的下颌戴入由两个Straumann自固位附着体固位的覆盖义齿。上颌牙齿进行了复合树脂充填，患者对原有的局部义齿感觉舒适，所以继续使用。

在这期间，患者出现了抑郁症状，但定向功能很好。戴用新的下颌覆盖义齿后，在咀嚼、吞咽和讲话时都没有什么问题。刚戴入时，口腔卫生维护得很好。2年后，下颌义齿的固位力丧失，更换了自固位附着体的阳型。这期间，患者的病情恶化了。进行预防菌斑形成的监控，但是患者的自我口腔维护成了问题。患者不能完成任何常规的口腔维护。

口腔内检查和放射线评估后（图2），诊断如下：

- 上颌尖牙牙槽脓肿。
- 无法保留的剩余牙列。
- 由于食物嵌塞于自固位基台内，种植体支持的下颌义齿固位力丧失（图3～图5）。

下颌义齿的固位力丧失使患者感到非常的不适。由于患者较差的口腔卫生维护，在自固位附着体的内部和周围以及义齿内粉色固位体的内部都有食物嵌塞，患者不能使义齿准确地就位，也不能清洁自固位附着体。一个原因是双眼的视力部分丧失看不到食物嵌塞。另一个原因是手的灵活性和自我意识的丧失，使他感到不安全并且害怕损坏义齿。

和患者及他的护工仔细地评估和讨论后，治疗方案如下：

- 拔除所有的余留牙。
- 将上颌可摘局部义齿加长，形成上颌总义齿。
- 保留原有的种植体支持式下颌义齿，更换为容易清洁处理的基台。

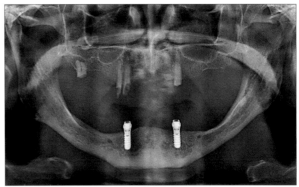

图2　5年后的曲面体层放射线片

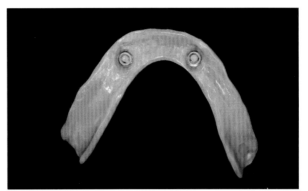

图3　下颌义齿的基托

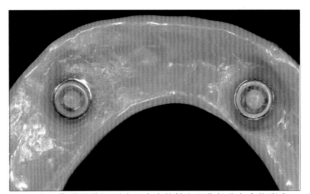

图4　自固位附着体阳型（义齿内的粉色固位部分）食物嵌塞

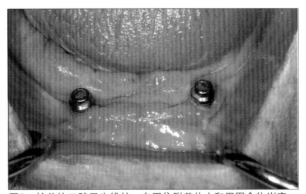

图5　较差的口腔卫生维护，自固位附着体内和周围食物嵌塞

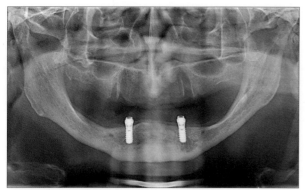

图6　上颌余留牙拔除后的曲面体层放射线片

上颌的余留牙拔除（图6）并戴入加长的义齿后没有并发症。保留下颌义齿，仅仅更换基台，将改动降到最低并且减少患者对一个全新义齿的适应。选择并安装士卓曼的磁基台（Institut Straumann AG, Basel, Switzerland）作为新覆盖义齿的基台。

旋出自固位附着体后，按照磁基台安装指导仔细选择Straumann磁基台。用Straumann棘轮扭矩控制扳手将基台旋紧到扭矩为20Ncm。图7将Straumann的磁基台安装到软组织水平种植体上。

不同于自固位基台的扭矩为35Ncm，Straumann磁基台的旋紧扭矩最大值为15～20Ncm。

安装后，在磁基台上安装定位帽（图8）。定位帽在磁附着体义齿的衔铁固定于义齿内的聚合过程中保护基台的功能面和基台周的牙龈组织，并保证了0.3mm的弹性间隙。

将义齿的衔铁安装于定位帽上平坦的凹槽内（图9）。下颌义齿安放于衔铁上。义齿内磨出2个空洞使磁基台的衔铁正好位于义齿基托下。口内检查义齿的就位情况（图10）。

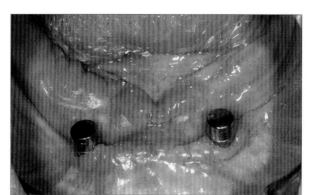

图7　Straumann的磁基台安装到软组织水平种植体上口内像

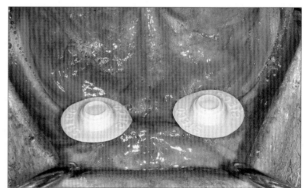

图8　磁基台上面的定位帽口内像

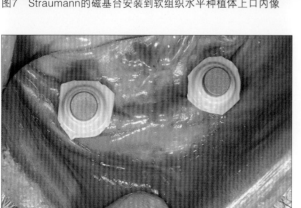

图9　定位帽平坦的凹槽内的义齿衔铁口内像

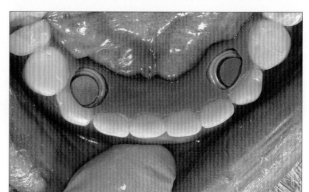

图10　现有的下颌义齿安装于衔铁上的口内像

用自凝甲基丙烯酸甲酯（Aesthetic Autopolymerisat；Candulor, Wangen, Switzerland）将衔铁固定在义齿的空腔内。将冷固化的聚合物放于义齿的组织面的空腔内。患者紧咬牙15分钟直到聚合物完全固化。

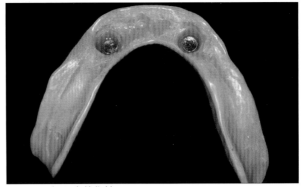

图11　下颌义齿的衔铁

下颌义齿内固定的衔铁表面光滑，看护者或者患者用牙刷或流水很容易清洁衔铁（图11）。磁基台表面平整，不可能产生撞击。然而，菌斑会聚集在种植体的周围，指导看护者常规清洁种植体周的菌斑。

戴用调改后的义齿后患者感觉非常舒适。看护者清理磁基台也不存在问题了。可是很不幸，一段时间后，患者卧床不起，不能到门诊复查。电话随访，看护者表述患者仍然用上颌义齿吃饭并帮助他清洁义齿。

告知患者和他的看护者如果对头部和颈部进行磁共振检查（MRI），需将带有衔铁的义齿从口内取出。另外，在进行这些部位的磁共振检查前，应将磁基台从种植体上旋出（Laurell KA等，1989；Gegauff等，1990）。

递交给患者和他的看护者一个关于种植体系统和使用的磁基台类型的报告，当需要做MRI时，以便告知做MRI的诊所。

13.2 常规设计的上颌总义齿和下颌两颗种植体支持式覆盖义齿

R. Leesungbok

患者，女性，78岁，由神经外科转诊到韩国首尔江东省京畿大学牙科学院的生物材料和修复科。由于缺血性脑卒中，患者面部神经麻痹，其眼、颊、唇、舌和肢体部分瘫痪。戴用上颌及下颌总义齿10年，但是脑卒中后下颌义齿不再合适，咀嚼时下颌义齿移动（图1和图2）。

在我们的老龄社会，残疾人和老年人对义齿满意度和与健康相关的生活质量方面至关重要。患有慢性和严重疾病的患者，以及老年人／残疾患者都需要特殊的牙科护理。使用微创治疗方法和常规设计提供义齿是重要的事情（Leesungbok, 2004）。

残疾人和老年人的微创原则

• 治疗过程中最轻微的疼痛。
• 最短的治疗周期。
• 治疗后最小的肿胀和疼痛。
• 最少的种植体数目。
• 常规设计为即刻负荷实现即刻的口腔功能。
• 鉴于固定义齿修复优于可摘义齿修复，最好的常规设计是固定义齿修复。

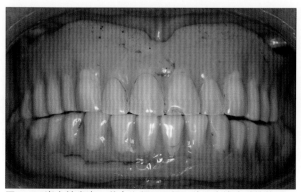

图1　78岁女性患者，戴有上颌及下颌旧总义齿就诊时的状况

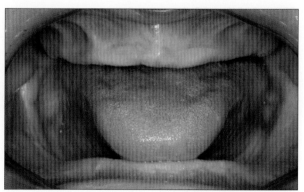

图2　同一患者，取出旧义齿后，严重萎缩的上颌与下颌牙槽嵴

残疾人和老年人的咬合修复的常规设计策略

- 策略1：上颌植入6~8颗种植体和／或下颌植入4~8颗种植体。固定义齿修复（图3）。
- 策略2：上颌植入4颗种植体和／或下颌植入2~4颗种植体，覆盖义齿修复（图4）。
- 策略3：上颌总义齿修复，下颌植入4颗种植体、一体式固定修复（图5）。
- 策略4a和4b：上颌总义齿修复，下颌植入2颗种植体、覆盖义齿修复（图6和图7）。

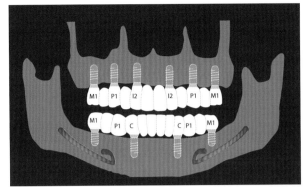

图3　策略1：上颌植入6~8颗种植体，下颌植入4~8颗种植体，固定义齿修复

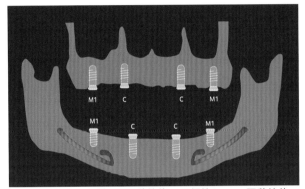

图4　策略2：上颌植入4颗种植体，下颌植入2~4颗种植体，覆盖义齿修复

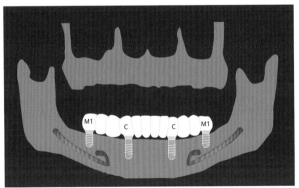

图5　策略3：上颌总义齿修复，下颌植入4颗种植体、一体式固定修复

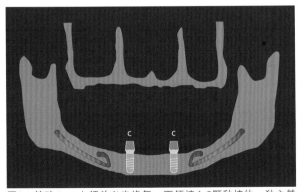

图6　策略4a：上颌总义齿修复，下颌植入2颗种植体、独立基台的覆盖义齿修复

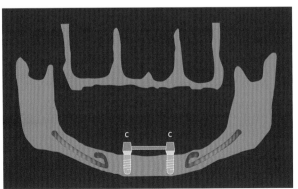

图7　策略4b：严重萎缩的下颌牙槽嵴，上颌总义齿，下颌植入2颗种植体、用杆连接的覆盖义齿修复

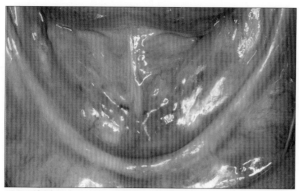

图8　外科手术之前，𬌗面观，牙槽嵴垂直向与水平向萎缩下颌更加严重

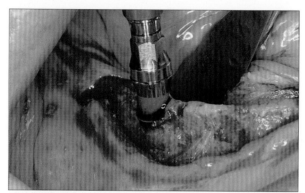

图9　翻全厚瓣，在下颌双侧尖牙位点植入2颗种植体（软组织水平，SLA表面，Straumann）。右侧种植体上安装衔铁基台（IP；Aichi Steel, Tokai, Japan）

就诊时所见，牙槽嵴严重萎缩，上颌及下颌垂直向高度和水平向宽度降低。按照策略4a（图6），上颌及下颌牙槽嵴严重萎缩的无牙颌患者，特别是对于年老的残疾人，遵循最小创伤的处理原则，上颌总义齿修复，下颌2颗种植体支持式覆盖义齿修复（图8）。

外科和修复程序

- 自上而下的治疗计划——为老年残疾患者选择一个策略方案。
- 最小创伤的外科操作。
- 常规设计即刻负荷实现即刻口腔功能。
- 定期随访。

在U形的下颌牙弓中，如果植入2颗种植体，推荐的植入位点是尖牙位点和第一前磨牙位点（图9）。翻全厚瓣，在双侧尖牙位点植入2颗软组织水平大颗粒喷砂酸蚀表面的种植体（标准，种植体直径4.1mm，长度10mm；Straumann, Basel, Switzerland）。2颗种植体的最终扭矩超过了35Ncm。这样的扭矩值进行覆盖义齿即刻负荷是可行的。磁基台也通常称为衔铁基台（IP；Aichi Steel, Tokai, Japan），以25Ncm的扭矩安装于右侧的种植体上（图10）。将另一衔铁基台也以25Ncm的扭矩安装于左侧的种植体上。严密缝合黏骨膜瓣（图11）。

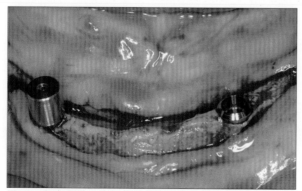

图10　翻全厚瓣，在下颌双侧尖牙位点植入2颗种植体（软组织水平，SLA表面，标准颈，种植体直径4.1mm，长度10mm,Straumann）。右侧的种植体上安装衔铁基台（IP；Aichi Steel, Tokai, Japan）

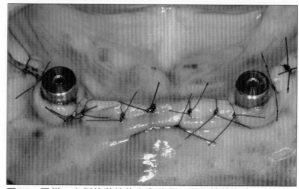

图11　同样，左侧的种植体上安装另一颗衔铁基台（IP；Aichi Steel, Tokai, Japan）。缝合黏骨膜瓣

图12展示了一个灵活的自调节的磁附着体（Magfit-SX 800；Aichi Steel）。将橡皮障作为分离器放置于衔铁基台上并防止材料进入倒凹区。将具有间隔件的Magfit-SX 800附着体放置在衔铁基台上（图13）。

将粉色的聚甲基丙烯酸甲酯倒入所制备的覆盖义齿的空隙中（图14）。将覆盖义齿精确就位于患者的口腔内并保持在这个位置上，直至树脂完全凝固（图15）。树脂完全硬固后，从口内取出覆盖义齿。从磁附着体的表面移除0.4mm的金属间隔件（图16）。

从附着体上移除间隔件，根据需要抛光义齿组织面（图17和图18）。

图19展示了上颌总义齿设计，下颌磁附着体覆盖义齿，为老年和残疾患者设计的常规典型病例（图19）。患者面瘫超过5年（图20）。测试了包括咀嚼及大张口的功能运动。上颌总义齿和下颌磁附着体覆盖义齿的功能良好，并且患者容易摘戴，患者对这种常规设计非常满意（图21）。

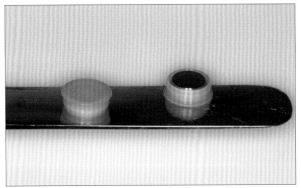

图12　灵活的自调节的磁附着体（Magfit-SX 800；Aichi Steel）

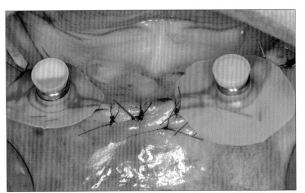

图13　衔铁基台上带有间隔件的Magfit-SX 800 附着体，由橡皮障所环绕

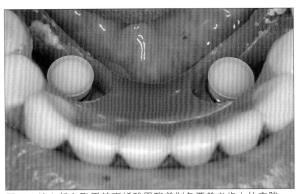

图14　注入粉色聚甲基丙烯酸甲酯前制备覆盖义齿上的空隙

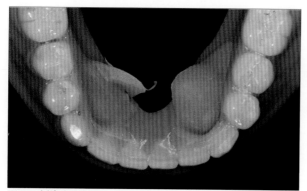

图15 树脂完全凝固

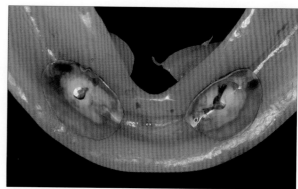

图16 未移除橡皮障和间隔件之前的覆盖义齿组织面观

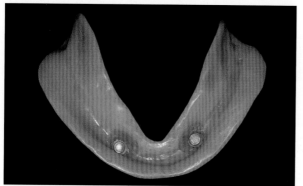

图17 移除橡皮障和间隔件之后最终覆盖义齿组织面观

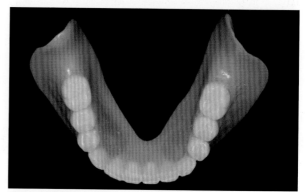

图18 打磨抛光之后最终义齿的殆面观

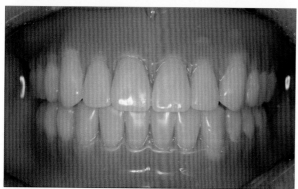

图19 戴入上颌总义齿和下颌磁附着体覆盖义齿

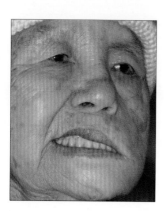

图20 患者面瘫10年的面像

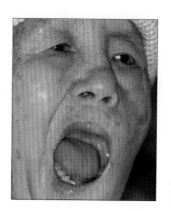

图21 上颌总义齿，下颌磁附着体覆盖义齿就位

图22显示下颌植入两颗种植体后拍摄的曲面体层放射线片。6年后复查没有并发症（图23和图24）。

讨论

全部或部分缺失牙的患病率。由于牙齿健康和牙科护理的进步，牙列缺失的患病率越来越低。根据2000年在韩国发布的国家口腔健康调查，65～74岁的患者上颌牙列缺失的患病率为26.8%、下颌牙列缺失的患病率为19.63%。在2006年的调查报告中，上颌牙列缺失的患病率下降到21.6%、下颌的患病率下降到14.3%，仅仅6年中下降超过5个百分点。

随着牙种植的普及，无牙颌的患者应用种植体支持式覆盖义齿比应用传统义齿获得更高的满意度和更好的功能。牙列缺失患者的数量一直在稳步下降，而牙列缺损的患者稳步上升，牙列缺损的存在时期延长了，牙列缺损的治疗模式正在改变。

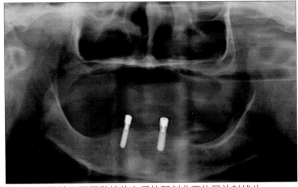

图22　下颌植入两颗种植体之后的即刻曲面体层放射线片

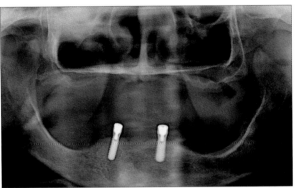

图23　下颌两颗种植体支持的磁附着体固位的覆盖义齿，戴用6年之后随访时的曲面体层放射线片

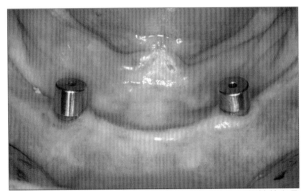

图24　6年随访观察，下颌磁附着体的覆盖义齿应用衔铁基台是常规设计

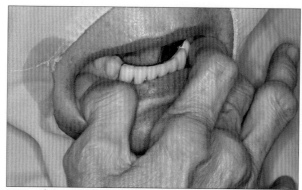

图25 残疾人和老年人的义齿在患者满意度和口腔健康相关的生活质量中起着至关重要的作用

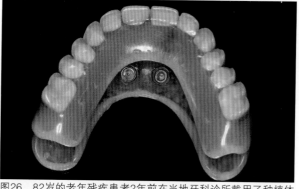

图26 82岁的老年残疾患者2年前在当地牙科诊所戴用了种植体支持式覆盖义齿

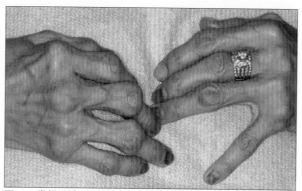

图27 常规设计的义齿治疗方案及义齿的护理应特别考虑到老年人和残疾人

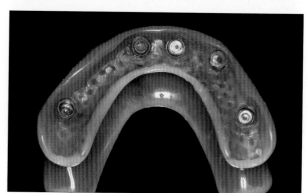

图28 这个覆盖义齿原来包含了5个自固位附着体。现仅有一个固位装置保留了，因为患者的手残疾导致在摘戴义齿的过程中错误地操作了义齿

常规设计。常规设计的理念是每个人都能使用的设计。设计无障碍的工具、设施和设备可以被非残疾人（护士、助理、家庭成员、朋友等）和残疾人容易地使用。常规设计使得所有人无困难地使用牙科器具，包括残疾人（North Carolina State University，1997；Harpur 2013；图25～图28）。

常规设计的7条原则：

1. 合理使用。
2. 使用灵活。
3. 简单直观。
4. 可感知的信息。
5. 可容忍的错误。
6. 省力。
7. 方便入路和使用的大小及空间。

老年人和残疾人应用的磁附着体固位的覆盖义齿。产品质量和物理性质极大地依赖于生产厂家的技术和精度。制作摩擦型机械固位需要有更高的技术和专业知识。并且虽然金属与金属/塑料固位体部件之间的弹性摩擦最初显示出高固位力，但这些固位体在摘戴过程中会磨损或由于物理疲劳而出现损坏或变形。一些组件是高度耐用的，但这不能掩盖固位力下降的事实。此外，对老年人和残疾人来说可能更难以应用（Riley等，2001）。笔者在过去20年里在临床上使用了许多类型的磁附着体，并将磁附着体定义为"使用在磁体（磁性组件）和不锈钢衔铁之间形成的磁吸引力作为修复体的固位装置"。

有3种不同类型的装置在牙科中作为磁性固位体（图29）：

1. 使用具有开放磁路的同名磁极之间的排斥装置。
2. 使用具有开放磁路的不同磁极之间的吸引力装置（图29a）。
3. 使用衔铁，通过闭合磁路附接到磁体（图29b，c）。

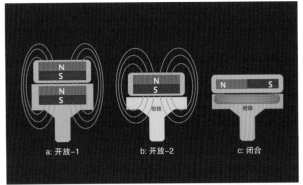

图29　1型2个部件，2型3个部件。（a）磁铁和磁铁，利用不同磁极之间的吸引力，开放磁路。（b）磁铁和衔铁，开放磁路。（c）磁铁和衔铁，闭合磁路

排斥法（1型）很少用于正畸。2型已经被研究人员广泛测试，但是这一对磁体需要在临床上难以实现的很大空间，这就引起保护主磁体的问题，并且当物理地附接两个磁体时不一定能使吸引力加倍（图30）。因此，3型中，磁体的一侧应当与衔铁一起使用。衔铁本身不是磁体，但是当放置在磁场中时，衔铁被磁化，2个部件彼此吸引。这种设计使垂直高度最小化。当衔铁从磁场中移除时，它再次变成普通的不锈钢部件，而不是磁体（Maeda等，2005a；Hasegawa等，2011；图31~图33）。

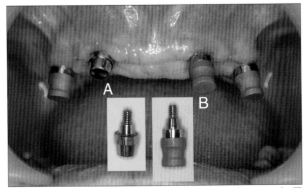

图30　2型中使用的一对磁体（Steco, Hamburg, Germany）需要难以实现的更大空间。A＝磁基台；B＝磁帽

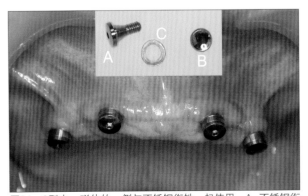

图31　3型中，磁体的一侧与不锈钢衔铁一起使用。A＝不锈钢衔铁基台；B＝磁性组件（磁体由不锈钢封装）；C＝不锈钢衔铁环

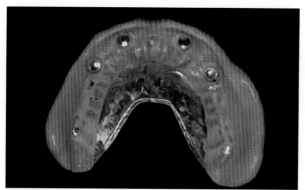

图32　典型常规设计的覆盖义齿的黏膜组织面需有图31的磁附着体

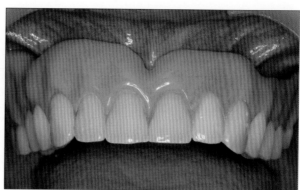

图33　同图32同一常规设计的覆盖义齿的唇面观，8年的随访观察没有并发症

多年来，具有开放磁场的铝-镍-钴磁体已经在牙科中用作固位装置，因为这些磁体易受唾液腐蚀，所以成功受到限制，并且它们的固位力弱于机械附着体提供的原始固位力。

近年来，由稀土元素钐和钕的合金制成的磁体已经普及，因为它们单位尺寸可提供更强的磁力，并且可以被不锈钢外壳密封地封装以抵抗口内环境中的腐蚀和变色。它们具有较小的体积，并且具有较大吸引力（8～10N）而且它们没有腐蚀性。磁性附件耐用性更强，并且在种植覆盖义齿中已显现出优于其他的机械固位（球帽、杆卡附着体）的优越性（Akin等，2011）。

双套冠，作为固位体具有较强的功能，需要高水平的技师来制作。技师面临挑战，例如必须确保精细平衡或在大多数精密附件系统上执行精细焊接。用作义齿固位体的磁附着体不仅是摩擦固位体良好的替代品，而且本文描述的磁体具有更多的实用优势：

• 它没有机械固位体的损坏和磨损，因此可以长时间地使用，并且没有固位力下降。
• 因为力的方向不是严格固定的，所以它在义齿设计和制作中更加灵活。

• 因为它嵌入义齿，所以具有美学外观。
• 因为义齿设计不复杂，它容易处理和保持清洁，特别适用于老年人或残疾患者。
• 当超过正常口腔功能的范围时，磁性组件和衔铁在附接的表面产生间隙时，吸引力快速减弱，因此与其他机械固位体相比，可以有效地减少对牙齿或种植体有害应力的风险。
• 通过简单地更换，就可以很容易地修复磁附着体受损的部件。

结论

由于牙种植体最初是用作人工牙根以支持缺牙部位的修复体，因此此文中修复治疗计划已经显著改变。过去单侧游离端缺失的牙列缺损的患者只能选择可摘义齿进行修复，种植牙为这些患者创造了革命性的牙齿修复方案。牙列缺损或牙列缺失的牙槽嵴中的牙种植体植入已经彻底改变了我们对可摘局部义齿的选择，并发展成为新的治疗方案，其中天然牙和种植体在口腔中共存。

在韩国首尔市的Heki and Gangdong的Kyung Hee University Dental Hospital的生物材料和修复学系的病例研究中，常规设计通常比传统义齿或具有摩擦型固位体的覆盖义齿获得更大的患者满意度。

13.3　提高百岁老人的生活质量

M. Schimmel

2007年，一个97岁的患者在日内瓦牙科学院接受治疗。他的牙医已经退休了。像许多老年患者一样，他没有定期的牙科保健。他住在老年病房，因为他大部分的日常生活活动（ADL）依赖于他人帮助。如穿衣服、洗衣服、洗澡或爬楼梯。然而，他能够去浴室，自己从床上起床（ADL得分80分，最低分18分，最高分126分；分值低意味着高度依赖）（Lawton和Brody，1969）。他没有用轮椅，而是用了一个步行器。此外，他的家人定期访问的社交活跃度高，他经常和他的朋友去餐厅，因而他的年龄大约年轻了20岁。正常谈话的时候，他的认知功能似乎没有受损，虽然当时他的简单智力状况检查（MMSE）分数只有21/30（Folstein等，1975）。患者是退休药剂师，他目前的爱好是天文学。

第一次就诊时，他的现病史显示15年前患心肌梗死，1992年和1996年他接受了冠状血管的扩张治疗。2002年，因右侧颈总动脉硬化，他患有过渡性脑卒中症状。因此，扩张受影响的动脉并放置支架。他也患有双侧青光眼和白内障。这些医疗条件导致了一长串日常用药：对乙酰氨基酚（1500mg/d）、螺内酯（利尿剂）、氯吡格雷（血小板聚集抑制剂）、吗多明（冠状血管扩张剂）、乙酰唑胺（治疗青光眼）、聚乙二醇（泻药）、奥美拉唑（胃肠道反流病）、普伐他汀（他汀类药物）、托拉塞米（环利尿）、卡替洛尔（青光眼治疗和非选择性受体阻滞剂）、硝酸甘油（冠状血管扩张剂）和尿素软膏。

患者对改善他目前不满意的牙科情况的前景非常乐观。他很高兴地经常访问牙科学校，因为这会打断他在病房的日常生活。

他的牙科病史是2年前拔除了最后一颗下颌牙并戴入传统的总义齿。第一次咨询之前上颌可摘局部义齿已戴用了5年。

患者的口腔健康相关生活质量（OHRQoL）适度降低，OHIP-EDENT 得分为25/60（其中高分值意味着低OHRQoL）（Allen和Locker，2002）。关于他对他的义齿的满意度，他声称很容易清洁，并喜欢其美学效果。他在牙齿满意问卷调查表中说，他总体上满意，但他说吃白面包、硬奶酪、生胡萝卜、干香肠、苹果和牛排有困难，主要是因为不稳定的下颌义齿。他大多会吞下那些食物（Rashid等，2011）。

口内检查显示上颌悬臂桥、左侧尖牙根附着体和第二前磨牙残根（图1）。下颌无牙颌，但黏

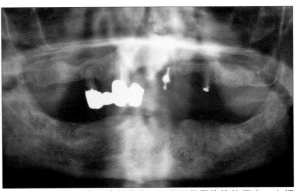

图1　就诊时曲面体层放射线片。两颗无保留价值的牙齿，上颌右侧第二前磨牙和左侧侧切牙和两颗覆盖义齿的基牙。颏孔之间的下颌骨骨高度足以容纳两颗种植体

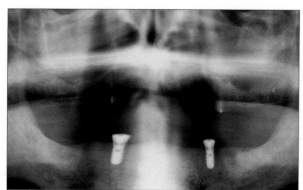

图2 下颌植入两颗短种植体，穿龈愈合

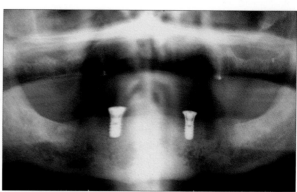

图3 下颌左侧尖牙位点种植体没有骨结合，可能是由于过早负荷。在原始手术部位的近中重新植入1颗种植体

膜健康。义齿的卫生状况良好，上颌义齿的菌斑指数9/15；因为他从未戴用过下颌义齿，没有记录义齿的菌斑指数。2分钟的收集期内，测量唾液流速（SFR），刺激唾液流量2mL，静态唾液流量1mL。

2007年10月，拔除上颌右侧第二前磨牙和左侧侧切牙。将上颌剩余的残根用复合树脂覆盖。通过间接技术添加缺牙并用聚甲基丙烯酸甲酯修整义齿，将可摘局部义齿（RPP）转化为牙根支撑的覆盖义齿。在第二阶段应用相同的程序重衬下颌总义齿（CD）。

治疗1年后，患者没有感觉到希望看到的改善。他希望植入种植体来固定下颌修复体。

2008年12月中旬，进行了种植体植入外科手术（穿龈愈合的标准方案）。按照标准的治疗方案（Payne等，2010）在颏孔之间双侧尖牙位点植入两颗种植体（Straumann SLA，RN，直径4.1mm，长度8mm；Institut Straumann AG；图2）。

手术后7天，拆除缝线，调改下颌义齿，避免对愈合帽的机械性干扰。建议患者在最初的愈合期不要戴下颌义齿。6～8周后安装基台并使种植体负荷（Gallucci等，2014）。

2009年2月，患者按约定复诊。他报告说在整个愈合期（7周）他没有戴他的义齿。他在瑞士山区的一家酒店享受了4周的假期，希望不发生与种植体有关的任何并发症。但是当下颌左侧尖牙种植体负荷时，显而易见的是，没有发生骨结合，因此拔除了种植体。同期，在原下颌左侧尖牙位点种植体的近中（图3）植入另一颗8mm的Straumann（SLA，直径4.1mm，RN）种植体。告知患者2周内不要戴下颌义齿。7天后拆线。

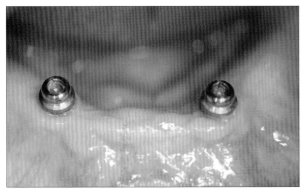

图4 应用自固位附着体进行种植体的负荷

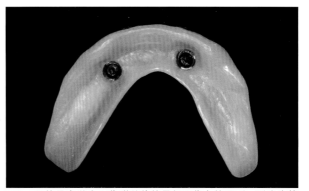

图5 即使是安装自固位附着体的最低固位力的阴型，对患者摘戴来说也太强大了。因此，将实验性的阴型应用于患者，这个阴型具有可接受的低固位力，但不能长期承受口腔内环境

在2009年3月底，患者复诊进行种植体的负荷。此时，两颗种植体均发生骨结合，将下颌总义齿调改成了自固位附着体支持的覆盖义齿（IOD）（图4~图6）。再次，患者6周未佩戴义齿，以避免并发症。

通过两颗种植体和自固位附着体稳固下颌义齿后，患者对他的义齿的口腔外观和功能非常满意。OHIP-EDENT得分下降到1/60，表明OHRQoL的高度改善。在义齿的满意度问卷上，他表示对种植

体支持的覆盖义齿有最大的满意度。患者没有更多的问题，说他甚至会毫无困难地吃硬奶酪或干香肠；他吃白面包、牛排、苹果和沙拉的能力有所提高。患者感到他现在在吞咽之前能正确咀嚼食物。然而，3个月的对照显示种植体的卫生维护的不好，指导患者改善他的口腔卫生状况。他的唾液流速（SFR）已经改善，稳定在刺激唾液流量3mL和静态唾液流量1.5mL。可喜的是，经过1年的控制，义齿的卫生相当好，上颌义齿的得分为4/15，下颌义齿的得分为2/15。

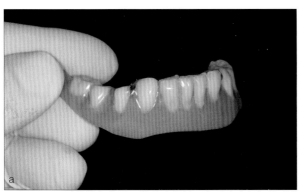
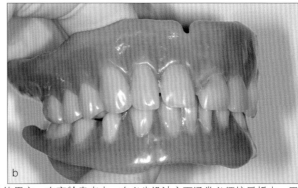

图6a，b 调改的修复体是旧的和磨损的，但是患者很好地适应并使用它。在高龄患者中，在义齿设计方面通常必须接受折中，因为适应能力随着年龄而降低

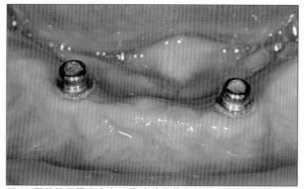

图7 附件的周围及中心固位孔总是菌斑附着。但炎症征象小得令人惊讶

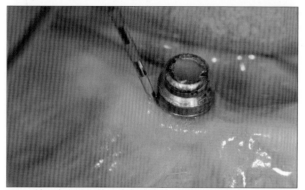

图8 封闭中心孔以防止食物嵌塞，尽管菌斑指数高，但没有种植体周炎的临床征象

在附着体周围总是有菌斑附着，但是当考虑到其ADL的依赖性时，菌斑指数显然是低的（图7）。甚至戴用种植覆盖义齿4年之后，任何位点的种植体探诊深度均未超过2mm。

如放射线片中所示，低炎症反应和稳定的种植体周骨量。

12个月后复诊，食物残渣残留在自固位基台的中心孔中。因此，应用临时充填材料封闭基台的中心孔（Telio；Ivoclar Vivadent, Schaan, Liechten-stein；图8）。安装没有中心销的红色附件于覆盖义齿内以固位义齿。

图9a~d显示了2009—2012年间进行随访时拍摄的放射线片。

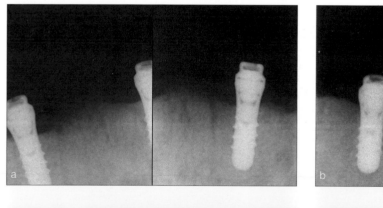

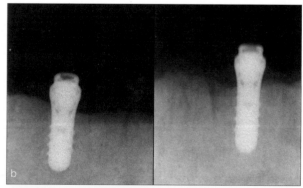

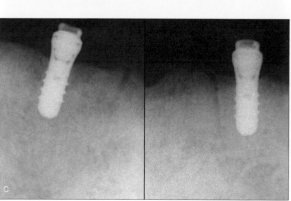

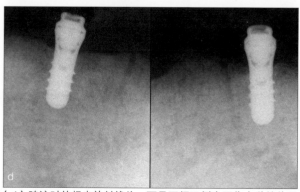

图9a~d 2009年（a）、2010年（b）、2011年（c）、2012年（d）随访时的根尖放射线片，可见下颌双侧尖牙位点种植体周骨稳定并且没有种植体周炎的表征

患者最后一次的随访时间是在他101岁的时候（图10）。他的认知功能进一步下降，他的MMSE分值为18/27。那个时候他几乎失明，他的ADL高度依赖。然而，他仍然在自己吃饭，并保持社会活跃。他的OHIP-EDENT评分仍然很低，在13/60，他主诉对义齿非常满意。他喜欢硬奶酪，但仍然不吃胡萝卜、苹果、牛排或沙拉。

该患者在103岁时去世。他从种植体治疗中获益了5年多，并且从不后悔做了这个决定。

披露

该患者参加了国际口腔种植学会（ITI）资助的关于独立生活的老年人总义齿稳定性的随机对照实验研究（RCT）（Müller等，2013）。弃用义齿对咬肌厚度的影响已作为病例报告发表（Schimmel等，2010）。

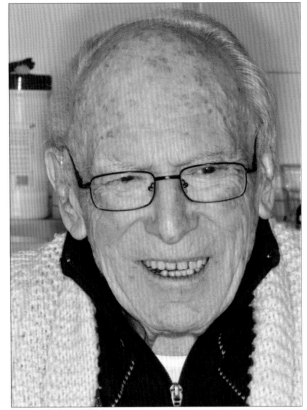

图10　患者101岁时

13.4 应用自固位基台的种植体支持式下颌义齿：患骨关节炎的无牙颌老年患者的口腔重建

G. McKenna

患者，男性，78岁，其全科牙医将他转至本牙科医院。不吸烟，但服用内科医师所开的药物，包括治疗高胆固醇的阿托伐他汀钙，治疗高血压的赖诺普利和氢氯噻嗪，华法林作为抗凝剂，治疗2型糖尿病的二甲双胍。患者的双手患有骨关节炎（图1）。患者的上颌为无牙颌，下颌为牙列缺损。近期戴用丙烯酸树脂的下颌局部义齿，但患者的耐受性差。

初诊时，口外检查没有任何不适。在口内，软组织健康没有口干症的临床表现。下颌左侧第一前磨牙至右侧第一前磨牙为余留牙、右侧第二前磨牙和智齿为残根。多数牙已经修复，然而下颌左侧中切牙至第一前磨牙Ⅱ度松动。拍摄了曲面体层放射线片（图2）。初步的治疗方案是拔除无价值的患牙，愈合一段时间后制作一副合适的下颌局部义齿。

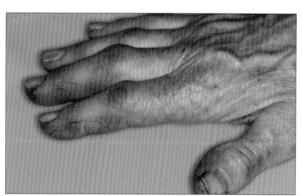

图1　患者的手

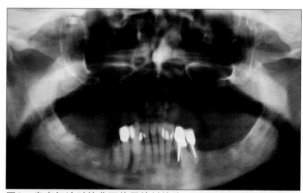

图2　患者初诊时的曲面体层放射线片

治疗12个月之后，患者复诊，主诉佩戴下颌局部义齿困难。临床检查和曲面体层放射线片显示下颌右侧第一前磨牙冠折，下颌右侧中切牙和侧切牙复发龋且Ⅱ度松动（图3），并且其预后非常差。

和患者讨论了剩余牙无希望的预后，并修订治疗计划。包括：

- 拔除剩余牙，即刻总义齿修复下颌。
- 愈合6个月后，在咪达唑仑静脉镇静下在下颌双侧尖牙位点植入两颗种植体。
- 自固位基台（Straumann, Basel, Switzerland）固定种植体固位的下颌覆盖义齿。
- 重新制作传统的上颌总义齿。

8周之后，上颌义齿完成并交付。局部麻醉下无创伤拔除下颌剩余的天然牙。

拔牙窝已经愈合（图4）。

静脉镇静下，翻全厚黏骨膜瓣，并做减张切口。按照治疗计划在下颌双侧尖牙位点植入两颗软组织水平种植体（Straumann常规颈，SLActive，直径4.1mm，长度12mm；Institut Straumann AG, Basel, Switzerland）。种植体颊侧螺纹暴露面应用引导骨再生技术（GBR），刮骨刀（HuFriedy, Chicago, Illinois, USA）刮取自体骨屑覆盖于种植体表面，再覆盖去蛋白牛骨基质（DBBM）（Bio-Oss；Geistlich Pharma, Wolhusen, Switzerland）。骨增量位点覆盖非交联的猪来源的可吸收性胶原膜（Bio-Gide；Geistlich Pharma）。植入的种植体获得了非常好的初始稳定性。安放穿黏膜愈合帽。拍摄曲面体层放射线片确定两颗种植体的位置（图5）。

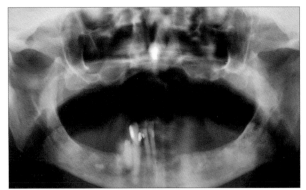

图3　初诊12个月后曲面体层放射线片

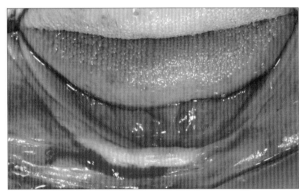

图4　拔牙6个月之后下颌牙槽嵴

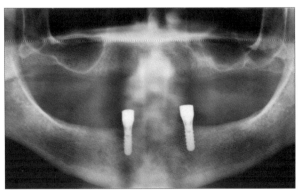

图5　曲面体层放射线片确认种植体理想地植入在下颌双侧尖牙位点

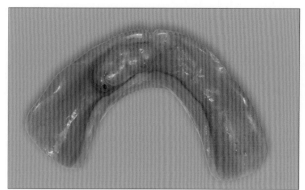

图6 调改下颌总义齿以容纳种植体

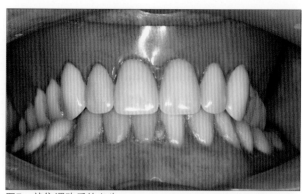

图7 就位调改后的义齿

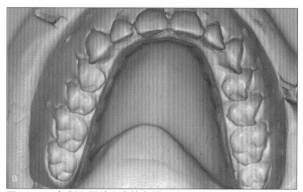

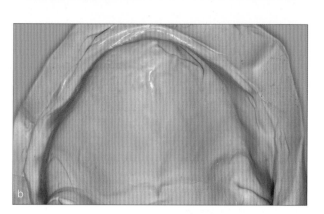

图8a，b 复制上颌总义齿的印模

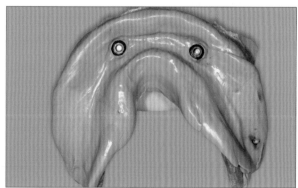

图9 个别托盘上的下颌种植体的水平印模

为了容纳穿黏膜的愈合帽，调改患者现有的下颌总义齿的相应组织面，以防止种植体负荷（图6和图7）。

种植体植入3个月之后进行最终修复。因患者对现有的上颌义齿的外观和美观都非常满意，用硅橡胶（Aquasil Putty；Dentsply, Surrey, UK）制取现有的上颌义齿的印模复制义齿（图8a，b）。制作下颌传统义齿，用聚乙烯基硅氧烷（Aquasil Putty and Ultra；Dentsply）、个别托盘和印模帽（Straumann RN impression copings）制取下颌种植体的水平印模（图9）。

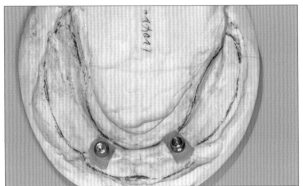

图10 安有自固位基台（高度4.0mm）的下颌工作模型

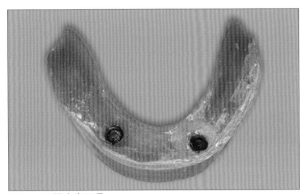

图11 下颌咬合记录

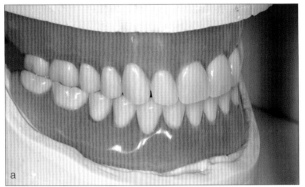

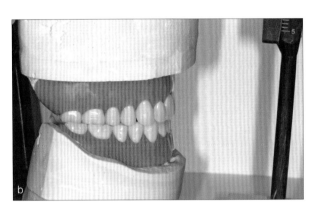

图12a，b 半可调𬌗架的义齿试戴

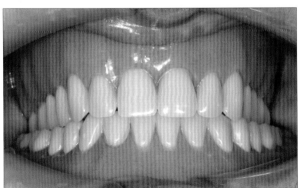

图13 口内试戴上颌及下颌义齿

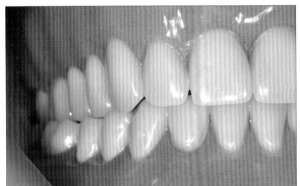

图14 最终义齿的右侧咬合

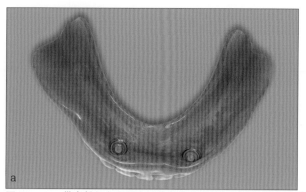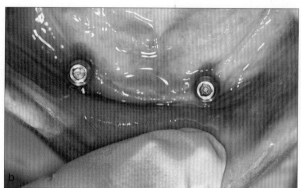

图15a，b　带有粉红色阳型自固位定位装置的下颌种植体支持氏覆盖义齿

由于患者的医疗状况（双手骨关节炎），由印模制作工作模型，安放自固位基台来固位下颌义齿（图10）。制作下颌咬合记录并确定咬合（图11）。

这个咬合记录便于在半可调𬌗架（Denar Anamark Plus；Whip Mix Europe, Dortmund, Germany）上制作永久修复体（图12a，b）。下颌义齿为双侧颊向反𬌗设计，增加舌的可用空间，并提高患者的舒适度。

按照关于种植体支持式下颌覆盖义齿摘戴力量的说明安装最终修复体（图13和图14）。为更好地适应下颌义齿，安装了粉红色固位体（自固位阳型，轻固位力，1.36kg）（图15a，b）。

治疗之后的18个月内每6个月复查一次。所需要的维护非常少；期间更换一次固位体。患者夫妇对结果都非常满意（图16）。他注意到在咀嚼、言语和自信等方面巨大的改善，并报告说他已经"和妻子及其朋友们一起重新玩起了桥牌"。每年回访一次，由一个牙科卫生士和他的牙医做常规维护。种植体植入2年之后再次拍摄曲面体层放射线片，显示左侧种植体周围有2mm的水平向骨丧失（图17）。然而，没有观察到炎症的临床症状。

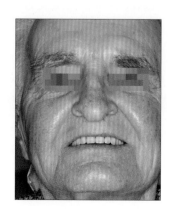

图16　患者戴上颌总义齿和下颌种植体支持氏覆盖义齿12个月之后的正面观

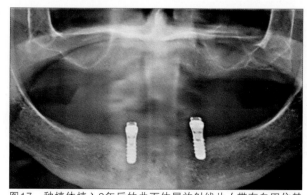

图17　种植体植入2年后的曲面体层放射线片（带有自固位基台）

13.5 老年患者上颌种植体支持式全牙弓可摘义齿：序列治疗最佳结果

A. Dickinson

患者，女性，90岁，身体基本健康，寻求帮助要求修复缺失的上颌前牙。她也抱怨上颌右侧中切牙疼痛。

患者被评估为相对健康。服用抗轻度高血压并预防心绞痛发作药物（阿替洛尔和地尔硫䓬）。患者患有一种退行性关节病变，波及几个关节，特别是手和手指关节。当需要时，她使用NSAID（美洛昔康）止痛。

患者主诉，独自生活在一个带有护理设施可以独立生活的区域中，需要的时候可以寻求家庭互助，并在必要时进行初步的医疗分诊。

临床初诊检查（图1~图6）和评价结果如下：

- 上颌右侧中切牙Ⅲ度松动并疼痛，颊侧肿胀并在根尖区形成窦道。
- 上颌右侧尖牙冠折。
- 不满意其上颌铸造金属基托的可摘局部义齿（RPD）（未展示）。
- 咬合垂直距离降低。
- 剩余的多数上颌前牙已修复。
- 剩余两颗因牙周炎而无保留价值的上颌磨牙（上颌双侧智齿）。
- 下颌牙列缺损（余留牙只有左侧第二前磨牙和右侧第二前磨牙）。
- 下颌牙的牙周和功能稳定。

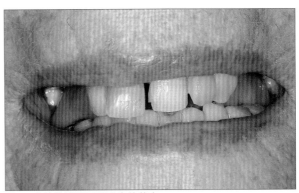

图1 术前微笑像显示牙齿的状态

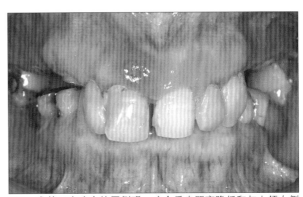

图2 术前口内咬合的唇侧观，咬合垂直距离降低和与上颌右侧中切牙相关的病变

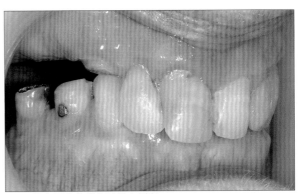

图3 最大牙尖交错位时的右侧观

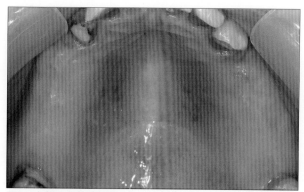

图4 上颌牙弓的𬌗面观

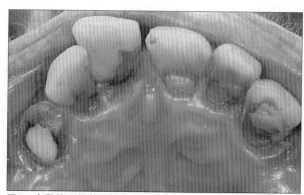

图5 余留的上颌前牙的术前𬌗面观

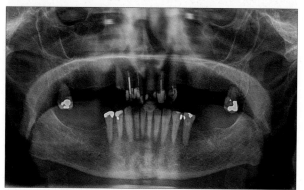

图6 初诊时拍摄的曲面体层放射线片

病历分析和术前计划

灌制上𬌗架的石膏模型。诊断性评估所期望提高的垂直距离和计划的种植位置。因为期望种植的位置未见明显异常，所以在没有放射线模板的情况下拍摄CBCT（图7a～d）。

与患者及其直系亲属进行了广泛的讨论。考虑了各种治疗方案，并讨论了各种治疗方案的优缺点。重点是消除现有的疾病，并解决患者所关注的几个结构和功能问题。

治疗目标是获得基于Chen和Buser（2008）所描述的治疗结果。

主要目标
- 满意的美学和功能结果。
- 长期稳定的美学效果。
- 愈合期和行使功能时低并发症风险。

次要目标
- 手术干预尽可能最少。
- 最小的疼痛和发病率。
- 愈合期和治疗疗程短。
- 经济有效的治疗方案。

具体考虑到该患者的情况，考虑到她的年龄，更强调降低疼痛和发病率并结合经济有效的治疗方案，优先于减少手术次数和缩短整个治疗周期。

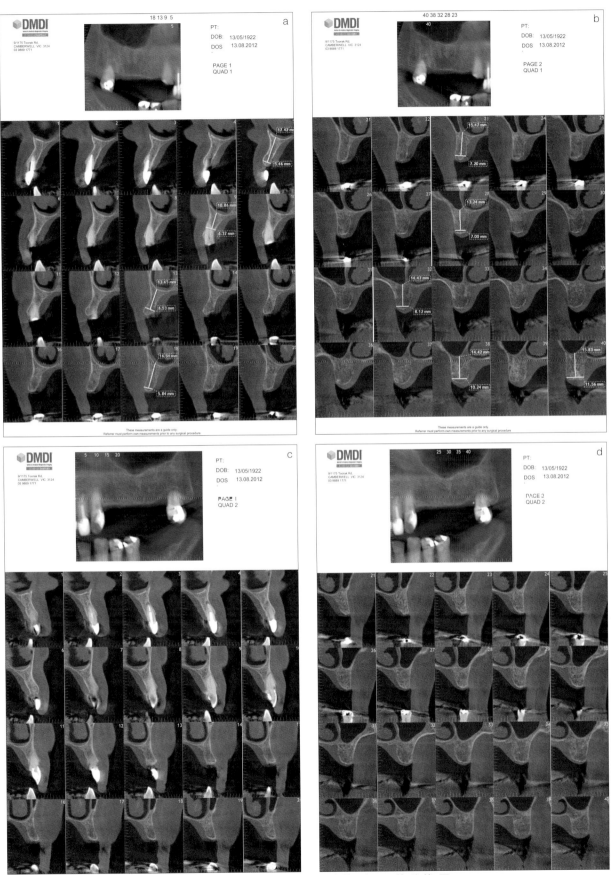

图7a~d CBCT断层片。（a，b）第一象限，第1和第2页。（c，d）第二象限，第1和第2页

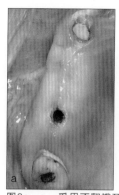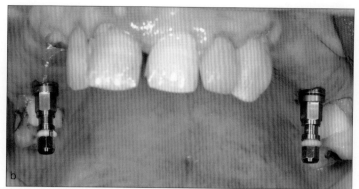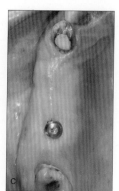

图8a～c　采用不翻瓣环切技术，在双侧第一磨牙位点植入两颗软组织水平亲水表面种植体，两颗种植体尽量平行（由Stephen Chen博士提供）

治疗顺序对老年患者非常重要。必须强调的是消除疾病、恢复健康和功能的口腔状况，同时在治疗的时间框架内添加治疗项目，并旨在尽量减少患者适应过渡义齿的需要。

治疗目标是在一个可控制的治疗阶段，将一个残缺的上颌牙列转变为由附着在4颗种植体上的独立固位体固位的上颌总义齿。选择了可以达到预期效果的种植和修复顺序，并且降低患者的适应性需要。

治疗方案

采用种植外科和种植修复分阶段（序列）的治疗方案。尽早消除疾病，同时保持功能和可接受的美学，并期望实现减少患者的生理和心理调节期。

第一阶段治疗

• 拔除上颌右侧尖牙（残根）、上颌左侧尖牙和右侧中切牙（疼痛）。

• 丙烯酸树脂可摘过渡义齿，以即刻增加咬合垂直距离。

• 植入两颗种植体：

上颌右侧第一磨牙位点：Straumann种植体常规颈，标准亲水表面，长度12mm（图8a～c）；

上颌左侧第一磨牙位点：Straumann种植体常规颈，标准亲水表面，长度10mm（图9a～e）（均为Straumann公司，Basel，Switzerland）。

• 保留因牙周病而无希望的双侧智齿，继续固位可摘局部过渡义齿。

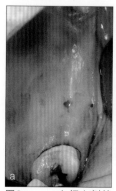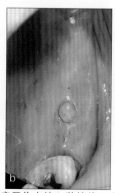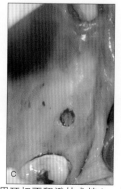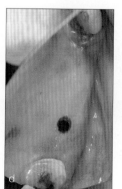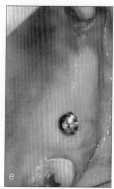

图9a～e　上颌左侧第一磨牙位点植入种植体，应用环切不翻瓣技术植入一颗软组织水平常规颈亲水表面种植体（由Stephen Chen博士提供）

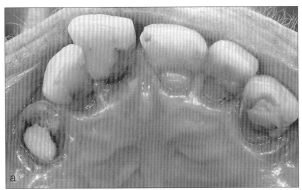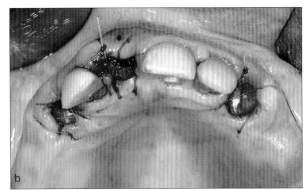

图10a，b　在上颌后部种植体植入的同期拔除上颌双侧尖牙和右侧中切牙（由Stephen Chen博士提供）

　　基于CBCT所见，可以应用环切不翻瓣技术穿牙槽嵴黏膜进行种植窝预备。两个位点的种植窝预备，要允许近似平行地植入2颗软组织水平的种植体（常规颈）。

　　上颌后部种植体植入的同期（图11a～c）拔除上颌双侧尖牙和右侧中切牙（图10a，b）。即拔除因牙根感染保留无望的上颌右侧中切牙，以及根折

的右侧尖牙和完整的左侧尖牙。后面两个位点被确定为在随后的Ⅱ型手术方案中植入种植体。

　　修改丙烯酸可摘过渡义齿，以便于其术后即刻佩戴。

　　患者无异常，两个位点的种植体完成初期愈合。

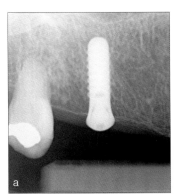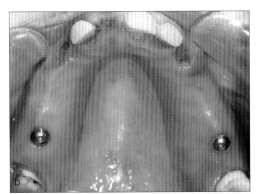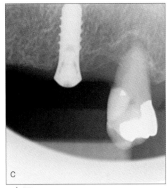

图11a～c　双侧第一磨牙位点的种植体，双侧尖牙和右侧中切牙拔除之后，仍然保留的双侧第三磨牙

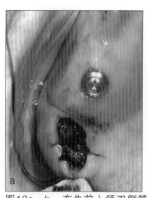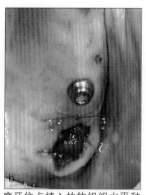

图12a，b 在先前上颌双侧第一磨牙位点植入的软组织水平种植体上安放自固位基台，调改丙烯酸树脂过渡义齿。拔除余留的两颗智齿（由Stephen Chen博士提供）

中间治疗步骤

- 在双侧上颌后部种植体上安放自固位基台（图12a，b）。
- 拔除两颗智齿（图12a，b）。
- 调改丙烯酸树脂可摘过渡义齿，在义齿内直接获得阴型和固位部件。
- 再次植入2颗种植体（Ⅱ型方案）：
  上颌右侧尖牙位点：Straumann，标准颈，大颗粒喷砂酸蚀表面，亲水表面，长度10mm（图13a～c）；
  上颌左侧尖牙位点：Straumann，标准颈，大颗粒喷砂酸蚀表面，亲水表面，长度10mm（图13a～c）。
  （两颗均为Straumann公司，Basel，Switzerland）

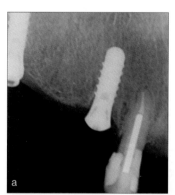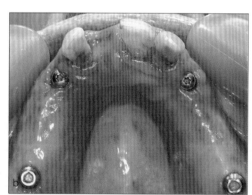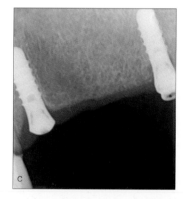

图13a～c 8周之后，上颌双侧尖牙位点种植体，双侧第一磨牙位点的自固位基台

双侧尖牙位点的种植体经过了充足的愈合期和获得成功的骨结合后，进入最终修复步骤。

最终治疗步骤

- 上颌双侧尖牙位点安放另外两个自固位基台。
- 制作种植体支持的金属加强的上颌可摘总义齿（图14a，b和图15a，b）。
- 拔除余留的3颗牙齿（双侧侧切牙和右侧中切牙）（图16a，b）。
- 即刻戴入最终修复体。
- 拔牙后愈合和负荷3个月后重衬最终修复体。

种植体支持式上颌最终可摘总义齿内含铸造钴-铬金属支架以提高其强度。由于上颌剩余牙槽嵴提供了足够的侧向抵抗力，因此不需要全腭覆盖。

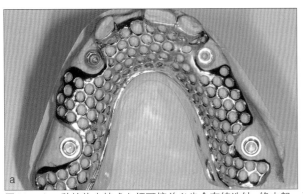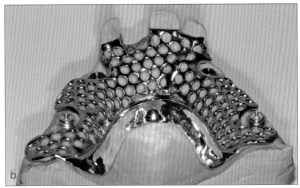

图14a，b　种植体支持式上颌可摘总义齿含有铸造钴-铬支架，没有全腭覆盖

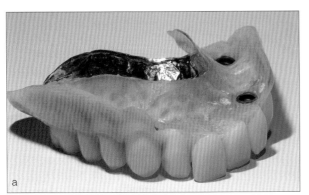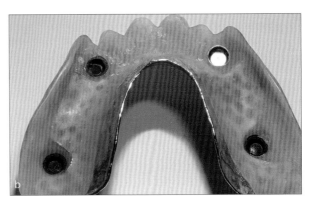

图15a，b　完成后的上颌可摘义齿

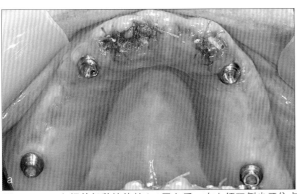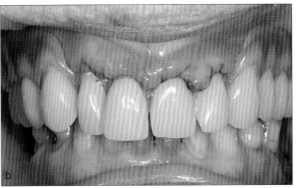

图16a，b　上颌前部种植体植入6周之后。在上颌双侧尖牙位点软组织水平种植体上安放自固位基台，拔除双侧侧切牙和左侧中切牙，即刻戴入义齿

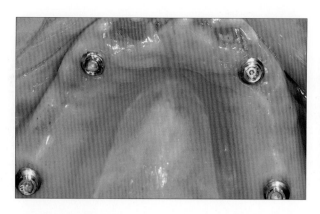
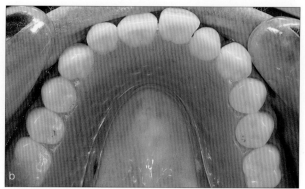
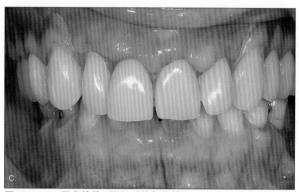
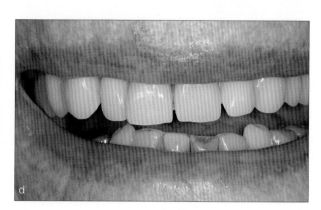

图17a～d　牙齿拔除2周之后的复查情况

完成后的上颌可摘义齿在前部没有唇侧基托（图17a～d）。只在固位的阴型内安了3个黑色占位阳型，以方便义齿的摘戴。

本方案允许患者在使用义齿时能习惯正确的摘戴技巧。颊侧基托起始于尖牙区也为患者用手指或平滑工具脱位义齿提供了参考点。

结论

用4颗种植体支持式可摘义齿修复是临床上充分证明的治疗程序（Gallucci等，2009b）。在老年患者中，需要强调的是，从不稳定和功能差的天然牙列或修复体过渡到期望的治疗效果的治疗阶段的顺序。在时间上，应当允许患者适应口腔环境和功能的变化。必须考虑到患者自身持续维护的需求，以及这种维护可能成为第三方看护者的责任。

13.6 下颌两颗种植体支持式覆盖义齿常规负荷：带有长远中游离端的CAD/CAM研磨杆

M. Srinivasan

患者，男性，87岁，转诊到瑞士日内瓦大学牙学院老年牙科及门诊可摘义齿修复科，要求牙种植治疗。他已退休并且社交活跃，忙于陪伴其孙辈，并经常前往意大利。

患者既往史和药物史显示，他患有心绞痛、哮喘和膝关节炎，对青霉素过敏。他的常规处方药包括抗心绞痛和抗哮喘药物，偶尔服用抗关节疼痛的非甾体类抗炎药。除此之外，他是一个"健康"的患者，偶尔在社交场合饮酒，不吸烟。

详细的牙科病史显示，因慢性成人牙周疾病出现牙缺失（图1）。上颌为无牙颌超过20年。

下颌剩余两颗牙（左侧侧切牙和尖牙）支持覆盖义齿（图2），处于失败过程中。患者对下颌义齿的固位和稳定性不满意。

日内瓦大学牙学院医师计划用两颗颏孔间种植体支持下颌覆盖义齿。植入两颗Straumann软组织种植体（Straumann，美学常规颈，亲水表面，钛，直径4.1mm，长度8mm；Institut Straumann AG，Basel，Switzerland）；同时拔除两颗余留牙（图3）。

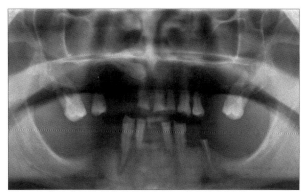

图1 之前的曲面体层放射线片显示一个失败的牙列

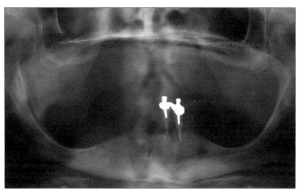

图2 曲面体层放射线片。种植治疗之前由下颌两颗余留牙支持覆盖义齿

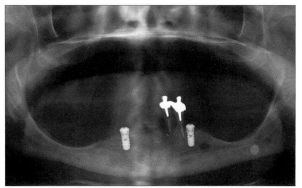

图3 术后即刻曲面体层放射线片，显示下颌右侧尖牙和左侧第一前磨牙位点种植体

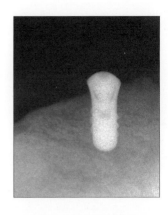

图4a　8周之后的根尖放射线片显示下颌右侧尖牙种植体成功的骨结合

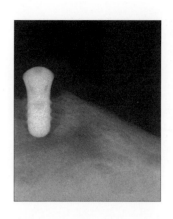

图4b　下颌左侧第一前磨牙种植体处于失败中

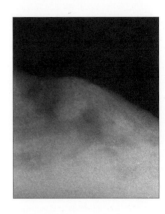

图5a　植入15周之后，下颌左侧第一前磨牙种植体脱落

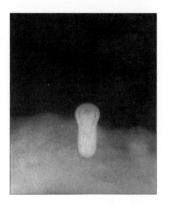

图5b　在相邻的下颌左侧尖牙位点植入一颗新种植体

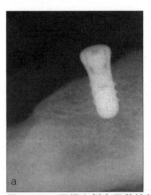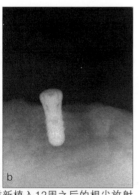

图6a，b　下颌左侧尖牙种植体重新植入12周之后的根尖放射线片。两颗种植体骨结合均良好，可以负荷

计划实施常规负荷方案。在愈合阶段，临床检查和放射线片显示下颌右侧尖牙种植体骨结合无异常（图4a），而下颌左侧第一前磨牙种植体则处于失败中（图4b）。失败的原因尚不明确，但没有文献证据表明患者的年龄会在其中发挥作用。因此，我们怀疑种植体植入位点与余留牙既存的牙髓病和牙周病损直接接触，进而受其影响（Listgarten等，1991；Mombelli等，1987；Mombelli等，1988；Mombelli和Lang，1992；Rosenberg等，1991）。

由于愈合阶段的覆盖义齿调改是在外院进行的，所以无法排除覆盖义齿在种植位点的缓冲不够而导致种植体成熟前负荷的可能。最终，下颌左侧第一前磨牙种植体在负荷前脱落（图5a），之后在相邻的下颌左侧尖牙位点植入一颗新种植体（图5b）。新种植体愈合12周之后，口内的种植体均可以进行负荷（图6a，b）。最终在下颌戴入由两个Dalbo-PLUS附着体（Cendres+Métaux SA, Biel,

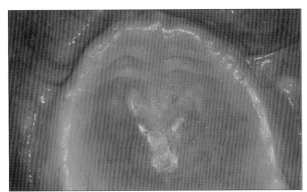

图7 牙列缺失上颌的口内观

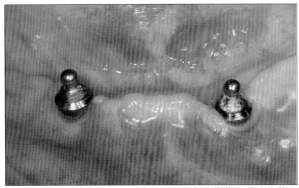

图8 口内颊侧观。种植体及安放于其上的固位体。种植体的平台不在同一高度水平

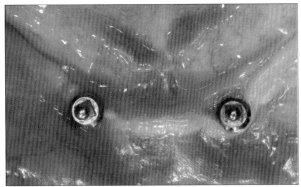

图9 殆面观，两颗种植体轴向略微不一致

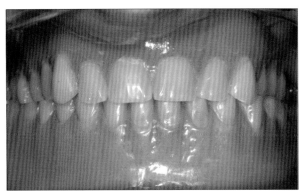

图10 口唇完全牵拉后显露的旧义齿

Switzerland）固位的种植体支持式覆盖义齿，并对原有的上颌传统总义齿进行重衬。患者在转诊至我们这里前，已完成以上治疗。

在最初来到我们诊所咨询时，患者对其下颌义齿仍不满意（图7～图10）。他抱怨说下颌种植体支持式覆盖义齿无法固位且不稳定。他还对上颌义齿的美观不满意，因为在笑时，上颌义齿的牙齿不可见，而"粉色部分"却格外显眼。他咨询以求改善，但是拒绝任何进一步的植入种植体手术或其他有创治疗选择。

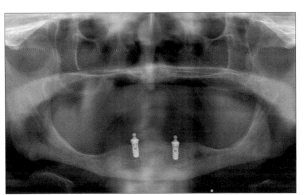

图11 负荷15个月之后的曲面体层放射线片。严重吸收后的上颌骨和下颌后部。种植体似乎保存了下颌的骨

口内细节和放射线片检查显示严重吸收后的上颌骨与下颌骨。上颌前部与后部的可用骨均归类为Cawood Ⅵ类，而下颌前部与后部则分别归类为Cawood Ⅴ类与Cawood Ⅵ类（Cawood和Howell，1988; 图11）。下颌颏孔间区域的可用骨高度约为17mm。

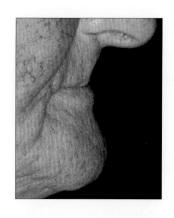

图12 未佩戴义齿时的口外侧貌，凹面形提示需要唇部支撑

不佩戴修复体时的口腔外检查显示侧貌为凹面形且软组织需要支撑（图12~图14）。戴入修复体后，其软组织支撑不足，嘴唇、笑线与不协调的牙齿之间的差异显而易见（图15~图18）。既存修复体上的牙冠有磨损，树脂基托有变色（图19a~d）。

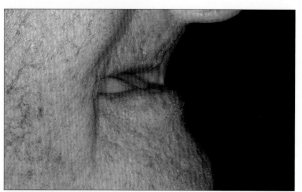

图13 未佩戴义齿时的侧貌

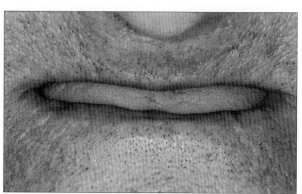

图14 未佩戴义齿时的正面观

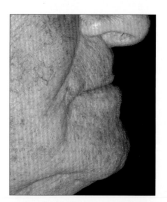

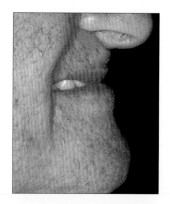

图15 戴入旧义齿后的口外侧貌。上唇缺乏足够的支撑

图16 戴入旧义齿后的侧面笑像

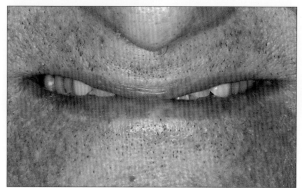

图17 戴入旧义齿后的唇线

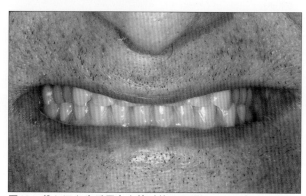

图18 戴入旧义齿后用力大笑时的正面观

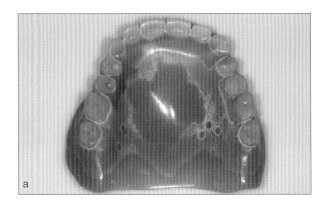
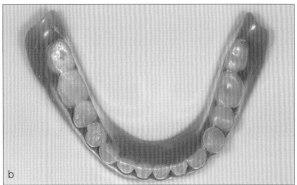

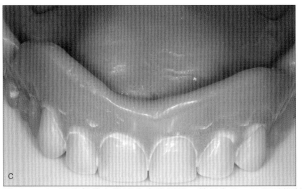
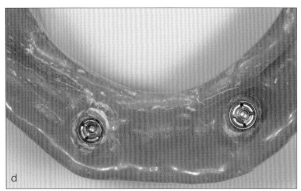

图19a～d　旧修复体上的牙齿磨损严重，基托变色，亟须重新制作

　　使用SAC工具对本病例的复杂程度进行评估，外科和修复分别归类为复杂类（Chen等，2009）和高度复杂类（Dawson等，2009）（图20a，b）。

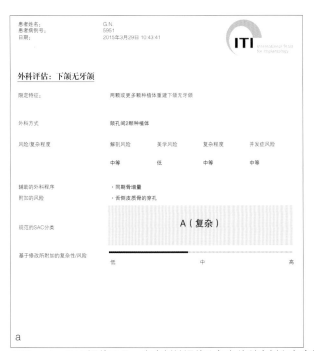
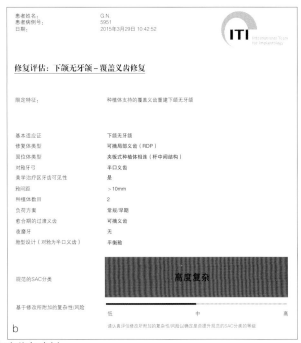

图20a，b　SAC评估工具。本病例被评估为复杂外科病例和高度复杂修复病例

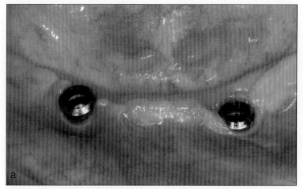 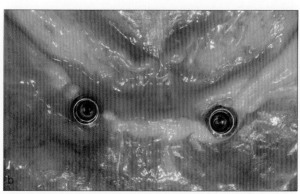

图21a，b 制取终印模之前取下固位锚后的种植体唇面观和𬌗面观

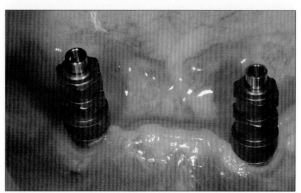 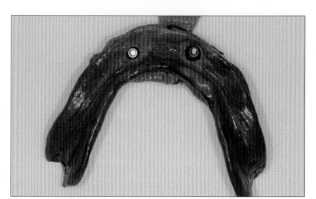

图22 将synOcta印模帽安放于种植体上   图23 使用高强度弹性印模材制取印模（聚醚）

为患者提供了一种微创治疗选择。所提供的治疗计划将各种临床与经济因素，以及患者的愿望与期望均纳入了考量。此计划涵盖利用既存种植体，而排除植入额外的种植体或进一步的手术。球形锚替换为CAD/CAM研磨的钛杆，带有长的远中延伸，用于下颌种植体支持式覆盖义齿。杆的长度，尤其是远中延伸，超出了我们老年口腔医学的常规方案，并作为老年牙病及可摘修复科开展的一项随机临床试验的组成部分。

此研究方案得到了当地伦理委员会的批准，患者签署了关于可能风险的知情同意书，因为治疗理念新颖，尚未经远期证据所证实。就咀嚼功能、口腔健康相关生活质量（OHRQoL）以及患者满意度而言，该理念旨在证实用于覆盖义齿的CAD/CAM研磨杆较长远中延伸的功能性改善。进一步

的兴趣点聚焦于与两颗种植体支持式球附着体固位的覆盖义齿比较后部的骨吸收，因为该新颖的理念具有更大的支持区域，可能对后部牙槽嵴的骨结构有保护作用。对本患者，上颌和下颌修复体均需重新制作。

治疗阶段开始于制取藻酸盐印模制作树脂个别托盘。取下固位锚，使用螺丝固位的synOcta印模帽（Institut Straumann AG, Basel, Switzerland）配合聚醚材料（Impregum；3M ESPE, Seefeld, Germany）制取印模（图21a，b~图23）。灌注工作模型并在树脂基托上制作𬌗堤。

采用制作传统总义齿的所有的临床和技工室程序，直至临床试排牙的试戴阶段。

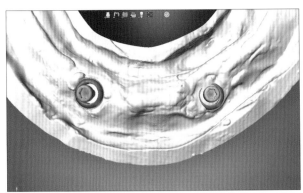

图24 扫描下颌工作模型

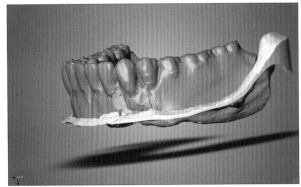

图25 扫描试排牙

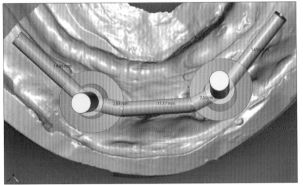

图26 在CARES软件中设计带有长远中延伸的CAD/CAM研磨杆

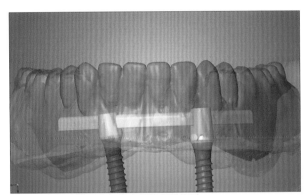

图27 应用试排牙的扫描来检验杆的设计

临床试戴后，使用in-lab扫描仪（Straumann CARES Scan CS2; Institut Straumann AG）和配套软件（Straumann CARES Visual Design software; Institut Straumann AG）扫描下颌模型和下颌试排牙。随后，使用经过验证的数字化工作流程设计并制作带有长远中延伸的CAD/CAM研磨杆（Straumann CARES Visual 8.5 Validated Workflow; Institut Straumann AG；图24～图30a，b）。临床试戴研磨杆，研磨杆被动就位（图31a，b）。临床试戴后，修复体最终完成并递交给临床（图32a～d）。

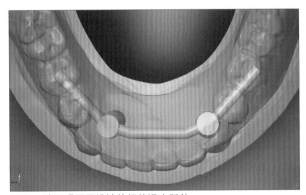

图28 殆面观显示设计的杆的远中延伸

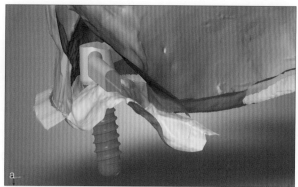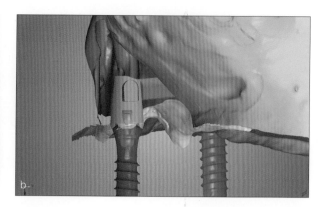

图29a，b　断面观，杆支架和义齿基托之间空间充足

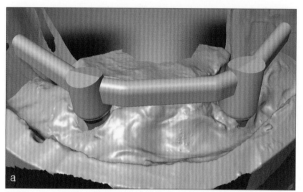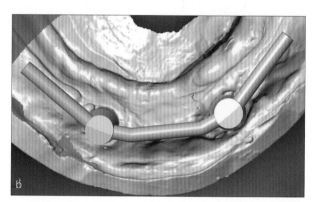

图30a，b　研磨之前最终设计的杆的颊侧观和𬌗面观

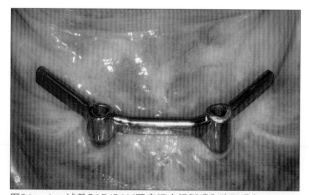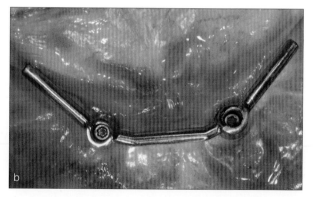

图31a，b　试戴CAD/CAM研磨杆（颊侧观和𬌗面观）

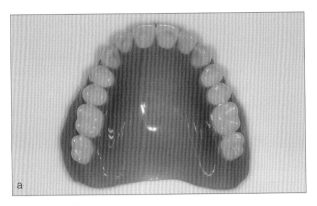

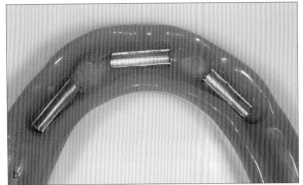

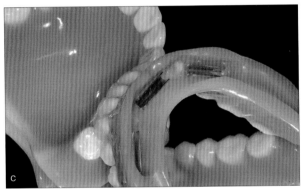

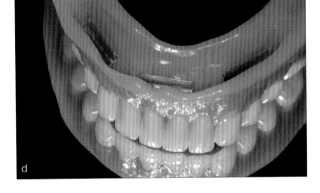

图32a~d 最终修复体

戴入修复体时，首先使用Straumann棘轮螺丝刀和扭矩控制装置（Institut Straumann AG, Basel, Switzerland）将CAD/CAM研磨杆旋紧至35Ncm。在研磨杆上的螺丝通道内密实填塞聚四氟乙烯胶带（Teflon; DuPont, Wilmington, DE, USA），之后使用光固化临时树脂水门汀（Telio CS In-lay; Ivoclar Vivadent, Schaan, Liechtenstein）封闭（Moraguez和Belser，2010）（图33~图35）。戴牙时确认最终上颌修复体与下颌修复体的被动就为、固位、稳定以及美观，并充分关注患者满意度（图36~图38a~d）。

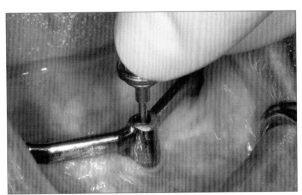

图33 将CAD/CAM研磨杆螺丝旋紧至35Ncm

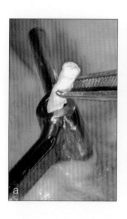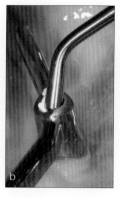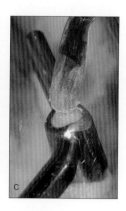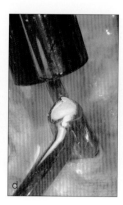

图34a～d　将特氟龙胶带填入螺丝通道。在其上方致密地填入临时光固化树脂水门汀并固化

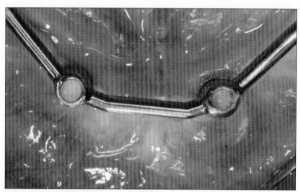

图35　封闭螺丝通道后的殆面观

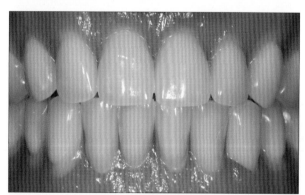

图36　完全牵拉口唇显示最终修复体就位后的唇侧观

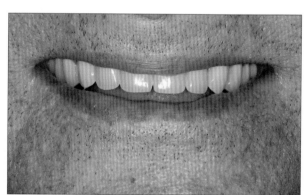

图37　新修复体就位后的正面笑像

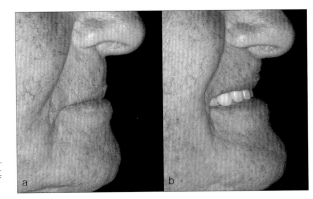

图38a～d　新修复体就位后侧面观显示软组织支撑更好，且微笑时的美学效果得以改善。总体上结果令人愉悦，患者极其满意

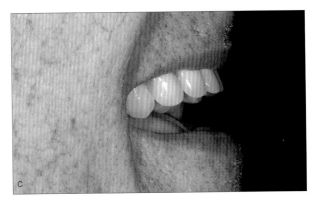

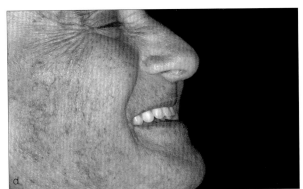

患者接受了关于杆和义齿护理与卫生维护的详细指导（图39a，b）。患者对治疗结果极其满意。

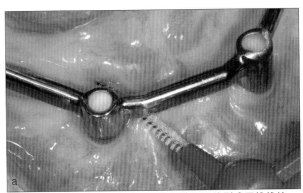

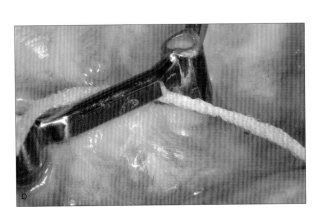

图39a，b　杆的下方空间充足，易于使用牙缝刷或牙线维护

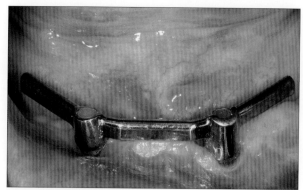

图40　12个月随访临床观（唇侧观）

12个月随访时，患者非常开心，并对下颌义齿的固位和稳定表示满意（图40～图43）。

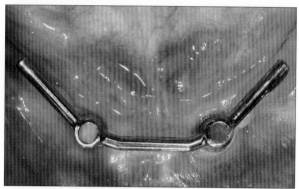

图41　12个月随访临床观（船面观）

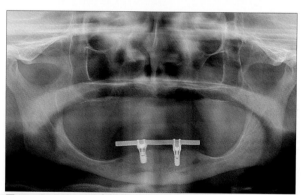

图42　CAD/CAM研磨杆戴入12个月后的曲面体层放射线片

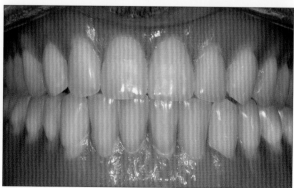

图43　12个月随访时完全牵拉口唇显示的修复体

13.7 外科导航不翻瓣种植：4颗种植体支持式杆固位覆盖义齿

R. J. Renting

近年来，导航外科已经成为一种众所周知的牙种植治疗策略。CBCT扫描联合外科设计软件允许术者在术前通过数字三维环境，设计出理想的种植体位置。在此工作流程中，术者可以识别并避让重要解剖结构（Tahmaseb等，2014）。

如果计划正确，导航外科具有诸多优势，尤其是对于全身状况不良患者和老年患者，因为这些患者应当避免较大的手术：

1. 不翻瓣外科，因此无须考虑愈合过程的干扰。
2. 避免了较大范围的增量程序。
3. 手术所需时长减少至最低。

所有这些因素都可能有助于减少术后阶段的疼痛与不适（Hultin等，2012），在对老年患者进行治疗时应将其纳入考量。

女性患者，来我们诊所就诊，生于1934年，全身状况欠佳（Renton等，2013）（ASA Ⅲ：咳嗽变异性哮喘病史，心律失常，高血压，2型糖尿病，甲状腺功能减退，关节炎，以及过度换气）。她剩余的上颌牙列在几年前由于多个根尖周感染而不得不拔除，自此，患者使用传统上颌义齿行使功能。这副义齿在功能、咀嚼和消化食物方面给她带来了诸多问题。她居住在距离诊所相当远的地方。尽管在佩戴和使用义齿时有疼痛，她精神状态良好，并希望获得一种不同的解决方案。她期待有一副更加舒适且咀嚼能力更好的义齿；之前，她使用传统义齿无法拜访朋友或去餐厅用餐。

口内检查，患者下颌牙列完整，下颌牙齿无主诉，口腔卫生良好。上颌牙槽嵴低平，腭侧和前庭较浅，影响了义齿的固位（图1a～d）。患者抱怨在咀嚼时疼痛。这是由于上下颌受力存在差异和上颌骨的条件较差所造成的。种植体支持式义齿成了首选治疗方案。

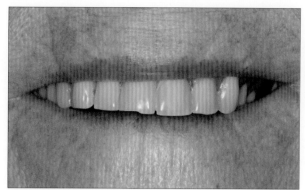

图1a　戴入上颌旧义齿时的笑像

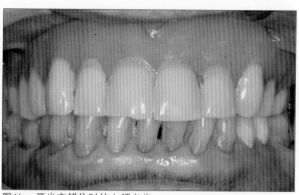

图1b　牙尖交错位时的上颌义齿

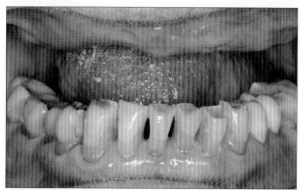

图1c　牙列缺失上颌的临床观（唇面观）

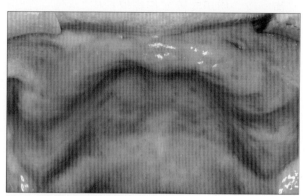

图1d　牙列缺失上颌的临床观（𬌗面观）

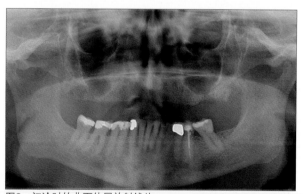

图2　初诊时的曲面体层放射线片

曲面体层放射线片显示双侧上颌窦腔气化（图2）。

由于患者的医疗现状和病史，决定尽可能减少外科创伤，目的是避免上颌窦底骨增量。这可以通过不翻瓣的导航外科流程实现。

为实施以修复为导向的数字化种植方案，必须将模拟蜡型的信息进行数字化。第一步是制作蜡型（蜡型试戴）对美学和可用颌间距离进行分析及优化（图3a，b）。经医师和患者确认蜡型后，将其转为带有硫酸钡义齿的放射线模板（Israelson等，2013；图3c）。

通过两次CBCT扫描和种植设计软件将模拟试戴蜡型转化为数字化蜡型。进行两次CBCT扫描，患者戴入硫酸钡义齿时扫描一次，单独扫描硫酸钡义齿一次。使用实验室扫描仪扫描上颌的石膏模型。使用coDiagnostiX设计软件（Dental Wings，Chemnitz，Germany）匹配扫描数据，创建3D模型，实施以修复为导向的种植方案（图4）。

治疗计划完成后，制作引导用外科导板（备孔支架），本病例采用了3D打印的方式（Implantec, Amstetten, Germany）。尽管外科导板为黏膜支持式，但这种加工方法仍然提高了准确性。主要的区别在于套管的位置，是由数字化设计并打印，术者只需要简单地将金属套管安放就位即可。此前，该定位程序必须在石膏模型上手动完成（Kuehl等，2015; Schneider等，2015 ）。

本病例，计划在上颌前部植入4颗种植体，避开双侧上颌窦。

术前，评估导板的就位，并检查其稳定性。在种植窝预备过程中，保持导板的不移动极其重要。充足的角化黏膜宽度允许实施不翻瓣外科。遵循制造商的说明预备种植窝并检查是否有骨开窗。植入4颗种植体（图5a～e）：上颌双侧第一前磨牙位点（Straumann SP SLActive Roxolid，直径4.1mm，长度8mm；Institut Straumann AG，Basel，Switzerland），上颌双侧侧切牙位点（Straumann SP SLActive Roxolid，直径3.3mm，长度10mm；Institut Straumann AG）。全景放射线片显示所有种植体均位于双侧上颌窦内壁前方（图6）。

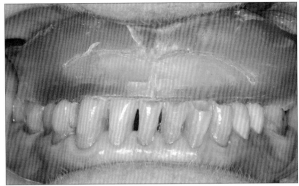
图3a 诊断性咬合记录

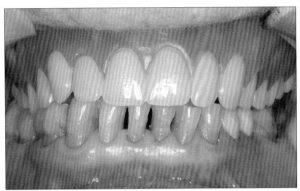
图3b 试戴诊断蜡型

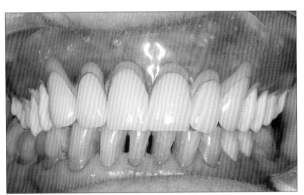
图3c 佩戴带有硫酸钡义齿的放射线模板

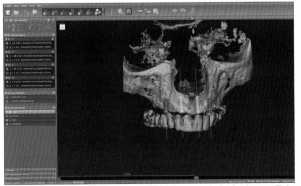
图4 数字化信息、CBCT扫描数据以及治疗计划匹配叠加（coDiagnostiX; Dental Wings, Chemnitz, Germany）

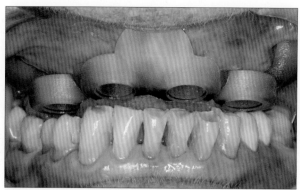

图5a　3D打印外科导板的唇侧观（Implantec，Amstetten，Germany）

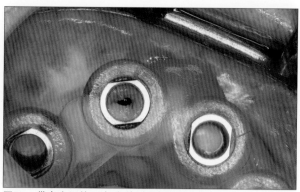

图5b　带有套环的3D打印外科导板的𬌗面观

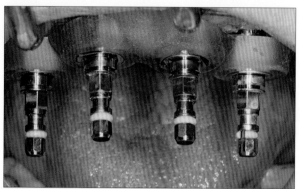

图5c　导板引导下植入带有携带体的种植体的唇侧观（外科导航系统: Institut Straumann AG, Basel, Switzerland）

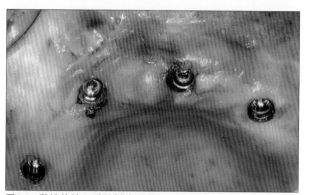

图5d　种植体植入后即刻𬌗面观

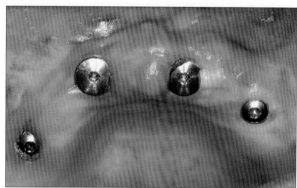

图5e　安放愈合帽后的𬌗面观

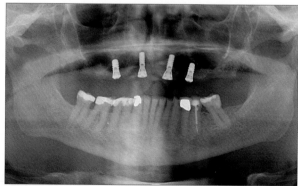

图6　种植体植入后的曲面体层放射线片

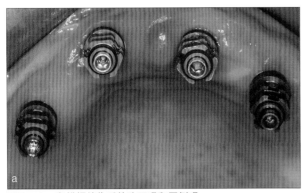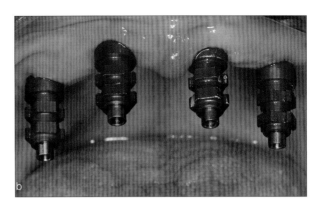

图7a，b　印模帽就位后的𬌗面观和唇侧观

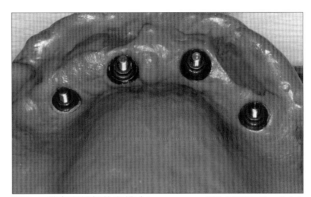

图7c　带有印模帽的印模（Impregum；3M ESPE, Seefeld, Germany）

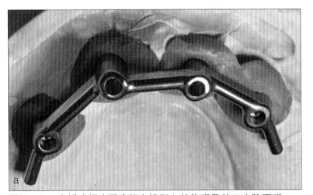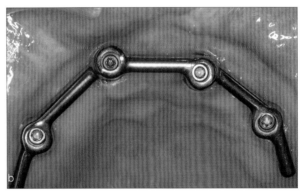

图8a，b　夹板式相连研磨杆在模型上就位观及其口内𬌗面观

经过所推荐的愈合期后，4颗种植体开始负荷。再次检查先前的试排牙，并制取常规印模（图7a～c）。选择4颗种植体支持的夹板相连式杆附着体来支持覆盖义齿（图8a～c）。

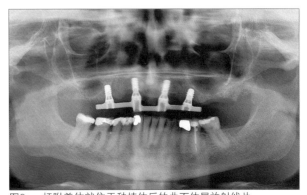

图8c　杆附着体就位于种植体后的曲面体层放射线片

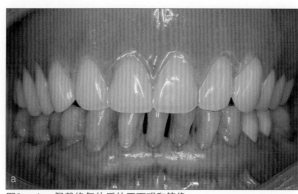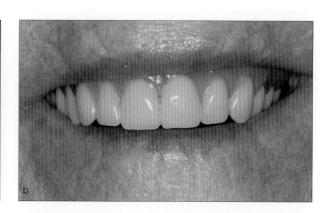

图9a，b　佩戴修复体后的正面观和笑像

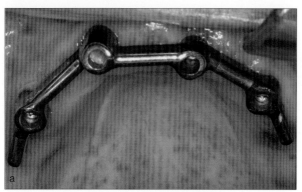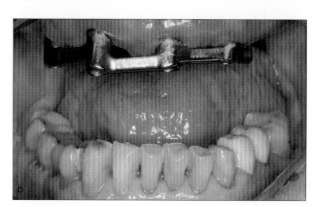

图10a，b　12个月随访时的口内𬌗面观和唇侧观

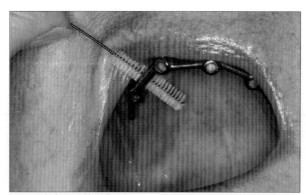

图11　患者展示其日常维护

由于有导航方案，术者可以避免复杂的上颌窦骨增量手术，并使得手术入路、手术时长和术后不适等均降至最低。这也意味着减少了术后护理，进而减少了临床就诊次数。关于患者用药，无须进行调整。由于所有种植体均植入于未经增量的骨中，所以骨结合所需时间可由6个月缩短至3个月。所有这些因素均有益于涉及此类医疗状况的老年患者。

习惯了新义齿之后（图9a，b），患者在社交活动时感觉到更为自信，咀嚼舒适度明显改善，并且能够再次进食固态食物。图10～图14展示了12个月随访时的情况。

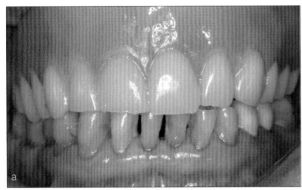

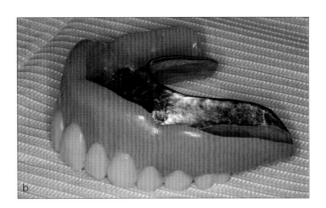

图12a，b　12个月随访时的咬合相和口外义齿观

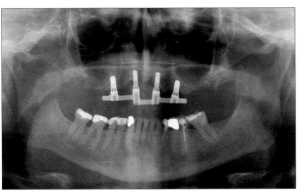

图13　12个月随访时的曲面体层放射线片

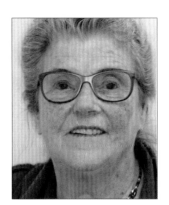

图14　佩戴修复体12个月后的正面相

致谢

笔者感谢Dr. W. D. C. Derksen，感谢他为设计软件提供的帮助。

13.8 74岁老年患者口内两颗6mm长倾斜种植体支持式可摘局部义齿的修复方案

U. Webersberger

患者，女性，74岁，因其上颌和下颌义齿固位丧失，导致上颌松软牙槽嵴疼痛，转诊至奥地利因斯布鲁克医科大学的颌面外科。

患者的全身医疗病史包括常见的心动过缓型心律失常（Ⅰ度房室传导阻滞）、支气管哮喘以及2型糖尿病。她的病情由她的全科医师常规控制，给她开具了一些药物，包括：高血压药物Amilostad（Stada, Bad Vilbel, Germany），支气管哮喘用药顺尔宁（MSD, Kenilworth, NJ, USA）和信必可都保吸入剂（Astra-Zeneca, London, UK），2型糖尿病用药福明二甲双胍，以及高胆固醇用药辛伐他汀。

她的牙科病史包括25年前的颏成形术。颏成形术的钢丝仍位于当初的位置（图1）。为防止骨

吸收，颏成形的同期，给拔除磨牙后磨牙区域的缺损牙槽嵴区域充填了骨增量材料（图1、图19和图20）。同时，患者的上颌也成为无牙颌。患者已经习惯了义齿，但是20年来上颌脆弱牙槽嵴的疼痛让她很痛苦。

患者很友善。她和丈夫一起生活，有两个孩子和外孙，生活美满。

即刻拍摄放射线片对下颌剩余牙槽骨高度进行评估，未制取研究模型，也未制作带有小钢珠的放射线模板。取而代之，直接将诊断性放射线测量钢珠安放于原有的可摘局部义齿（RDP）中（图2）。这种方式很简便，繁忙的临床医师可以即刻获得放射线诊断，并在初诊时就告知患者拟种植位点的可用牙槽骨高度。

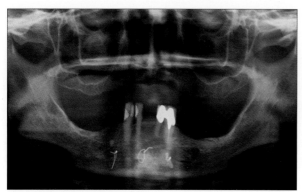

图1 基线时的曲面体层放射线片，可见之前颏成形术的固定钢丝

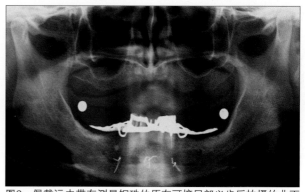

图2 佩戴远中带有测量钢珠的原有可摘局部义齿后拍摄的曲面体层放射线片

经过口腔检查和放射线研究（图1和图2）后，得出以下诊断：

- 上颌无牙颌，下颌肯氏Ⅰ类部分无牙颌（双侧）。
- 上颌前部和下颌后部重度萎缩。
- 牙槽嵴松软导致上颌总义齿缺乏固位和稳定。
- 下颌剩余牙列可以保留。
- 下颌局部义齿固位丧失。

为达到最佳的美学和功能效果，需要采取双颌外科硬组织增量的分阶段治疗方案，但是和患者讨论后被否决了。患者喜欢上颌义齿的美学效果，只是由于松软牙槽嵴导致的固位不佳让她很不舒适。经过讨论发现她已经考虑过复杂的外科程序。患者意识到如果远中没有额外的种植体支持，下颌局部义齿的固位和稳定将难以获得改善。

在仔细评估并和患者讨论后，制订了如下治疗计划：

- 上颌前庭成形术。
- 上颌义齿的临时重衬。
- 在下颌左侧第二磨牙和右侧第二磨牙位点倾斜植入2颗种植体。
- 用复合充填材料修复余留牙。
- 愈合后对上颌义齿进行永久重衬。
- 使用弹性附着体的种植体支持式可摘局部义齿。

患者口腔卫生良好，使用复合材料修复下颌余留牙进展顺利，没有并发症。从颊侧获取游离黏膜瓣进行上颌前庭成形术后，在下颌左侧第二磨牙和右侧第二磨牙位点植入2颗6mm组织水平SLA种植体（Institut Straumann AG，Basel，Switzerland）（图3）。

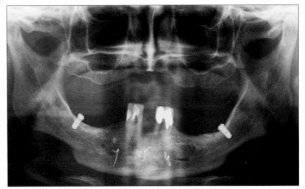

图3　下颌植入2颗种植体后的曲面体层放射线片

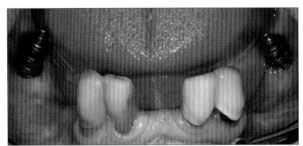

图4　在组织水平种植体上安放Straumann开窗印模帽

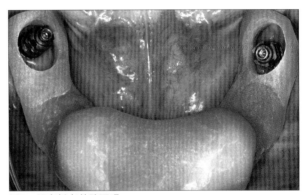

图5　开窗托盘的殆面观

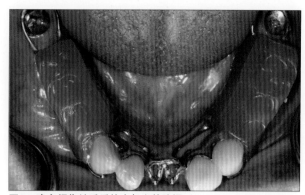

图6　确定颌位关系后的支架上的殆堤

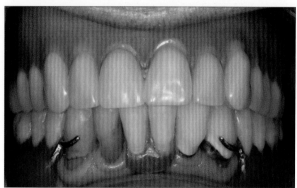

图7　试戴下颌义齿

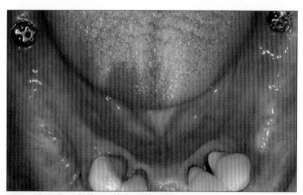

图8　殆面观。安放SFI基台后的下颌

前庭成形术后，缓冲上颌义齿的组织面，用软衬材料（Coe-Comfort；GC Europe, Leuven, Belgium）重衬。2个月后，使用印模复合材料（KerrHawe, Bioggio, Switzerland）成形原有总义齿的边缘，来复制前庭的外形和尺寸。然后使用聚硫Permlastic（KerrHawe）制取功能性印模。在牙科技工室使用热聚合丙烯酸树脂对新义齿基托进行再加工。又过了2个月后，在下颌安放2个印模帽（图4），使用个性化丙烯酸树脂开窗托盘制取开窗硅橡胶（Affinis；Coltene, Altstatten, Switzerland）印模（图5）。

图4和图5显示了磨牙区域近中倾斜的种植体。可用的种植体附着体可以修复种植体间最大角度高达40°的非平行种植体。然而，该病例需要更多的角度代偿。无法用之前计划的自固位附着体来解决这个问题。因为巨大的角度差异，我们决定使用新的SFI-Anchor D60基台（Institut, Straumann AG, Basel, Switzerland），这种基台可以提供额外50%的角度代偿：种植体间允许高达60°的最大角度。制取印模后，先制作带有金属支架的可摘局部义齿，然后放入SFI-Anchors。

再次就诊时，将金属支架放置就位，使用殆堤来确定颌位关系（图6）。

确定人工牙的颜色、材料和样式。下一步试戴义齿（图7）。在技工室使用丙烯酸替换蜡，下次就诊时戴牙。

4周后，取下愈合帽，将SFI-Anchor附着体安放到软组织水平种植体上。使用扭矩控制装置用SFI-Anchor螺丝刀和Straumann棘轮扳手将基台拧紧至35Ncm。

下颌的殆面观（图8）显示下颌肯氏Ⅰ类牙弓通过2颗种植体和SFI-Anchor附着体变成更有利的肯氏Ⅲ类牙弓。

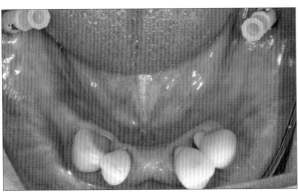

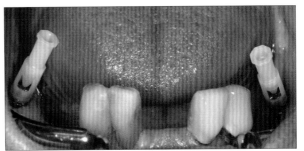

图10　正面观。SFI基台上的SFI-Anchor校准器

图9　安放在SFI基台上的SFI-Anchor校准器

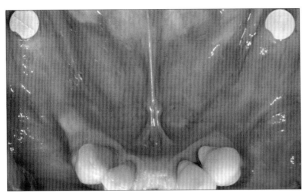

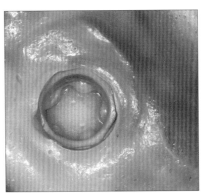

图11　殆面观。在SFI基台上的SFI-Anchor印模帽

图12　带有SFI-Anchor印模帽的印模

将基台校准器放置在Straumann SFI-Anchor上（图9和图10）。在基台校准器里放入自粘接双固化树脂粘接剂（Multilink，Ivoclar Vivadent，Schaan，Liechtenstein），直到多余的粘接剂从开口溢出。通过基台校准器帮助2颗Straumann SFI-Anchor基台调整方向以达到相互平行。一旦粘接剂完全固化，移除校准器。

缓冲固位装置上方的下颌义齿，在SFI-Anchor基台上放置SFI-Anchor印模帽（图11），制取硅橡胶（Affinis；Coltene，Altstätten，Switzerland）印模（图12）。把义齿送到技工室将SFI-Anchor通过聚合固定在义齿的缓冲组织面内。

SFI-Anchor系统有不同固位强度需求的聚合物Pekkton（有4种颜色标记，分别代表极弱、弱、中等和强）（Cerdres+ Métaux，Biel，Switzerland）和Elitor（最强固位力；Institut Straumann AG，Basel，Switzerland）固位植入装置。在本病例，我们给2个SFI-Anchor选择低固位力的红色Pekkton植入体（045.048）（图13～图15）。

一旦上颌总义齿完成重衬后，就可以获得足够的固位力和稳定性。前庭成形术后上颌黏膜愈合良好（图16）。种植体支持的带有金属支架的可摘局部义齿戴入顺利（图17和图18）。

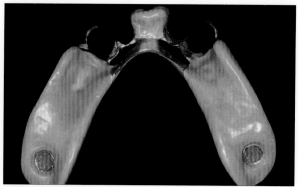

图13　放入Pekkton垫圈后带有金属支架的可摘局部义齿

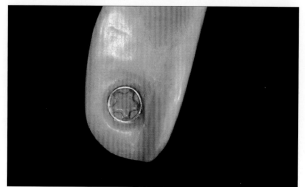

图14　放入下颌义齿（右侧）内的五角星形状的Pekkton聚合垫圈

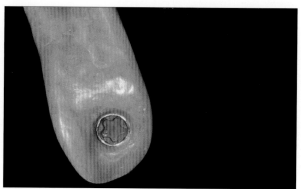

图15　放入下颌义齿（左侧）内的五角星形状的Pekkton聚合垫圈

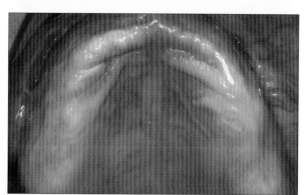

图16　𬌗面观。前庭成形术后7个月的上颌无牙颌

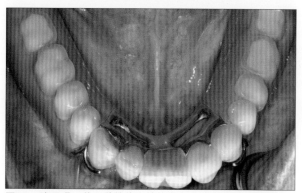

图17　𬌗面观。戴入种植体支持的带有金属支架的可摘局部义齿

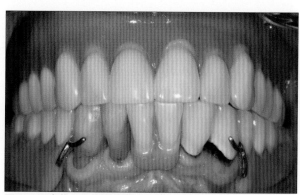

图18　义齿戴入后的正面观

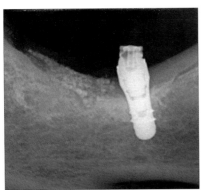

图19 安放SFI-Anchor后（左侧）

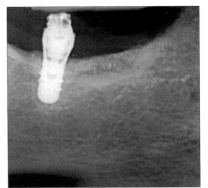

图20 安放SFI-Anchor后（右侧）

安放SFI-Anchor后的放射线片（图19和图20）非常清楚地显示了2颗基台的角度代偿。

修复设计改变了下颌局部无牙颌的肯氏分类由Ⅰ类变为Ⅲ类。此外，下颌双侧远中的种植体使下颌可摘局部义齿从牙/组织支持式变为牙/种植体支持式。戴用新的金属支架可摘局部义齿，患者感觉非常舒适。在初次评估后，患者在2年之内每6个月复诊一次。没有出现并发症。

戴牙2年后复查（图21），患者对修复体仍然满意，因为她可以行使常规的口腔功能并维持良好的口腔卫生。最终的曲面体层放射片（图22）显示下颌远中2颗种植体负荷2年后牙槽嵴骨水平没有变化。

评论

和使用自固位基台时的程序不同，使用这种基台类型时，当固位力下降，不能靠换置磨损的五角星形状的Pekkton垫圈来调节固位力。笔者的观点，如果要替换垫圈，需要进行口内SFI-Anchor基台的皮卡印模。

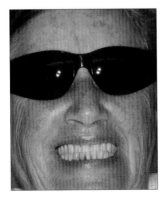

图21 可摘局部义齿戴牙2年后患者开心的状态

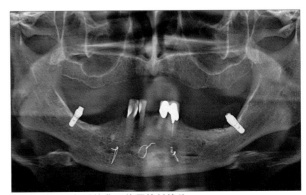

图22 戴牙2年后的曲面体层放射线片

13.9 使用种植体支持式固定修复体修复一个89岁患者下颌远中游离缺失病例

D. Buser

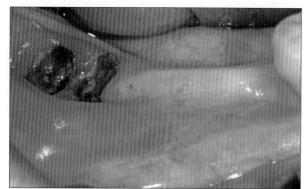

图1 三单位固定修复体固位丧失导致远中游离缺失。拔除下颌右侧第二前磨牙后组织愈合良好，同时下颌右侧第二磨牙牙根仍然存留。下颌右侧第一磨牙位点牙槽嵴轻度低平

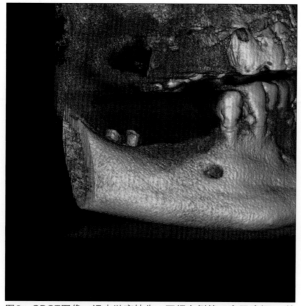

图2 CBCT图像。远中游离缺失，下颌右侧第二磨牙残根，第二前磨牙拔牙窝和第一磨牙位点颊侧低平的牙槽嵴。注意颏孔的位置

患者，女性，89岁，转诊到伯尔尼大学口腔颌面外科进行种植治疗。由下颌右侧第二前磨牙和第二磨牙支持的三单位固定修复体由于下颌右侧第二前磨牙继发深龋导致固位丧失。患者的转诊医师在患者来就诊以前已经拔除了这颗牙齿。同时，在患者85岁时，由于上颌双侧前磨牙和磨牙无法保留，已经在我们科进行了2次种植治疗。由于患者无法适应上颌活动修复体，因此在我们科接受种植手术后由她的转诊牙医进行了两个象限种植体支持的固定修复。

术前检查

术前检查清楚显示患者虽然年龄很大，但是身体情况良好并且没有精神问题；她报告只服用阿司匹林Cardio（Bayer Switzerland，Zürich，Switzerland）一种药物。因为患者对她之前上颌的种植修复结果非常满意，所以这次她坚持要求种植体支持式固定修复。然而，她也要求我们考虑不进行骨移植的治疗方案。

临床检查显示下颌右侧第二前磨牙位点拔牙窝部分愈合以及下颌右侧第二磨牙位点残根（图1）。

触诊发现之前桥体的位置，即下颌右侧第一磨牙位点颊侧牙槽嵴低平。由于局部解剖结构模糊不清，决定采用锥束CT（CBCT）放射线检查来分析可能的种植位点。三维影像［由3D Accuitomo170（Morita，Kyoto，Japan）拍摄］确认了下颌右侧后牙区的颊侧低平的牙槽嵴（图2）。CBCT显示下颌牙槽嵴可用骨高度虽然未超过10mm，但是也足够进行种植体植入（图3）。

　　水平面断层影像证实了下颌右侧第一磨牙位点近中颊侧轻度低平的牙槽骨（图4）。对所有可能种植的位点行颊舌向断层。下颌右侧第二前磨牙位点的断层（图5）显示拔牙窝典型的颊侧骨板缺损。在这个位点的种植体植入需要行同期GBR手术以重建完整的颊侧骨板。在下颌右侧第一磨牙位点（图6和图7），放射线片显示牙槽嵴顶比较狭窄，但有骨宽度充足形态良好的根尖区。此外，没有舌侧骨倒凹。良好的牙槽嵴形态允许在没有骨移植的情况下植入标准种植体，例如牙槽骨高度不足但有足够的骨宽度，当骨宽度有5mm时可以植入细直径的种植体，而有6mm以上时可以植入标准直径种植体。下颌右侧第一磨牙位点近中的断层显示需要磨除2~3mm以种植一颗细直径种植体（图6）。在降低牙槽嵴后的可用骨高度超过9mm——足够植入1颗8mm的种植体。在下颌右侧第一磨牙位点的远中，牙槽嵴宽度更加理想，只需要少量降低牙槽嵴就可以植入1颗标准直径的8mm长的种植体（图7）。

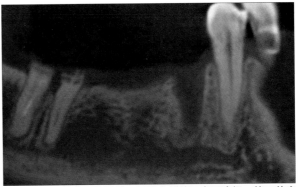

图3　CBCT的曲面体层片。下颌右侧第二磨牙残根、第二前磨牙拔牙窝和第一磨牙缺牙位点。由于下颌神经管的位置限制，可用骨高度大约11mm。在这个病例可以使用10mm的种植体

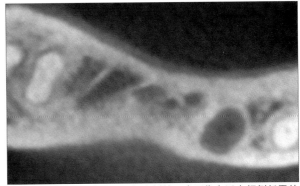

图4　横断面断层确认了下颌右侧第一磨牙位点近中颊侧低平的牙槽嵴

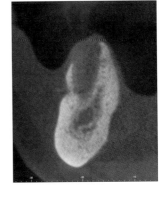

图5　下颌右侧第二前磨牙拔牙窝的断层影像。典型的颊侧骨缺损，在种植体植入时需要轮廓增量

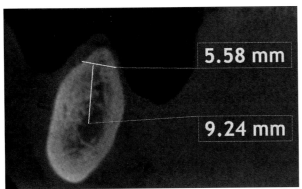

图6　下颌右侧第一磨牙位点近中的断层影像。狭窄的牙槽嵴顶，需要磨除嵴顶骨以增加牙槽嵴宽度。该位点适合植入1颗长度8mm的细直径NNC种植体

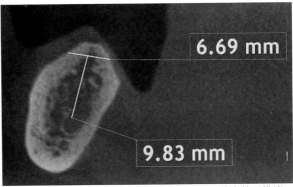

图7　下颌右侧第一磨牙位点远中的断层影像。较宽的牙槽嵴，可以植入1颗长度8mm的标准直径种植体

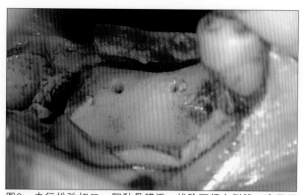

图8 未行松弛切口，翻黏骨膜瓣，拔除下颌右侧第二磨牙牙根。稍微降低下颌右侧第一磨牙位点的牙槽嵴高度。用球钻在2个种植位点的正确位置进行标记

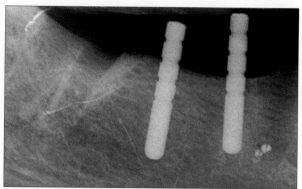

图9 在第一级先锋钻进行预备后，放置2个深度尺拍摄口内放射线片。近中的种植体窝可以在不损伤下牙槽神经的前提下再深1mm

基于术前分析，可以考虑采取以下两种治疗方案：

方案1
- 下颌右侧第二前磨牙和第一磨牙位点植入种植体，同期GBR。
- 2颗种植体都使用标准直径软组织水平（TL）种植体。
- 潜入式愈合8周。
- 2颗种植体单冠修复。

方案2
- 在下颌右侧第一磨牙位点近中植入细直径NNC（窄颈十字锁合）种植体。
- 在下颌右侧第一磨牙位点远中植入一颗标准直径TL种植体。
- 使用标准技术植入种植体，不使用骨移植。
- 非潜入式愈合8周。
- 使用两个联冠修复种植体，并近中悬臂修复第二前磨牙。

由于患者想避免骨移植，因此决定采用方案2。

种植治疗
手术时使用含有肾上腺素的4%阿替卡因（Ubistesin forte；3M ESPE，Seefeld，Germany）进行局部麻醉，术前没有使用镇静药。阿司匹林Cardio没有停药。在下颌右侧第二前磨牙和第一磨牙位点行牙槽嵴正中切口，翻瓣，这样在两侧的瓣边缘都可以获得一定宽度的角化黏膜。切口向近中延伸到下颌右侧第一前磨牙的远中颊龈沟，没有松弛切口。切口向远中延伸到下颌右侧第二磨牙残根的龈沟，也没有做松弛切口。翻全厚瓣为牙槽嵴提供了充分的入路。

拔除下颌右侧第二磨牙的2个余留牙根。仔细地平整下颌右侧第一磨牙和第二磨牙位点的牙槽嵴，以增加牙槽嵴宽度。使用球钻标记2颗种植体的位置：第一颗种植体位于下颌右侧第一前磨牙齿接触点远中约10mm处，第二颗种植体再往远中7mm（图8）。

使用微创技术和20多年前证实的方案预备种植窝，钻速500～800r/min，大量冷的无菌生理盐水冲洗（Buser和von Arx，2000）。使用第一级螺纹钻进行种植窝初步预备后，放入细的深度尺拍摄口内数字化放射线片，来检查和下颌神经管的关系。第一级种植窝预备时经常会减少预备深度，以降低损伤下牙槽神经的风险（图9）。在本病例，很明显下颌右侧第一磨牙位点的种植窝预备可以比计划的深1～1.5mm。根据方案2，继续进行近中细直径（图10和图11）、远中标准直径的种植窝预备（图12）。

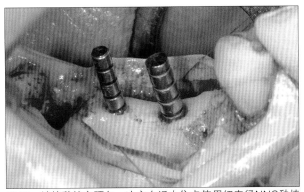

图10 继续种植窝预备。决定在近中位点使用细直径NNC种植体以保证颊侧骨板完整并有足够的厚度（1mm以上）

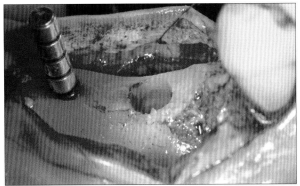

图11 预备完成的近中种植窝，已经使用NNC的颈部成形钻进行成形

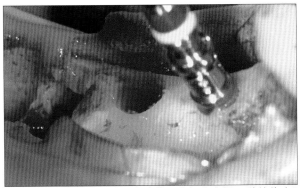

图12 植入NNC种植体。完成第二个标准直径TL种植体（S 4.1）的种植窝预备

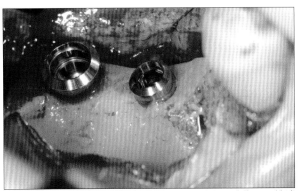

图13 植入2颗种植体。光滑面和SLA表面的交界处位于牙槽嵴顶下方大约1mm

　　2颗种植体的预备深度大约为9mm。需要保证颊舌侧骨板的完整（1mm以上）以避免植骨。将2颗8mm的种植体植入到8.5～9mm的深度。近中植入NNC钛锆种植体（Straumann，Basel，Switzerland），远中植入软组织水平（S 4.1）标准颈部（RN）种植体（Straumann，Basel，Switzerland）。通过这种植入技术，种植体颈部的机械光滑表面和种植体部的微粗糙亲水表面的

分界线位于牙槽嵴根方大约1mm（图13）。在关闭创口之前，去除下颌右侧第二磨牙位点拔牙窝的肉芽组织，用无菌生理盐水进行冲洗，并且使用胶原塞（TissueCone；Baxter AG，Volketswil，Switzerland）进行充填。下颌右侧第二前磨牙拔牙窝的骨缺损使用Bio-Oss Collagen进行骨移植（Geistlich Biomaterials,Wolhusen，Switzerland）。

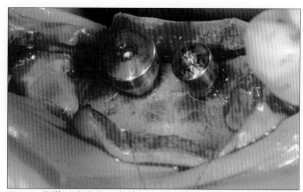

图14 非潜入式愈合，安放3mm愈合帽，以便于和创口边缘相适应。下颌右侧第二磨牙位点拔牙窝充填胶原塞

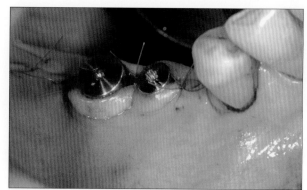

图15 应用5-0不可吸收的单丝缝线完全关闭创口

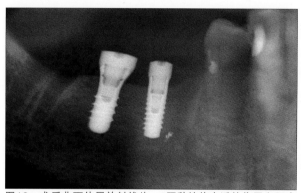

图16 术后曲面体层放射线片。2颗种植体合适的位置和距离下颌神经管的安全距离

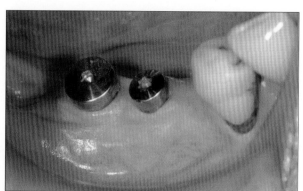

图17 8周后，种植体周围的软组织愈合良好。角质化黏膜的宽度足够

在创口关闭之前，安放3mm的愈合帽（图14），并且立即在瓣下应用薄层纤维蛋白密封剂以启动凝血（Tisseel；Baxter AG，Volketswil，Switzerland）。然后，用5-0不可吸收的单丝缝合线间断地关闭创口，小心地关闭创口边缘以适合2个愈合帽（图15）。非潜入式种植的益处是不需要二期手术暴露种植体。术后曲面体层放射线片显示2颗种植体处于正确的位置（图16）。

经过8周的非干扰性愈合，临床上2颗种植体都很好地骨结合了。2颗种植体均具有足够的角化黏膜组织，没有可见的炎症症状（图17）。患者重新转回到牙医。2颗种植体支持的螺丝固位近中有1个悬臂桥的固定桥修复（FDP）。

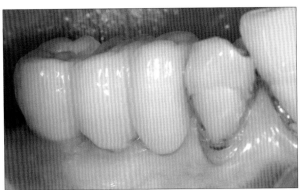

图18　12个月后的随访。种植体支持的近中有悬臂桥的固定桥（FDP）修复。种植体周黏膜健康；这位90岁的患者菌斑控制良好

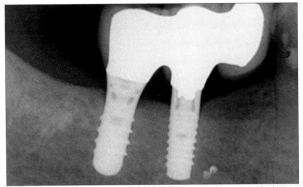

图19　根尖放射线片。2颗种植体骨结合很好。在牙槽嵴顶区可见典型的轻微骨重建现象。修复体就位非常良好

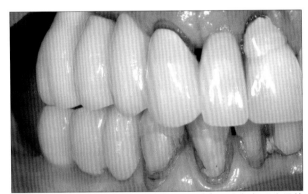

图20　上颌和下颌2颗种植体支持的FDP修复。上颌邻牙为天然牙支持的固定桥修复和下颌邻牙为复合材料充填，美学效果不佳，这一点在该年龄段的患者中经常见到

12个月的随访检查中，临床状况显示2颗种植体支持的固定桥修复（FDP），2个牙冠夹板相连并在近中有1个悬臂单冠。临床检查种植体周黏膜健康并且没有炎症症状（图18）。现年90岁的患者每天使用牙缝刷，表现出良好的口腔卫生。她对右侧下颌的咀嚼舒适性感到非常满意。根尖放射线片显示2颗种植体均具有典型的骨重建特征（图19）。总的来说，放射线片显示2颗种植体表面直接的骨结合。FDP和种植体肩台的被动就位非常好。

老年患者下颌和上颌后部种植体支持式FDP，可提供良好的咀嚼舒适性（图20）。与2个FDP相邻的近中邻牙都显示有旧的复合材料，其美学效果不佳，这在该年龄段的患者中常见的。

讨论

当前的这个病例，给一个89岁的老年人实施种植治疗。这样的年龄今天并不罕见。在过去的15年里，我们的诊疗中心目睹了我们种植患者的平均年龄增加。2002—2004年间，在这3年中接受种植体植入的患者中，80岁以上患者的比例为1.0%（Bornstein等，2008）。在其后3年（2008—2010年），这一指标已经上升到1.9%（Brügger等，2015）。2014年又有显著增长，达到5.2%（未发表数据）。在2014年，70岁以上年龄组的患者占全部种植患者的21.0%，相当显著。70岁以上的104例患者中，仅有19例完全无牙颌（18.2%），其余患者全部为牙列缺损的患者（81.8%），最常见的是远中游离的情况，其次是单颗牙齿缺失和连续多颗牙缺失。医师要了解瑞士此年龄组的患者不再像20年前那样以牙列缺失为主是非常重要的。然而，

在这两类患者中（无牙颌或部分无牙颌），治疗的主要目标显然是改善或维持其咀嚼功能。对于本病例，种植治疗的可替代方案是可摘局部义齿修复，由于4年前上颌类似的情况下可摘义齿修复的不满意经历，这位女性患者没选用可摘义齿修复。

在制订种植治疗方案时，我们的策略是在年龄超过80岁的患者中控制种植治疗的并发症。

最便捷的治疗方案是不翻瓣的种植治疗，这需要充足的骨量和至少7mm的角化黏膜。这种方法在抗凝治疗患者中是非常便利的，因为它可以降低术后出血的风险。本病例，由于下颌右侧第一磨牙位点的颊侧凹陷，不满足不翻瓣种植的治疗条件。

第二种最佳的治疗方案是标准的种植体植入，而不需要植骨和大范围翻瓣。目前这种方法是可行的，尽管在下颌右侧第二前磨牙位点存在拔牙后的骨缺损。因此决定避免在该位点植入种植体。如患者所愿，下颌右侧第一磨牙位点下颌骨的良好骨形态允许标准种植体植入，而无须植骨。可用的骨高度和牙槽嵴的刃状嵴顶需要2~3mm的嵴顶磨除以达到足够的宽度。这个通过磨除嵴顶来获得足够的牙槽嵴宽度操作在我们诊疗中心开展已超过15年并成为常规（Buser和von Arx，2000）。此外，光滑颈部和微粗糙的SLA种植体表面之间的边界位于牙槽嵴下方大约1mm处。

这种植入技术的主要目的是在骨愈合初期阶段后获得至少1mm厚的完整的颊侧和舌侧骨壁，其中也包含了由手术创伤引起的一些生理性骨重建。这有助于避免微粗糙SLA表面（大颗粒喷砂和酸蚀）的暴露。这种外科技术的结果，种植牙冠略长，但在颌骨的后牙区这并不是问题；冠根比略有增加。这是可以接受的，因为它不是牙种植体长期存留的风险因素（Blanes等，2006；Schulte等，2007；Schneider等，2012）。

关于种植体型号的选择，使用了具有SLA表面的软组织水平的种植体，因为这种型号的种植体从1997年引入以来已经在我们的部门中显示出优异的长期效果。文献证实牙列缺损的患者植入500颗种植体，这些种植体的10年失败率低于2%（Buser等，2012）。然而，这种有利的长期预期的结果不适用于大量吸烟者（每天超过10支香烟）。远中的种植体是一个高度为8mm标准直径的种植体（S 4.1），常规颈（RN）设计和2.8mm高的机械光滑颈部。如CBCT所示，近中牙槽嵴的宽度较小，所以近中种植体的直径减小。种植体是一种由钛锆合金（Roxolid）制成的8mm NNC植体，与商业纯钛相比具有更高的机械强度。我们科于2012年引入这种种植体，主要用于临界牙槽嵴顶宽度的种植位点。到目前为止，这种种植体的文献只是短期的，但是它具有更广泛使用的巨大潜力（Chiapasco等，2012）。

使用2颗8mm的种植体，经过8周的愈合期后，使用两颗联冠和一单位近中悬臂修复。由原转诊私人执业医师给戴入螺丝固位桥修复体，因为我们大多数的种植体修复都是在这几天进行的。种植体支持式一单位悬臂修复在伯尔尼大学已经是约15年的标准治疗，并且其他医疗机构的文献证实这种方案为特殊情况下的有效治疗选择。在本病例，没有选择一颗种植体带一单位悬臂桥的治疗方案，因为近中种植体为细种植体，且长度仅有8mm。

总之，这位89岁的女性患者应采标准的种植体植入方式并且低并发症的治疗方案，而且2颗种植体都不需要同时进行骨增量。在12个月随访检查时，现年90岁的患者对其种植体支持式固定桥修复体（FDP）非常满意，因为这种修复提供了她所期盼的杰出的咀嚼舒适性。

13.10 90多岁患者拔除严重种植体周炎种植体后的微创治疗

M. Roccuzzo

2010年9月，患者，女性，93岁，因下前牙的舌侧肿胀而就诊。当时，除了由于增龄性双眼黄斑变性导致视力下降外，她基本上是健康的。在守寡后的20年里，她一直是一个重度吸烟者（一天约30支香烟）。患者自己住家，有专职的家庭看护。

口外检查没有发现任何异常。口腔内菌斑控制是非常理想的，在下颌右侧中切牙与侧切牙位点的舌侧面可见软组织肿胀（图1）。由于不清楚病变的性质，进行了活检，显示病变为炎症。曲面体层放射线片（图2）显示了6颗不规则分布的下颌种植体支持全牙弓修复体，种植体间不同程度的骨吸收。根尖片放射线片（图3）显示下颌右侧中切牙位点种植体的近中和远中骨吸收。

为患者及其直系亲属提供不同的治疗选择，并解释每种解决方案的风险和益处。重点是咨询她的内科医师。尽管提出了微创治疗，但患者由于"年事已高"而拒绝进一步治疗，并报告说她对咀嚼能力仍感到满意。她只接受牙科保健师"轻微"的刮治和洁治的口腔卫生维护。

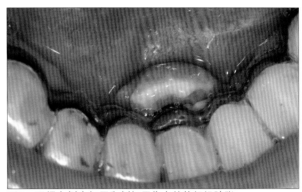

图1 下颌右侧中切牙和侧切牙位点的软组织肿胀

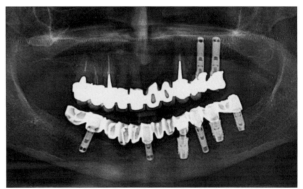

图2 曲面体层放射线片。下颌6颗无规则分布的种植体支持的全牙弓修复体

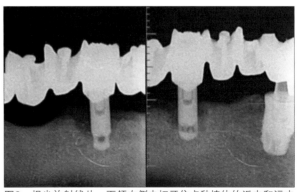

图3 根尖放射线片。下颌右侧中切牙位点种植体的近中和远中的骨吸收

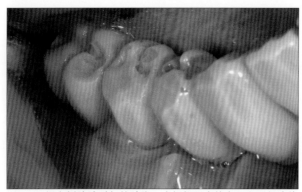

图4　下颌右侧脓肿引起的肿胀。在相邻牙齿的表面和牙龈边缘可见软垢的沉积。患者经历了几周的疼痛和压痛

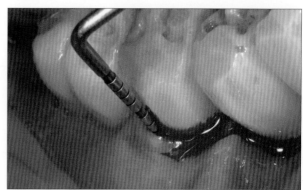

图5　下颌右侧第二前磨牙位点探诊探查，深袋，牙龈边缘炎症严重，探诊出血多

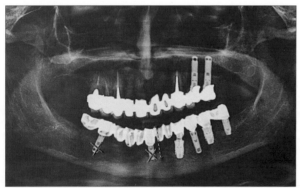

图6　微创治疗方案是断开现有的全牙弓修复体以及拔除种植体周炎波及的2颗种植体

　　7个月后，2011年4月，患者因下颌右侧严重脓肿返回（图4）。它似乎与下颌右侧第二前磨牙位点种植体相关，呈现8～9mm的深牙周袋，严重的龈缘炎症以及探诊大量出血（图5）。肉眼可见龈缘和邻牙表面的软垢沉积物。

　　最初患者并不想治疗这一情况，但她和随行人员被告知这可能是危险的。他们最终接受了治疗，条件是这种治疗方法微创。

　　决定断开全牙弓下颌骨修复体，左侧部分（因为组织被判断为足够健康）保留原位，同时去除右半部分（图6）。

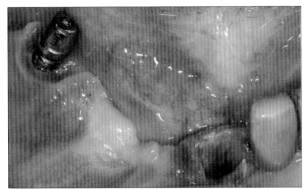

图7 当桥体被断开时，中切牙位点的种植体自行脱落

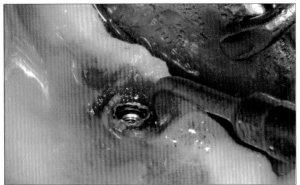

图8 应用超声骨刀协助取出种植体

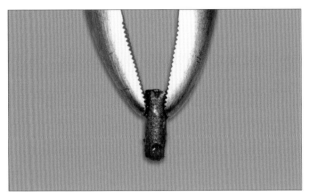

图9 拔除磨牙位点受损的种植体

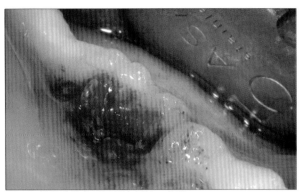

图10 拔除种植体后下颌右侧的口内像

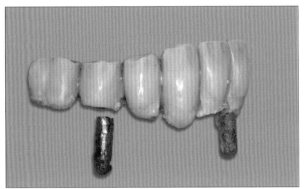

图11 去除2颗种植体后的旧修复体

当使用钨钢钻在下颌右侧中切牙和左侧中切牙位点之间冠桥切割时，切牙部位的种植体自行脱落（图7）。导致脓肿的磨牙位点的种植体通过超声骨刀移除（图8～图11）。

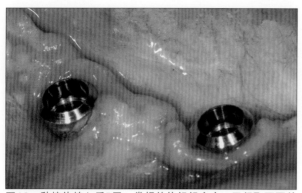

图12 种植体植入后5周。常规的软组织愈合。已经取下覆盖螺丝连接临时固定修复体

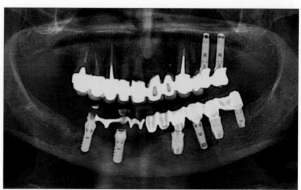

图13 4个月的曲面体层放射线片显示2颗新的软组织水平种植体植入到下颌骨右侧，种植体周骨水平连续均匀。这两种植入物支持临时树脂修复与二单位近中悬臂

重建过程是基于这样的想法：主要目标是在愈合期间低并发症风险地恢复功能效果，最少的手术干预，最小的疼痛和不适。2011年5月，2颗化学处理的钛种植体（Straumann SLActive，RN，直径4.1mm，长8mm；Institut Straumann AG，Basel，Switzerland）植入在下颌右侧尖牙和第二前磨牙位点。Vicryl缝合线间断缝合，非潜入式愈合。制取印模，制作螺丝固位的临时固定修复体。一旦2颗种植体可预期地支撑临时修复体（在5周时），将带有二单位近中悬臂桥的临时的五单位固定修复体螺丝固位于下颌右侧尖牙和第二前磨牙位点的种植体上（图12）。

最初的想法是戴用临时修复体数周，以使组织更加成熟，并确保患者对结果满意。但是患者不愿意回来进行最终修复，因为她可以用右侧咀嚼食物。2011年9月患者拍摄了曲面体层放射线片，曲面体层放射线片显示2颗新植入的种植体周骨水平稳定（图13）。

2012年6月，最终六单位的固定修复体被螺丝固位于2颗种植体，并被紧固到35Ncm（图14a，b）。

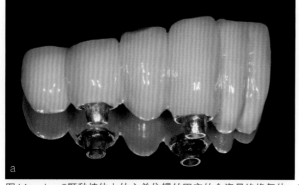

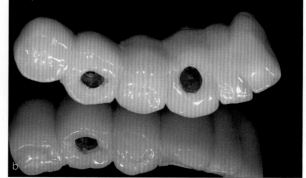

图14a，b 2颗种植体上的六单位螺丝固定的全瓷最终修复体，准备交付使用。（a）舌侧观。（b）殆面观

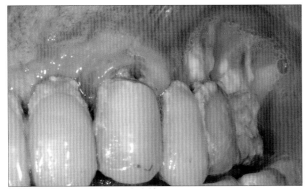

图15 上颌左侧因肿胀而疼痛情况

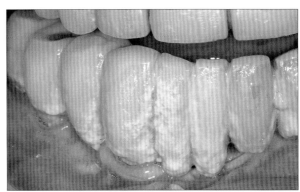

图16 非常差的菌斑控制

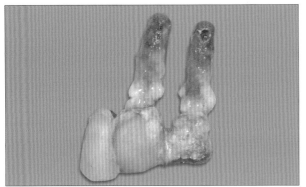

图17 拆除上颌左侧第一前磨牙、第二前磨牙和第一磨牙三单位固定桥及其2颗种植体

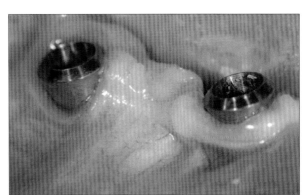

图18 右下象限，口腔卫生士拆除螺丝固位的固定桥并清洗干净。清洁并轻轻地处理种植体肩台部位和种植体周围的软组织

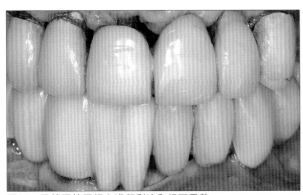

图19 天然牙的牙根上进行刮治和根面平整

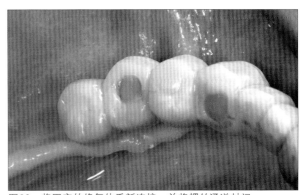

图20 将固定的修复体重新连接，并将螺丝通道封闭

2014年6月，患者回来报了左侧上颌骨的疼痛（图15），口内菌斑控制很差（图16）。

上颌左侧第一前磨牙、第二前磨牙和第一磨牙三单位桥及其2颗支持种植体被移除（图17）。几天之后，患者由口腔卫生士治疗。螺丝固位桥拆下

并清理干净。种植体的肩台由口腔卫生士仔细清洁（图18），并且轻柔处理种植体周围的软组织。尽可能在天然牙列上进行刮治和根面平整（图19）。将固定修复体重新戴入，并将螺丝通道用树脂封闭（图20）。

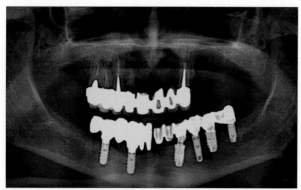

图21 2014年7月拍摄的曲面体层放射线片。2颗新植入的种植体周稳定的骨水平

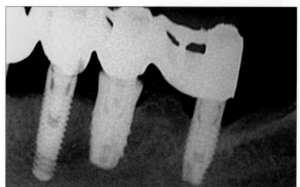

图22 下颌左侧的根尖放射线片,4颗原先植入的种植体周有限的骨吸收

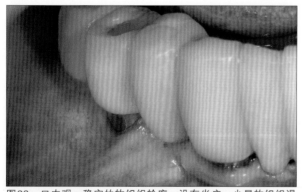

图23 口内观。稳定的软组织轮廓。没有炎症,少量软组织退缩

2014年7月拍摄的曲面体层放射线片和根尖放射线片,证实了2颗新植入的种植体周围稳定的骨水平,以及下颌左侧原有的4颗种植体周骨吸收有限(图21和图22)。

最后一次临床口内照片摄于2014年10月,患者年近97岁高龄,距第一次就诊超过4年,显示稳定的软组织轮廓,没有明显的炎症或软组织退缩迹象(图23)。

考虑到患者的病史,建议将种植体平台置于长期可视的位置,以便患者和口腔卫生士进行维护。此外,虽然种植体周炎在牙列缺损和牙列缺失的患者中并不常见,但治疗计划也应考虑可能的并发症,并预期如何解决这些问题,特别是在老年患者中。

致谢

实验室程序
Francesco Cataldi-意大利都灵大师牙科技师。

牙周维护
Silvia Gherlone-意大利都灵注册牙科卫生师。

13.11 下颌骨切除后种植体义齿的赝附体修复

S. Shahdad

患者，女性，77岁，由口腔颌面外科医师转诊至本治疗中心修复她的牙列缺损。6个月前她被诊断患有鳞状细胞癌，并通过右侧下颌骨缘切除术和延伸到下颌左侧尖牙的局部口底切除手术。没有进行放疗或化疗。

患者抱怨说，手术切口侧由于缺乏唇部支撑，她无法进食，脸部也变形了。

除了心律失常和青霉素过敏，她还报告了控制良好的哮喘和心绞痛病史。她应用的药物包括阿司匹林和地尔硫草。

临床检查发现上颌牙列缺失，下颌只剩下左侧尖牙与第一前磨牙。在下颌骨缘切除之前已经进行了多次下颌牙齿的拔除。由于手术切除的范围较大，龈颊沟和固有口腔与口底平齐，完全缺乏附着角化黏膜（图1）。下颌颏孔的位置因手术移位到了下颌右侧第一磨牙位点处。患者还报告了在临床检查中被证实的颏神经感觉下降症状。

根尖放射线片显示下颌左侧尖牙和第一前磨牙位点牙槽骨少于25%的骨吸收（图2）。根尖放射线片还可见远中移位的下颌颏孔的位置和下颌骨切除的范围（图3）。

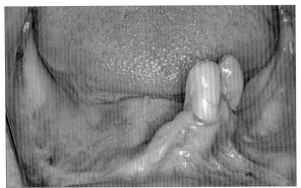

图1 初诊时右侧下颌骨缘和口底切除后的口内像。完全消失的龈沟，颊沟和舌沟的延续，缺乏角化龈黏膜

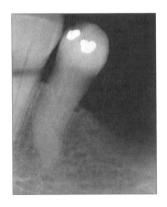

图2 下颌左侧尖牙和第一前磨牙位点牙齿的根尖放射线片，牙槽骨吸收少于25%

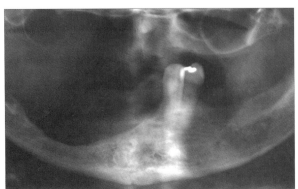

图3 曲面体层放射线片。下颌骨缘切除和移位的颏孔位置（箭头）

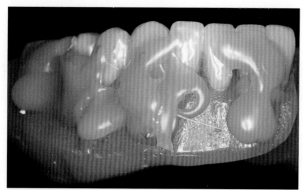

图4 用粘蜡将已知直径的弓丝固定于义齿上，准备制作放射线诊断模板

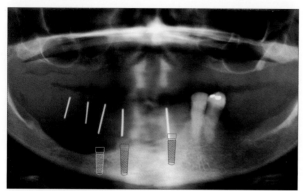

图5 用金属丝做标识的曲面体层放射线片用于种植治疗计划

考虑到患者的全身病史和临床及影像学所见，与患者讨论了以下治疗方案：

治疗方案1
- 上颌传统的丙烯酸树脂可摘义齿修复。
- 在下颌左侧尖牙和第一前磨牙位点放置固位卡环的传统丙烯酸可摘义齿修复。

治疗方案2
- 上颌传统的丙烯酸树脂可摘义齿修复。
- 种植体支持式固定义齿修复（FDP）从下颌左侧侧切牙位点延伸到下颌右侧第二前磨牙位点或第一磨牙位点。

患者要求选择治疗方案1，因为她更倾向于避免手术，并愿意尝试可摘局部义齿修复。讨论了下颌义齿获得足够的稳定和固位所面临的挑战，并对预期的不良预后提出警告。尽管如此，即使选择种植方案，确定理想的牙齿位置也是必不可少的，至少，义齿对最终确定种植体的位置是有用的。

治疗阶段1
2006年1月，开始制作上颌常规总义齿和下颌可摘局部义齿。 2006年4月完成了这副义齿的制作。患者几次复诊进行义齿的调整。然而，她持续反馈无法进食，咀嚼时下颌义齿有电击样感觉。临床上，右侧触诊时疼痛。

在接下来的18个月中，由于义齿压迫引起的下颌黏膜的反复溃疡阻碍了患者咀嚼功能的改进和生活质量的改善。

因此，与患者讨论决定，以"短牙弓"概念为基础，制作种植体支持式固定修复体修复缺失牙（Käyser 1981）。

种植方案
下颌可摘义齿用作拍摄放射线导板（图4）。使用8mm和10mm长的正畸丝来定位种植体与下颌神经及移位颏孔的相对位置（图5）。

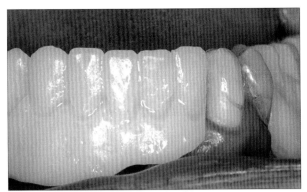

图6　复制的下颌义齿制作外科手术导板

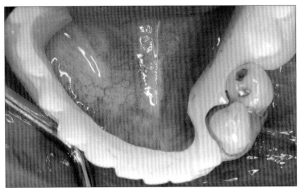

图7　调改外科导板，获得种植窝预备的入路

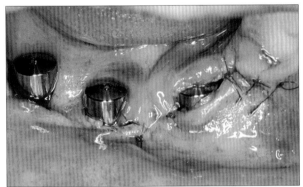

图8　种植体植入后，关闭创口，非潜入式愈合。安放特殊定制的6mm高愈合帽，帮助愈合并防止黏膜覆盖愈合帽

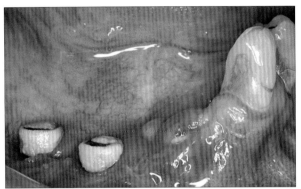

图9　愈合8周之后愈合帽上的牙结石。前部下颌左侧侧切牙位点愈合帽部分被软组织覆盖

未进行三维CT扫描成像。当时，医院没有锥束CT扫描设备。传统的CT扫描下颌骨的断面来评估下颌骨的横截面形状。

复制下颌可摘局部义齿制作外科导板（图6和图7）。磨除舌侧基托以辅助种植窝的预备。

2007年12月，植入3颗种植体：

• 下颌左侧中切牙位点：Straumann S SLActive，RN，直径4.8mm，长度10mm。
• 下颌右侧尖牙位点：Straumann S SLActive，RN，直径4.8mm，长度10mm。
• 下颌右侧第二前磨牙位点：Straumann S SLActive，RN，直径4.8mm，长度8mm。
（均来自 Institut Straumann AG, Basel, Switzerland）

定制6mm高个性化愈合帽用于穿黏膜愈合（图8）。

在开始口腔修复治疗之前，使种植体愈合8周。患者有很高的牙结石积聚倾向，在制取印模时，愈合帽处可见牙结石（图9）。尽管使用了可用的最高愈合帽，下颌左侧侧切牙位点的种植体愈合帽仍部分潜入于黏膜下。

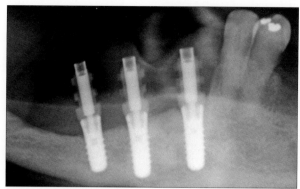

图10 根尖放射线片证实印模帽精确就位

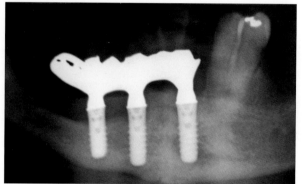

图11 根尖放射线片证实种植体上的贵金属支架被动就位

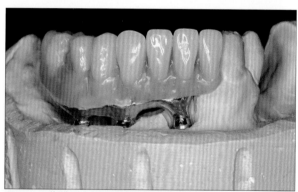

图12 工作模型上的贵金属支架上试排蜡型

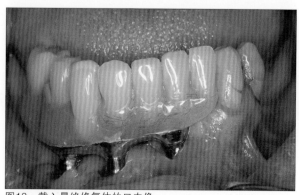

图13 戴入最终修复体的口内像

治疗阶段2

修复计划是使用1.5mm的synOcta基台（Institut Straumann AG，Basel，Switzerland）和螺丝固定金属/丙烯酸树脂复合上部结构修复。根尖放射线片验证了螺丝固位印模帽就位后，制取开窗式种植体水平印模（图10）。

在种植体的临时基台上添加Pattern树脂（GC Corporation，Tokyo，Japan）制作验证夹板来验证印模的精准性。铸造贵金属支架完成后，根尖放射线片证实支架就位（图11）。

在金属支架上（图12），试排蜡型，通过试排牙确定牙齿的位置、形态、色泽和咬合情况。2008年12月戴入最终修复体（图13）。将synOcta基台以35Ncm扭矩旋入到种植体上，将SCS殆面修复螺丝拧至15Ncm。用聚四氟乙烯（PTFE）胶带和复合树脂密封螺丝孔。

患者在1个月后复查，并拍摄基线放射线片（图14）。以后每年复诊一次，并每4~6个月进行一次专业维护。定期拍摄根尖放射线片评估种植体周骨水平情况。

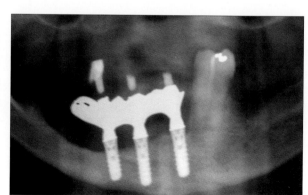

图14 最终修复体戴入后的基线放射线片

在2012年7月的一次随访中，观察到了种植体周黏膜炎，尤其是舌侧（图15）。患者手的灵活性似乎随着年龄的增长而减少。她报告难以有效清洁修复体和种植体周黏膜，特别是舌侧（图16）。她还发现种植体周围黏膜敏感，影响了她有效刷牙的能力。因此，决定调改修复体的组织面，以提供足够的空间，并使间隙刷更容易进入（图17a，b）。

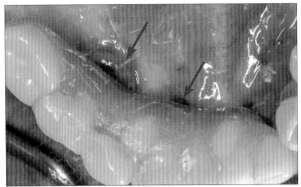

图15　舌侧种植体周黏膜炎（箭头）

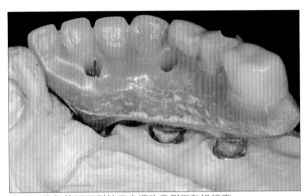

图16　修复体返回到技工室调改舌侧面和组织面

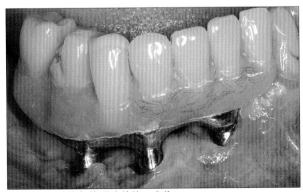

图17a　最终修复体调改前的口内像

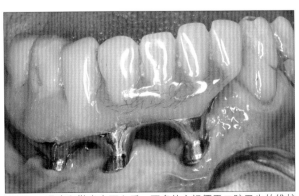

图17b　调改和抛光表面之后。更多的空间便于口腔卫生的维护

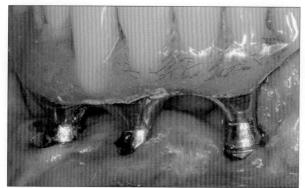

图18 种植体周黏膜炎的症状，黏膜水肿并伴有探诊出血

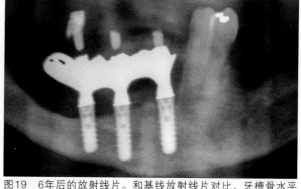

图19 6年后的放射线片。和基线放射线片对比，牙槽骨水平较稳定

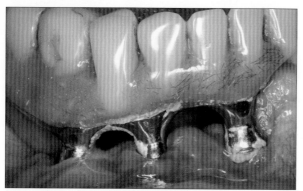

图20 7年后，仍存在种植体周黏膜炎伴牙结石

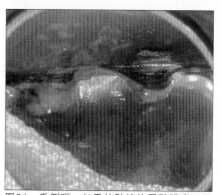

图21 舌侧观。加重的种植体周黏膜炎，无法维持良好的口腔卫生

2014年1月后，医院与患者失去了联系，当时要求她复诊时，发现她已经搬进了护理院。在此期间，患者没有看过牙医或口腔卫生士。尽管之前调整了最终修复体，但临床检查显示仍存在黏膜炎（图18）伴有探诊出血和种植体周黏膜水肿，但探诊深度低于5mm且骨水平稳定（图19）。

患者要求将来的种植体维护工作将由一名邻近她的护理院的牙医执行，因为她现在去医院就诊困难且昂贵。

然而，由于难以获得专业的种植体维护，患者于2015年3月返回求助。当地的全科牙医没有提供种植体维护，而是建议并说服她重新修复了上颌义齿。这一干预的结果是义齿固位力完全丧失、咬合紊乱且义齿极其笨重。需要重新制作上颌义齿。临床再次检查3颗种植体和修复体的舌侧与组织面（图21），显示探诊出血和黏膜上及黏膜下牙结石（图20）。尽管如此，7年后，虽然持续存在黏膜炎，但种植体周骨水平仍保持稳定（图22）。图23a，b显示了患者的正面观和侧面观。

讨论

本病例展示了临床医师在修复下颌骨缘和口底切除术后患者时遇到的众多挑战，该患者难以耐受传统的可摘局部义齿，软、硬组织不利于种植，且患者在晚年无法保持充分的口腔卫生，持续存在种植体周黏膜炎。

牙槽嵴顶和部分口底的切除术导致龈颊沟深度不足。随着颏孔的远中移位，下颌骨基骨高度足以满足种植体的植入。然而，完全缺乏角化黏膜，在该区域种植体周被覆黏膜敏感，患者自述在刷牙时黏膜有疼痛和不适。感觉敏感可归因于被覆黏膜，或更有可能是因为下颌骨切除时损伤了下颌神经。结果，患者难以维持种植体周龈袖口的清洁。

尽管刷牙时在被覆黏膜部位有疼痛和不适，这可能妨碍充分的清洁，但似乎没有确凿的证据表明缺乏足够的角化黏膜会妨碍口腔卫生（Wennström和Derks，2012）。

由于菌斑和牙结石堆积导致的种植体周黏膜炎，对种植体周黏膜的持续影响超过7年。毫无疑问，直到最近的检查，仍没有进展成为种植体周炎的影像学依据。虽然动物实验已经证实了黏膜炎与种植体周炎的联系和进展（Lang等，2011b；Berglundh等，2011），但人类的纵向研究却未能证实这一关联（Lang和Berglundh，2011a）。但动物实验也未能证实在具有角化黏膜或非角化黏膜的种植体在种植体周骨丧失方面的任何显著性差异，虽然后者更显著的软组织退缩（Warrer等，1995）。

尽管调改了最终修复体，但口腔卫生维护随着患者年龄的增长而进一步恶化，这表明老年患者在维持种植体支持式修复体方面面临着挑战，因为手的灵活性降低。患者现在住在离专科医疗机构更远的看护中心，这更导致医师对患者未来几年维持充分口腔卫生水平的能力感到担忧，担心对种植体造成不利影响。

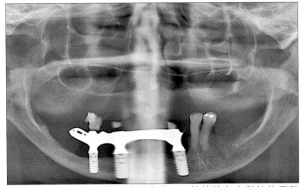

图22　7年后的曲面体层放射线片，尽管持续存在种植体周黏膜炎，但骨水平稳定

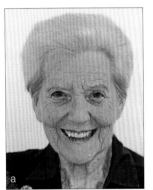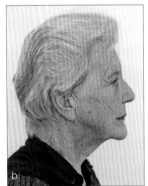

图23a，b　更换了上颌常规总义齿后，患者的面部和牙齿美学得以恢复

13.12 4颗即刻负荷的微型种植体支持式下颌覆盖义齿

S. Esfandiari

患者，男性，74岁，非吸烟者，戴用总义齿超过30年，来我们的诊所就诊，抱怨他的下颌义齿不适。患者患有哮喘，并有心脏病史和血压异常史。所有的症状都在医学控制下并且稳定。

口腔临床检查发现下颌总义齿不适合。患者希望下颌义齿"在咀嚼、吞咽和说话时停止移动"。他自述已经听说过种植牙，并询问种植牙是否有助于"固定"他的下颌义齿，但要求无创治疗。黏膜呈现健康状态，没有压疮等缺损。可见约2mm宽的角化黏膜带。患者的黏膜生物型是中厚龈至薄龈生物型。

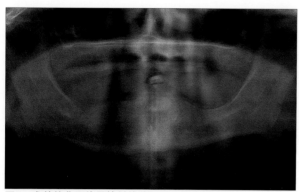

图1 术前的曲面体层放射线片显示了颏孔间区域令人满意的垂直向骨高度

曲面体层放射线片（图1）显示没有影响种植体植入的异常解剖结构，用牙科游标卡尺测定从牙槽嵴顶到颏底点的下颌前牙区骨高度（图2）。最小高度约为27mm，允许植入1颗10mm的种植体。任何期望的种植体高度都基于这个最小所需高度来计算。

由于牙槽嵴宽度不足并且遵照患者尽可能微创的治疗方法的期望，考虑了微型种植体的植入。询问患者是否愿意参加麦吉尔大学的临床试验，他们的治疗计划要求在无牙下颌前部植入4颗微型种植体，患者同意。

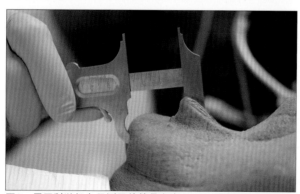

图2 用牙科游标卡尺测量估算骨高度

根据临床研究制订的研究设置和治疗方法，与患者沟通其治疗方案［下颌骨颏孔间区域非潜入式植入4颗微型种植体（DMD；3M ESPE，MN，USA），并且立即用过渡下颌总义齿即刻负荷］。这包括在研究方案中因不翻瓣种植外科导致的皮质骨穿孔的风险。患者知情同意。

手术过程

筛查后，按照计划安排植入种植体。首先用0.12%氯己定冲洗。用不褪色的标记笔在下颌义齿内侧尖牙和下颌中线处并列标识着色标记点（每侧中线和尖牙线之间等距离标记2个点）（图3）。

将无牙下颌牙槽嵴顶干燥并戴入已做标记的义齿，将标记转移到患者的软组织上——3条线和4个点，每个点代表将来的种植体位置。可能需要重复这个步骤，直到所有点清晰可见（图4）。

麻醉下颌前区，首先应用局部麻醉剂，然后进行颊黏膜浸润。不需要神经阻滞麻醉。下颌牙槽嵴顶的每个种植位点都用15C的刀片开窗，不翻瓣，而只用于简单确认牙槽嵴顶的宽度（图5）。

第1颗种植体（MDI颈圈标准O形球，直径2.1mm，长13mm，3M ESPE），先锋钻（1.1mm先导钻；3M ESPE）小心地安放于初始入口点并在所建议的1200~1500r/min的钻速上下轻轻地提拉，直到皮质骨板被穿透（图6）。在整个种植窝预备过程中必须用无菌生理盐水冷却以避免种植窝过热。备洞的深度达到种植体长度的1/3~1/2。

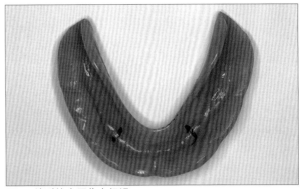
图3　并列的尖牙位点标识

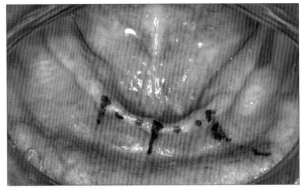
图4　等距离的种植位点

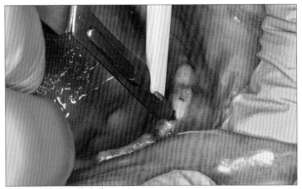
图5　牙槽嵴顶的定位

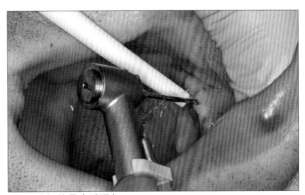
图6　最初的骨皮质预备

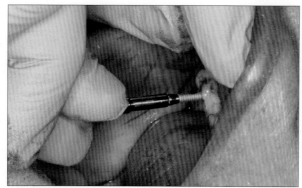

图7 植入种植体

然后将种植体放置在种植窝中，并将种植体植入工具（有翼拇指扳手；3M ESPE）安放于种植体头部。将种植体安放于预备好的种植窝内，顺时针旋转，使其自攻，同时施加向下的压力，直到植入工具变得更难以用手转动，即在骨中遇到明显的阻力（图7）。

接下来，使用扭矩扳手（可调扭矩扳手；3M ESPE）来完成种植体的植入，种植体植入的垂直向位置是使基台头部从牙龈软组织上全部地穿出，但没有任何颈部或螺纹部分暴露（图8）。

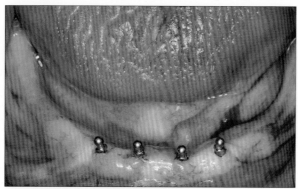

图8 核实种植体的高度和颈缘的位置

最终大于15Ncm的扭矩足够4颗微型种植体的负荷。扭矩过大（＞45Ncm）可能会使细直径的种植体（NDI）折断。

随后的种植体（相同的骨内直径和长度）都是按照相同的程序植入的。所有的种植体长轴应尽可能平行。

修复程序

最初修复治疗由患者现有的常规总义齿辅助。

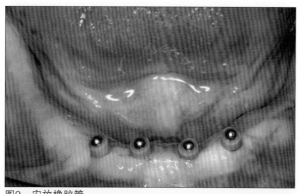

图9 安放橡胶管

将2～2.5mm长的绿色橡胶管（Blockout Shim；3M ESPE）切割并放置在每颗种植体上填倒凹（图9），随后是安放具有O形环的金属固位帽（金属固位帽；3M ESPE）（图10）。

接下来，将现有的下颌义齿戴入患者口中以检查与义齿相关的种植体的位置。用丙烯酸球钻缓冲义齿组织面种植位点处，确保缓冲边缘不延伸至前磨牙区。后部的软组织支撑非常重要，以确保患者在正确和舒适的咬合位置上（图11）。

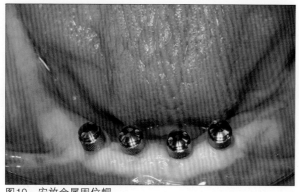

图10 安放金属固位帽

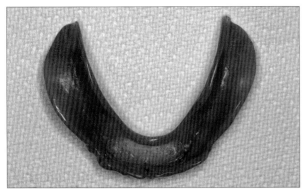

图11　缓冲后的义齿

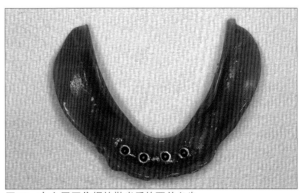

图12　有金属固位帽的抛光后的覆盖义齿

　　然后将义齿戴入患者口内，检查是否被动就位于种植体和固位帽上，确保后部区域与软组织接触。缓冲区域用丙烯酸钻粗糙化，然后清洁并干燥。随后的步骤将凡士林涂盖到所有不与自凝聚合材料接触的区域，同时将薄的粘合剂涂盖到义齿的缓冲区域。然后将皮卡丙烯酸树脂（自固化硬衬；3M ESPE）直接挤压到金属固位帽上，同时填入义齿的缓冲区域。

　　缓慢小心地将义齿戴入患者口内，要求患者闭口并使用正常的咬合压力以确认正中咬合。自凝树脂可能需要5～8分钟才能凝固。去除多余的树脂并修整义齿；移除所有的橡皮管，并且抛光皮卡固位帽表面（图12）。

　　指导患者戴用义齿48小时以防止组织过度生长并坚持软质饮食2周。建议使用0.12%葡萄糖酸氯己定漱口水，如果需要缓解疼痛则用布洛芬600mg。无须应用抗生素。

　　本程序的椅旁时间是100分钟。

　　后续复查时间安排在6个月、12个月、2年。作为定期维护的一部分，在过去的2年中需要更换3次O形圈。

　　2年后曲面体层放射线片（图13）显示稳定的种植体和骨条件。患者对结果非常满意。

结论
　　细种植体和微型牙种植体是在种植体植入时避免骨增量程序的好方法。这种微创的种植治疗特别有益于老年患者或具有系统性风险因素的患者。

　　本病例，不翻瓣的种植治疗存在这样的风险：所使用的尖锐的细钻头可能会刺穿下颌骨的皮质板。因此，这些手术只能由经验丰富的外科医师进行，治疗前评估应该包括CBCT扫描。

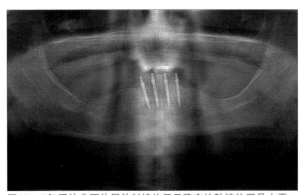

图13　2年后的曲面体层放射线片显示稳定的种植体周骨水平

14 结 论

S. Barter, F. Müller

一件真实的小事：

今天午餐后的第一个患者是来进行种植外科的，我迟到了。患者为80岁女性，情况良好，只缺失一颗牙，即上颌左侧第二前磨牙。她不希望佩戴义齿，觉得自己"尚未到戴义齿的年纪"。她的举止和外貌都像60来岁的人。邻牙均为未经预备的健康天然牙，种植体是理想的解决方案。

在局部麻醉下，植入了一颗软组织水平种植体并同期进行了GBR，手术耗时短，术中无异常，在手术过程中医师和患者进行着愉快的交谈。手术过程像是给18岁的患者实施，而非80岁。她完全能够理解术后指导，并将严格遵从。

之所以我会迟到，是因为在午餐休息之前，一个79岁的患者未经预约突然出现在门诊，而我上次见她时还是2004年。当时，她全身状况良好，在全身麻醉下接受了髂嵴供骨的复杂骨增量手术。随后在上颌植入5颗种植体，下颌植入4颗种植体，并制作了杆固位覆盖义齿。当时，她非常满意，因为这改变了她的生活。此后1年左右，她搬离，之后未曾再见过她。

今天，她表现出糊涂、不辨方向、衣着凌乱，且很孤独。看起来有99岁，而非79岁。患者自认为大约1年前丢失了下颌义齿，此后一直使用上颌义齿和下颌杆附着体进行咀嚼。余留的上颌义齿和杆附着体上不仅有大量的菌斑和牙结石沉积，除此之外，患者口腔中还有腐烂的食物粘在义齿和杆附着体下方。她的衣服很脏，明显很久没有清洗了，她甚至想不起来是如何到达我们门诊的。事实上，她处于了这样一种状况，我们无从知道她是如何到达门诊的。

她声称自己与儿子住在一起，但是我们进行进一步的调查时，才发现她所提供的地址并非她的居住地址。她身体太过虚弱，以至于几乎要站不住了，尽管没有明显的阿尔茨海默病，但是她明显意识模糊，无论是由于痴呆还是由于可能存在的营养不良、脱水、感染或疾病。

我们联系了成人社会护理服务机构，安排她接受适当的医疗护理。他们对她的家庭居住状况和更大的护理需求进行了评估。之后，我们需要联络她的看护者和医疗服务人员，沟通适当的口腔维护以及如何进行维护。

这两个患者的年龄相差不到1岁。年龄更大者经受了简单的种植治疗，而另外一个患者在11年之前经受了更为复杂的治疗。在过去的3年中，她几乎未对她的复杂修复体进行任何维护。

我觉得这段经历非常的心酸，恰如其分地表达了本卷治疗指南所概述的问题。我们都会越来越频繁地遇到此类病例，我们必须知道如何处理才能使患者的受益最大化。

对于第一个患者，一颗种植体是最理想的选择，可以以一种简便的方法修复其外观、自尊和功能。与其他修复方式比，她花费的治疗时间更少、性价比高，治疗方案也适合她的个人情况。

对于老年人，种植是安全且可预期的治疗选择。这不是新知识。一如既往，成功取决于正确的诊断和细致的治疗计划。尽管如此，失败和并发症是不可避免的，现在看来，我们也必须能够预见将来。

第二个患者，在治疗之初，她最早改变生活的种植治疗也曾给她带来过与第一个患者相类似的益处。然而，现在生活已经进入了另一个阶段，出现了反面的影响。她承受过疼痛、功能与美观的丧失，而且现在还出现了种植体周疾病。治疗计划将会难以制订，包括理解、知情同意、耐受力、入路、支付能力以及后续的口腔卫生维护。由于她已经习惯了固位和弹性非常好的一副义齿，而如果我们把修复退回到简单的总义齿，她能够应对吗？她日益严重的认知障碍将会对治疗计划产生何种影响？存在哪些疾病，这些将如何影响我们的决定？她需要哪些支持服务？牙医可以向谁寻求建议与帮助？

明确的证据表明，老年人口在不断扩大，伴随着多种疾病共患、多种药物治疗以及精神健康问题等的比例率增加。从患者的角度来看，老龄患者的治疗目标会越来越远离其实际需求。患者或其照料者可能需要仔细的指导来理解治疗对目前和将来的意义。

本系列治疗指南丛书前几卷的内容主要涉及处理牙种植治疗的技术层面问题以及难以避免的生物学并发生和工艺并发症，同时均在其结论中强调了个性化治疗方案和后续支持维护程序的必要性。他们还强调了临床医师了解自身经验水平与技术的重要性。

牙科从业人员需要有高水准的关于患者全身状况的知识，尤其要了解增龄对于患者状况的作用。除了这些知识，从业人员还需要具备接受其患者随访的职业道德，并且保证一旦患者变得虚弱且无所依靠，患者的种植体支持式修复体不会被置之不理，在制度化环境中，护理者的知识有限而疑虑强烈，患者往往无法获得牙科护理。作为一个职业，我们需要保障我们的患者接受终身的口腔卫生维护，并在生命的最后时刻口腔舒适、感染控制、生活得有质量。

术语"团队合作"广泛用于种植治疗——如您所见，"团队"不仅仅包括牙科专家。我们在更加广阔的卫生维护团队中扮演着重要角色，包括老年病学专家、社会工作者、家庭护理工作者以及全科医师。

这不仅关乎种植体，还关乎患者、护理，关乎你和我。

15 参考文献

参考文献按以下顺序列出：（1）第一作者或
唯一作者的姓；（2）出版年份。

AAOS/ADA (American Academy of Orthopaedic Surgeons/American Dental Association). Prevention of orthopaedic implant infection in patients undergoing dental procedures. **2014**. http://ebd.ada. org/~/media/EBD/Files/PUDP_guideline.ashx. Last accessed 20 December 2014.

Abate M, Vanni D, Pantalone A, Salini V. Cigarette smoking and musculoskeletal disorders. Muscles Ligaments Tendons J. **2013** Jul 9; 3(2): 63 – 69.

Abduo J. Occlusal schemes for complete dentures: a systematic review. Int J Prosthodont. **2013** Jan – Feb; 26(1): 26 – 33.

Abe S, Ishihara K, Adachi M, Okuda K. Tongue-coating as risk indicator for aspiration pneumonia in edentate elderly. Arch Gerontol Geriatr. **2008** Sep – Oct; 47(2): 267 – 275.

Abete P, Della-Morte D, Gargiulo G, Basile C, Langellott A, Galizia G, Testa G, Vincenzo C, Bonaduce D, Cacciatore F. Cognitive impairment and cardiovascular diseases in the elderly. A heart-brain continuum hypothesis. Ageing Res Rev. **2014** Nov; 18: 41 – 52.

Adamson JW, Eschbach J, Finch CA. The kidney and erythropoiesis. Am J Med. **1968** May; 44(5): 725 – 733.

Aghaloo TL, Felsenfeld AL, Tetradis S: Osteonecrosis of the jaw in a patient on denosumab. J Oral Maxillofac Surg. **2010** May; 68(5): 959 – 963.

Aghaloo TL, Kang B, Sung EC, Shoff M, Ronconi M, Gotcher JE, Bezouglaia O, Dry SM, Tetradis S. Peri-odontal disease and bisphosphonates induce osteonecrosis of the jaws in the rat. J Bone Miner Res. **2011** Aug; 26(8): 1871 – 1882.

Aglietta M, Siciliano VI, Zwahlen M, Brägger U, Pjetursson BE, Lang NP, Salvi GE. A systematic review of the survival and complication rates of implant supported fixed dental prostheses with cantilever extensions after an observation period of at least 5 years. Clin Oral Implants Res. **2009** May; 20(5): 441 – 451.

Aguirre JI, Akhter MP, Kimmel DB, Pingel JE, Williams A, Jorgensen M, Kesavalu L, Wronski TJ. Oncologic doses of zoledronic acid induce osteonecrosis of the jaw-like lesions in rice rats (Oryzomys palustris) with periodontitis. J Bone Miner Res. **2012** Oct; 27(10): 2130 – 2043.

Agustí A. Systemic effects of chronic obstructive pulmonary disease: what we know and what we don't know (but should). Proc Am Thorac Soc. **2007** Oct 1; 4(7): 522 – 525.

Ahmed T, Haboubi N. Assessment and management of nutrition in older people and its importance to health. Clin Interv Aging. **2010** Aug 9; 5: 207 – 216.

Akin H, Coskun ME, Akin EG, Ozdemir AK. Evaluation of the attractive force of different types of new-generation magnetic attachment systems. J Prosthet Dent. **2011** Mar; 105(3): 203 – 207.

Albrektsson T, Donos N, Working G. Implant survival and complications. The Third EAO Consensus Conference 2012. Clin Oral Implants Res. **2012** Oct; 23(Suppl 6): 63 – 65.

Ali A, Patton DW, El-Sharkawi AM, Davies J. Implant rehabilitation of irradiated jaws: a preliminary report. Int J Oral Maxillofac Implants. **1997** Jul – Aug; 12(4): 523 – 526.

Ali-Erdem M, Burak-Cankaya A, Cemil-Isler S, Demircan S, Soluk M, Kasapoglu C, Korhan-Oral C. Extraction socket healing in rats treated with bisphosphonate: Animal model for bisphosphonate related osteonecrosis of jaws in multiple myeloma patients. Med Oral Patol Oral Cir Bucal. **2011** Nov 1; 16(7): e879 – e883.

Al-Johany SS, Andres C. ICK classification system for partially edentulous arches. J Prosthodont. **2008** Aug; 17(6): 502 – 507.

Allen PF, McMillan AS, Walshaw D. A patient-based assessment of implant-stabilized and conventional complete dentures. J Prosthet Dent. **2001** Feb; 85(2): 141 – 147.

Allen F, Locker D. A modified short version of the oral health impact profile for assessing health-related quality of life in edentulous adults. **2002** Sep – Oct; 15(5): 446 – 450.

Allen PF, McMillan AS. A longitudinal study of quality of life outcomes in older adults requesting implant prostheses and complete removable dentures. Clin Oral Implants Res. **2003** Apr; 14(2): 173 – 179.

Allum SR, Tomlinson RA, Joshi R. The impact of loads on standard diameter, small diameter and mini implants: a comparative laboratory study. Clin Oral Implants Res. **2008** Jun; 19(6): 553 – 559.

Almirall J, Rofes L, Serra-Prat M, Icart R, Palomera E, Arreola V, Clavé P. Oropharyngeal dysphagia is a risk factor for community-acquired pneumonia in the elderly. Eur Respir J. **2013** Apr; 41(4): 923 – 928.

Alsaadi G, Quirynen M, Komárek A, van Steenberghe D. Impact of local and systemic factors on the incidence of oral implant failures, up to abutment connection. J Clin Periodontol. **2007** Jul; 34(7): 610 – 617.

Alsaadi G, Quirynen M, Komárek A, van Steenberghe D. Impact of local and systemic factors on the incidence of late oral implant loss. Clin Oral Implants Res. **2008** Jul; 19(7): 670 – 676.

AlSabeeha N, Payne AG, De Silva RK, Swain MV. Mandibular single-implant overdentures: a review with surgical and prosthodontic perspectives of a novel approach. Clin Oral Implants Res. **2009** Apr; 20(4): 356 – 365.

Alzheimer's Society. Dementia UK: Update. London: Alzheimer's Society; **2014**.

Amam A, Rustom J. Assessment of mandibular alveolar bone density in osteoporotic adults in Syria. Open Journal of Dentistry and Oral Medicine. **2014**; 2(2): 26 – 32.

Andersohn F, Konzen C, Garbe E. Systematic review: agranulocytosis induced by nonchemotherapy drugs. Ann Intern Med. **2007** May 1; 146(9): 657 – 665.

Andreiotelli M, Att W, Strub JR. Prosthodontic complications with implant overdentures: a systematic literature review. Int J Prosthodont. **2010** May – Jun; 23(3): 195 – 203.

Andres R, Bierman EL, Hazzard WR. Principles of geriatric medicine. New York: McGraw-Hill; **1990**.

American Psychiatric Association (APA). Diagnostic and statistical manual of mental disorders 4th ed. Washington: APA Publishing; **1994**.

Aparicio C, Ouazzani W, Garcia R, Arevalo X, Muela R, Fortes V. A prospective clinical study on titanium implants in the zygomatic arch for prosthetic rehabilitation of the atrophic edentulous maxilla with a follow-up of 6 months to 5 years. Clin Implant Dent Relat Res. **2006**; 8(3): 114 – 122.

Araújo M, Lindhe J. Dimensional ridge alterations following tooth extraction. An experimental study in the dog. J Clin Periodontol. **2005** Feb; 32(2): 212 – 218.

Ardekian L, Oved-Peleg E, Mactei EE, Peled M. The clinical significance of sinus membrane perforation during augmentation of the maxillary sinus. J Oral Maxillofac Surg. **2006** Feb; 64(2): 277 – 282.

Aronow WS. Management of the older person with atrial fibrillation. J Gerontol A Biol Sci Med Sci. **2002** Jun; 57(6): M352-63.

Arora A, Arora M, Roffe C. Mystery of the missing denture: an unusual cause of respiratory arrest in a nonagenarian. Age Ageing. **2002** Sep; 34(5): 519 – 520.

ASA (American Society of Anesthesiologists). ASA physical status classification system. **2014**. https://www.asahq.org/resources/clinical-information/asa-physical-status-classification-system. Last accessed April 29, 2015.

Aslam M, Vaezi MF. Dysphagia in the elderly. Gastroenterol Hepatol. **2013** Dec; 9(12): 784 – 795.

Atchison KA, Dolan TA. Development of the Geriatric Oral Health Assessment Index. J Dent Educ. **1990** Nov; 54(11): 680 – 687.

August M, Chung K, Chang Y, Glowacki J. Influence of estrogen status on endosseous implant osseointegration. J Oral Maxillofac Surg. **2001** Nov; 59(11): 1285 – 1289; discussion 1290 – 1291.

Awad MA, Lund JP, Dufresne E, Feine JS. Comparing the efficacy of mandibular implant-retained overdentures and conventional dentures among middle-aged edentulous patients: satisfaction and functional assessment. Int J Prosthodont. **2003** Mar – Apr; 16(2): 117 – 122.

Awad MA, Rashid F, Feine JS; Overdenture Effectiveness Study Team Consortium. The effect of mandibular 2-implant overdentures on oral health-related quality of life: an international multicentre study. Clin Oral Implants Res. **2014** Jan; 25(1): 46 – 51.

Bacci C, Berengo M, Favero L, Zanon E. Safety of dental implant surgery in patients undergoing anticoagulation therapy: a prospective case-control study. Clin Oral Implants Res. **2011** Feb; 22(2): 151 – 156.

Baggi L, Cappelloni I, Di Girolamo M, Maceri F, Vairo G. The influence of implant diameter and length on stress distribution of osseointegrated implants related to crestal bone geometry: a three-dimensional finite element analysis. J Prosthet Dent. **2008** Dec; 100(6): 422–431.

Bahat O. Brånemark system implants in the posterior maxilla: clinical study of 660 implants followed for 5 to 12 years. Int J Oral Maxillofac Implants. **2000** Sep–Oct; 15(5): 646–653.

Baker MA. The management of leukaemia in the elderly. Baillieres Clin Haematol. **1987** Jun; 1(2): 427–448.

Baldwin JG: Hematopoietic function in the elderly. Arch Intern Med. **1988** Dec; 148(12): 2544–2546.

Barat I, Andreasen F, Damsgaard EM. Drug therapy in the elderly: what doctors believe and patients actually do. Br J Clin Pharmacol. **2001** Jun; 51(6): 615–622.

Barnes PJ. Inhaled glucocorticoids for asthma. N Engl J Med. **1995** Mar 30; 332(13): 868–875.

Barnett KN, McMurdo ME, Ogston SA, Morris AD, Evans JM.. Mortality in people diagnosed with type 2 diabetes at an older age: a systematic review. Age Ageing. **2006** Sep; 35(5): 463–468.

Barnett K, Mercer S W, Norbury M, Watt G, Wyke S, Guthrie B. Epidemiology of multimorbidity and implications for health care, research, and medical education: a cross-sectional study. The Lancet. **2012** Jul 7; 380(9836): 37–43.

Barros SP, Suruki R, Loewy ZG, Beck JD, Offenbacher S. A cohort study of the impact of tooth loss and periodontal disease on respiratory events among COPD subjects: modulatory role of systemic biomarkers of inflammation. PLoS One. **2013** Aug 8; 8(8): e68592.

Barrowman RA, Wilson PR, Wiesenfeld D. Oral rehabilitation with dental implants after cancer treatment. Aust Dent J. **2011** May 30; 56(2): 160–165.

Barter S, Stone P, Brägger U. A pilot study to evaluate the success and survival rate of titanium-zirconium implants in partially edentulous patients: results after 24 months of follow-up. Clin Oral Implants Res. **2012** Jul; 23(7): 873–881.

Bartlett JG, Gorbach SL. The triple threat of aspiration pneumonia. Chest. **1975** Oct; 68(4): 560–566.

Bashutski JD, D'Silva NJ, Wang HL. Implant compression necrosis: current understanding and case report. J Periodontol. **2009** Apr; 80(4): 700–7ß4.

Basker RM, Watson CJ). Tongue control of upper complete dentures: a clinical hint. Br Dent K. **1991** Oct; 170(12): 449–450.

Bassett JH, Williams AJ, Murphy E, Boyde A, Howell PG, Swinhoe R, Archanco M, Flamant F, Samarut J, Costagliola S, Vassart G, Weiss RE, Refetoff S, Williams GR. A lack of thyroid hormones rather than excess thyrotropin causes abnormal skeletal development in hypothyroidism. Mol Endocrinol. **2008** Feb; 22(2): 501–512.

Batty GM, Oborne CA, Swift CG, Jackson SH. The use of over-the-counter medication by elderly medical in-patients. Postgrad Med J. **1997** Nov; 73(865): 720–722.

Bauer KA, Weiss LM, Sparrow D, Vokonas PS, Rosenberg RD. Aging associated changes in indices of thrombin generation and protein C activation in humans: normative aging study. J Clin Invest. **1987** Dec; 80(6): 1527–1534.

Beers MH, Ouslander JG, Rollingher I, Reuben DB, Brooks J, Beck JC. Explicit criteria for determining inappropriate medication use in nursing home residents. Arch Intern Med. **1991** Sep; 151(9): 1825–1832.

Beijer HJ, de Blaey CJ. Hospitalisations caused by adverse drug reactions (ADR): a meta-analysis of observational studies. Pharm World Sci. **2002** Apr; 24(2): 46–54.

Beikler T, Flemmig TF. Implants in the medically compromised patient. Crit Rev Oral Biol Med. **2003**; 14(4): 305–316.

Bello SA, Adeyemo WL, Bamgbose BO, Obi EV, Adeyinka AA. Effect of age, impaction types and operative time on inflammatory tissue reactions following lower third molar surgery. Head Face Med. **2011** Apr 28; 7: 8.

Bellomo F, de Preux F, Chung JP, Julien N, Budtz-Jørgensen E, Müller F. The advantages of occupational therapy in oral hygiene measures for institutionalised elderly adults. Gerodontology. **2005** Mar; 22(1): 24–31.

Bergendal B, Anderson JD, Müller F. Comprehensive treatment planning for the patient with complex treatment needs. In: Jokstad A (ed). Osseointegration and dental implants. **2008**. John Wiley & Sons. 43–62.

Berglundh T, Persson L, Klinge B. A systematic review of the incidence of biological and technical complications in implant dentistry reported in prospective longitudinal studies of at least 5 years. J Clin Periodontol. **2002**; 29(Suppl. 3): 197–212.

Berglundh T, Zitzmann NU, Donati M. Are peri-implantitis lesions different from periodontitis lesions? J Clin Periodontol. **2011** Mar; 38(Suppl 11): 188–202.

Berr C, Wancata J, Ritchie K. Prevalence of dementia in the elderly in Europe.C384 Eur Neuropsychopharmacol. **2005** Aug; 15(4): 463–471.

Bethel MA, Sloan FA, Belsky D, Feinglos MN. Longitudinal incidence and prevalence of adverse outcomes of diabetes mellitus in elderly patients. Arch Intern Med. **2007** May 14; 167(9): 921–927.

Bidra AS, Almas K. Mini implants for definitive prosthodontic treatment: a systematic review. J Prosthet Dent. **2013** Mar; 109(3): 156–164.

Bilhan H, Mumcu E, Arat S. The comparison of marginal bone loss around mandibular overdenture-supporting implants with two different attachment types in a loading period of 36 months. Gerodontology. **2011** Mar; 28(1): 49–57.

Binon PP. Thirteen-year follow-up of a mandibular implant-supported fixed complete denture in a patient with Sjögren's syndrome: a clinical report. J Prosthet Dent. **2005** Nov; 94(5): 409–413.

Black DM, Reid IR, Boonen S, Bucci-Rechtweg C, Cauley JA, Cosman F, Cummings SR, Hue TF, Lippuner K, Lakatos P, Leung PC, Man Z, Martinez RL, Tan M, Ruzycky ME, Su G, Eastell R. The effect of 3 versus 6 years of zoledronic acid treatment of osteoporosis: A randomized extension to the HORIZON-Pivotal Fracture Trial (PFT). J Bone Miner Res. **2012** Feb; 27(2): 243–254.

Blanes RJ, Bernard JP, Blanes ZM, Belser UC. A 10-year prospective study of ITI dental implants placed in the posterior region. II: Influence of the crown-to-implant ratio and different prosthetic treatment modalities on crestal bone loss. Clin Oral Implants Res. **2007** Dec; 18(6): 707–714.

Boerrigter EM, Stegenga B, Raghoebar GM, Boering G. Patient satisfaction and chewing ability with implant-retained mandibular overdentures: a comparison with new complete dentures with or without preprosthetic surgery. J Oral Maxillofac Surg. **1995** Oct; 53(10): 1167–1173. (**a**)

Boerrigter EM, Geertman ME, Van Oort RP, Bouma J, Raghoebar GM, van Waas MA, van't Hof MA, Boering G, Kalk W: Patient satisfaction with implant-retained mandibular overdentures. A comparison with new complete dentures not retained by implants—a multicentre randomized clinical trial. Br J Oral Maxillofac Surg. **1995** Oct; 33(5): 282–288. (**b**)

Bonewald L. The amazing osteocyte. J Bone Miner Res. **2011** Feb; 26(2): 229–238.

Bornstein MM, Halbritter S, Harnisch H, Weber HP, Buser D. A retrospective analysis of patients referred for implant placement to a specialty clinic: indications, surgical procedures, and early failures. Int J Oral Maxillofac Implants. **2008** Nov-Dec; 23(6): 1109–1116.

Bornstein MM, Cionca N, Mombelli A. Systemic conditions and treatments as risks for implant therapy. Int J Oral Maxillofac Implants. **2009**; 24(Suppl): 12–27.

Borromeo GL, Brand C, Clement JG, McCullough M, Crighton L, Hepworth G, Wark JD. A large case-control study reveals a positive association between bisphosphonate use and delayed dental healing and osteonecrosis of the jaw. J Bone Miner Res. **2014** May 19; 29(6): 1363–1368.

Bortolini S, Natali A, Franchi M, Coggiola A, Consolo U. Implant-retained removable partial dentures: an 8-year retrospective study. J Prosthodont. **2011** Apr; 20(3): 168–172.

Boscolo-Rizzo P, Stellin M, Muzzi E, Mantovani M, Fuson R, Lupato V, Trabalzini F, Da Mosto MC. Deep neck infections: a study of 365 cases highlighting recommendations for management and treatment. Eur Arch Otorhinolaryngol. **2012** Sep 14; 269(4): 1241–1249.

Boskey AL, Coleman R. Aging and bone. J Dent Res. **2010** Dec; 89(12): 1333–1448.

Bots CP, Poorterman JH, Brand HS, Kalsbeek H, van Amerongen BM, Veerman EC, Nieuw Amerongen AV. The oral health status of dentate patients with chronic renal failure undergoing dialysis therapy. Oral Dis. **2006** Mar; 12(2): 176–180.

Boult C, Green AF, Boult LB, Pacala JT, Snyder C, Leff B. Successful models of chronic care for older adults with chronic conditions: evidence for the Institute of Medicine's "Retooling for an aging America" report. J Am Geriatr Soc. 2009 Dec; 57(12): 2328–2337.

Boyd CM, Darer J, Boult C, Fried LP, Boult L, Wu AW. Clinical practice guidelines and quality of care for older patients with multiple comorbid diseases: implications for pay for performance. JAMA. 2005 Aug 10; 294(6): 716–724.

Boyle JP, Thompson TJ, Gregg EW, Barker LE, Williamson DF. Projection of the year 2050 burden of diabetes in the US adult population: dynamic modeling of incidence, mortality, and prediabetes prevalence. Popul Health Metr. 2010 Oct 22; 8: 29.

Bozini T, Petridis H, Tzanas K, Garefis P. A meta-analysis of prosthodontic complication rates of implant-supported fixed dental prostheses in edentulous patients after an observation period of at least 5 years. Int J Oral Maxillofac Implants. 2011; 26: 304–318.

Bradbury J, Thomason JM, Jepson NJ, Walls AW, Allen PF, Moynihan PJ. Nutrition counseling increases fruit and vegetable intake in the edentulous. J Dent Res. 2006 May; 85(5): 463–468.

Bradley JC. A radiological investigation into the age changes of the inferior dental artery. Br J Oral Surg. 1975 Jul; 13(1): 82–90.

Bradley JC. The clinical significance of age changes in the vascular supply to the mandible. Int J Oral Surg. 1981; 10(Suppl 1): 71–76.

Brägger U, Gerber C, Joss A, Haenni S, Meier A, Hashorva E, Lang NP. Patterns of tissue remodelling after placement of ITI dental implants using an osteotome technique: a longitudinal radiographic case cohort study. Clin Oral Implants Res. 2004 Apr; 15(2): 158–166.

Brägger U, Karoussis I, Persson R, Pjetursson B, Salvi G, Lang N. Technical and biological complications/failures with single crowns and fixed partial dentures on implants: a 10-year prospective cohort study. Clin Oral Implants Res. 2005 Jun; 16(3): 326–334.

Brägger U, Hirt-Steiner S, Schnell N, Schmidlin K, Salvi GE, Pjetursson B, Matuliene G, Zwahlen M, Lang NP. Complication and failure rates of fixed dental prostheses in patients treated for periodontal disease. Clin Oral Implants Res. 2011 Jan; 22(1): 70–77.

Braman SS, Hanania NA. Asthma in older adults. Clin Chest Med. 2007 Dec; 28(4): 685–702.

Brånemark PI, Adell R, Albrektsson T, Lekholm U, Lindström J, Rockler B. An experimental and clinical study of osseointegrated implants penetrating the nasal cavity and maxillary sinus. J Oral Maxillofac Surg. 1984 Aug; 42(8): 497–505.

Bras J, de Jonge HK, van Merkesteyn JP. Osteoradionecrosis of the mandible: pathogenesis. Am J Otolaryngol. 1990 Jul–Aug; 11(4): 244–250.

Brecx M, Holm-Pedersen P, Theilade J. Early plaque formation in young and elderly individuals. Gerodontics. 1985 Feb; 1(1): 8–13.

Brill N, Tryde G, Schübeler S. The role of exteroceptors in denture retention. J Prosthet Dent. 1959; 9: 761–768.

Brodeur JM, Laurin D, Vallee R, Lachapelle D. Nutrient intake and gastrointestinal disorders related to masticatory performance in the edentulous elderly. J Prosthet Dent. 1993 Nov; 70(5): 468–473.

Bronskill SE, Gill SS, Paterson JM, Bell CM, Anderson GM, Rochon PA. Exploring variation in rates of polypharmacy across long term care homes. J Am Med Dir Assoc. 2012 Mar; 13(3): 309

Brook I, Frazier HE. Immune response to Fusobacterium nucleatum and Prevotella intermedia in the sputum of patients with acute exacerbations of chronic bronchitis. Chest. 2003 Sep; 124(3): 832–833.

Brown RS, Rhodus NL. Adrenaline and local anaesthesia revisited. Oral Surg Oral Med Oral Pathol Oral Radiol Endod. 2005 Oct; 100(4): 401–408.

Brügger OE, Bornstein MM, Kuchler U, Janner SF, Chappuis V, Buser D. Implant therapy in a surgical specialty clinic: An analysis of patients, indications, surgical procedures, risk factors and early failures. Int J Oral Maxillofac Implants. 2015 Jan–Feb; 30(1): 151–160

Bryant SR. The effects of age, jaw site, and bone condition on oral implant outcomes. Int J Prosthodont. 1998 Sep–Oct; 11(5): 470–490.

Bryant SR, Zarb GA. Crestal bone loss proximal to oral implants in older and younger adults. J Prosthet Dent. 2003 Jun; 89(6): 589–597.

Bryant SR, MacDonald-Jankowski D, Kim K. Does the type of implant prosthesis affect outcomes for the completely edentulous arch? Int J Oral Maxillofac Implants. **2007**; 22(Suppl): 117 – 139.

Bryant SR, Walton JN, MacEntee MI. A 5-year randomized trial to compare 1 or 2 implants for implant overdentures. J Dent Res. **2015** Jan; 94(1): 36 – 43.

Buckeridge D, Huang A, Hanley J, Kelome A, Reidel K, Verma A, Winslade N, Tamblyn R. Risk of injury associated with opioid use in older adults. J Am Geriatr Soc. **2010** Sep; 58(9): 1664 – 1670.

Budtz-Jørgensen E, Isidor F. A 5-year longitudinal study of cantilevered fixed partial dentures compared with removable partial dentures in a geriatric population. J Prosthet Dent. **1990** Jul; 64(1): 42 – 47.

Budtz-Jørgensen E, Bochet G. Alternate framework designs for removable partial dentures. J Prosthet Dent. **1998** Jul; 80(1): 58 – 66.

Budtz-Jørgensen E. Prosthodontics for the elderly: diagnosis and treatment. Chicago: Quintessence. **1999**.

Buser D, Weber HP, Lang NP. Tissue integration of non-submerged implants. 1-year results of a prospective study with 100 ITI hollow-cylinder and hollow-screw implants. Clin Oral Implants Res. **1990** Dec; 1(1): 33 – 40.

Buser D, von Arx T. Surgical procedures in partially edentulous patients with ITI implants. Clin Oral Implants Res. **2000**; 11(Suppl 1): 83 – 100.

Buser D, Janner SF, Wittneben JG, Brägger U, Ramseier CA, Salvi GE. 10-year survival and success rates of 511 titanium implants with a sandblasted and acid-etched surface: a retrospective study in 303 partially edentulous patients. Clin Implant Dent Relat Res. **2012** Dec; 14(6): 839 – 851.

Cabre M, Serra-Prat M, Palomera E, Almirall J, Pallares R, Clavé P. Prevalence and prognostic implications of dysphagia in elderly patients with pneumonia. Age Ageing. **2010** Jan; 39(1): 39 – 45.

Cancer Research UK. 2014. http://www.cancerres earchuk.org/health-professional/cancer-statistics/ statistics-by-cancer-type/oral-cancer/incidence. Last accessed December 21, 2014.

Candel-Marti ME, Ata-Ali J, Peñarrocha-Oltra D, Peñarrocha-Diago M, Bagán JV. Dental implants in patients with oral mucosal alterations: an update. Med Oral Patol Oral Cir Bucal. **2011** Sep 1; 16(6): e787 – 793.

Cardaropoli G, Araújo M, Lindhe J. Dynamics of bone tissue formation in tooth extraction sites. An experimental study in dogs. J Clin Periodontol. **2003** Sep; 30(9): 809 – 818.

Carter RB, Keen EN. The intramandibular course of the inferior alveolar nerve. J Anat. **1971**; 108(Pt 3): 433 – 440.

Castle SC, Uyemura K, Rafi A, Akande O, Makinodan T. Comorbidity is a better predictor of impaired immunity than chronological age in older adults. J Am Geriatr Soc. **2005** Sep; 53(9): 1565 – 1569.

Cawood JI, Howell RA. A classification of the edentulous jaws. Int J Oral Maxillofac Surg. **1988** Aug; 17(4): 232 – 236.

Cawood JI, Howell RA. A classification of the edentulous jaws. Int J Oral Maxillofac Surg. **1988** Aug; 17(4): 232 – 236.

Challacombe SJ, Percival RS, Marsh PD. Age-related changes in immunoglobulin isotypes in whole and parotid saliva and serum in healthy individuals. Oral Microbiol Immunol. **1995** Aug; 10(4): 202 – 207.

Chambrone L, Mandia J Jr, Shibli JA, Romito GA, Abrahao M. Dental implants installed in irradiated jaws: a systematic review. J Dent Res. **2013** Dec; 92(12 Suppl): 119S – 130S.

Chamizo Carmona E, Gallego Flores A, Loza Santamaría E, Herrero Olea A, Rosario Lozano MP. Systematic literature review of bisphosphonates and osteonecrosis of the jaw in patients with osteoporosis. Reumatol Clin. **2012** May – Jun; 9(3); 172 – 177.

Chapuy MC, Durr F, Chapuy P. Age-related changes in parathyroid hormone and 25 hydroxycholecalciferol levels. J Gerontol. **1983** Jan; 38(1): 19 – 22.

Charlson ME, Pompei P, Ales KL, MacKenzie CR. A new method of classifying prognostic comorbidity in longitudinal studies: development and validation. J Chronic Dis. **1987**; 40(5): 373 – 383.

Chen S, Buser D. Advantages and disadvantages of treatment options for implant placement in post-extraction sites. In: Buser D, Wismeijer D, Belser U (eds). ITI Treatment Guide, Vol 3: Implant placement in post-extraction sites. Berlin: Quintessence. **2008**: 29–35.

Chen S, Buser D, Cordaro L. Classification of surgical cases. In: Dawson A, Chen S (eds). The SAC classification in implant dentistry. Berlin: Quintessence. **2009**: 27–81.

Chiapasco M, De Cicco L, Marrone G. Side effects and complications associated with third molar surgery. Oral Surg Oral Med Oral Pathol. **1993** Oct; 76(4): 412–420.

Chiapasco M, Felisati G, Maccari A, Borloni R, Gatti F, Di Leo, F. The management of complications following displacement of oral implants in the paranasal sinuses: a multicenter clinical report and proposed treatment protocols. Int J Oral Maxillofac Surg. **2009** Dec; 38(12): 1273–1278.

Chiapasco M, Casentini P, Zaniboni M, Corsi E, Anello T. Titanium zirconium alloy narrow-diameter implants (Straumann Roxolid) for the rehabilitation of horizontally deficient edentulous ridges: prospective study on 18 consecutive patients. Clin Oral Implants Res. **2012** Oct; 23(10): 1136–1141.

Chiarella G, Leopardi G, De Fazio L, Chiarella R, Cassandro E. Benign paroxysmal positional vertigo after dental surgery. Eur Arch Otorhinolaryngol. **2008** Jan; 265(1): 119–122.

Chou KL, Evatt M, Hinson V, Kompoliti K. Sialorrhea in Parkinson's disease: a review. Mov Disord. **2007** Dec; 22(16): 2306–2313.

Chrcanovic BR, Custódio ALN. Mandibular fractures associated with endosteal implants. Oral Maxillofac Surg. **2009** Dec; 13(4): 231–238.

Chrcanovic BR, Albrektsson T, Wennerberg A. Diabetes and oral implant failure: a systematic review. J Dent Res. **2014** Sep; 93(9): 859–867.

Chuang SK, Wei LJ, Douglass CW, Dodson TB. Risk factors for dental implant failure: a strategy for the analysis of clustered failure-time observations. J Dent Res. **2002** Aug; 81(8): 572–577.

Chui MA, Stone JA, Martin BA, Croes KD, Thorpe JM. Safeguarding older adults from inappropriate over-the-counter medications: the role of community pharmacists. Gerontologist. **2013** Nov 6; 54(6): 980–1000.

Chung WE, Rubenstein JE, Phillips KM, Raigrodski AJ. Outcomes assessment of patients treated with osseointegrated dental implants at the University of Washington Graduate Prosthodontic Program, 1988 to 2000. Int J Oral Maxillofac Implants. **2009** Sep-Oct; 24(5): 927–935.

CKD-MBD Work Group. KDIGO clinical practice guideline for the diagnosis, evaluation, prevention, and treatment of Chronic Kidney Disease—Mineral and Bone Disorder (CKD-MBD). Kidney Int Suppl. **2009** Aug; (113): S1–S130.

Claffey N, Clarke E, Polyzois I, Renvert S. Surgical treatment of peri-implantitis. J Clin Periodontol. **2008** Sep; 35(Suppl. 8): 316–332.

Claudy MP, Miguens SA Jr, Celeste RK, Camara Parente R, Hernandez PA, da Silva AN Jr. Time interval after radiotherapy and dental implant failure: systematic review of observational studies and meta-analysis. Clin Implant Dent Relat Res. **2015** Apr; 17(2): 401–411.

Claxton AJ, Cramer J, Pierce C. A systematic review of the associations between dose regimens and medication compliance. Clin Ther. **2001** Aug; 23(8): 1296–1310.

Cochran DL, Schou S, Heitz-Mayfield LJA, Bornstein MM, Salvi GE, Martin WC. Consensus statements and recommended clinical procedures regarding risk factors in implant therapy. Int J Oral Maxillofac Implants. **2009**; 24(Suppl): 86–89.

Colella G, Cannavale R, Pentenero M, Gandolfo S. Oral implants in radiated patients: A systematic review. Int J Oral Maxillofac Implants. **2007** Jul–Aug; 22(4): 616–622.

Cooper C, Livingston G. Mental health/psychiatric issues in elder abuse and neglect. Clin Geriatr Med. **2014** Nov; 30(4): 839–850.

Coresh J, Selvin E, Stevens LA, Manzi J, Kusek JW, Eggers P, Van Lente F, Levey AS: Prevalence of chronic kidney disease in the United States. JAMA. **2007** Nov 7: 298(17): 2038–2047.

Cosman F, de Beur SJ, LeBoff MS, Lewiecki EM, Tanner B, Randall S, Lindsay R; National Osteoporosis Foundation. Clinician's Guide to Prevention and Treatment of Osteoporosis. Osteoporos Int. **2014** Oct; 25(10): 2359–2381.

Costa FO, Takenaka-Martinez S, Cota LO, Ferreira SD, Silva GL, Costa JE. Peri-implant disease in subjects with and without preventive maintenance: a 5-year follow-up. J Clin Periodontol. **2012** Feb; 39(2): 173 – 181.

Czerninski R, Eliezer M, Wilensky A, Soskolne A. Oral lichen planus and dental implants—a retrospective study. Clin Implant Dent Relat Res. **2013** Apr; 15(2): 234 – 242.

Daubländer M, Müller R, Lipp MD. The incidence of complications associated with local anesthesia in dentistry. Anesth Prog. **1997** Fall; 44(4): 132 – 141.

David LA, Sandor GK, Evans AW, Brown DH. Hyperbaric oxygen therapy and mandibular osteoradionecrosis: a retrospective study and analysis of treatment outcomes. J Can Dent Assoc. **2001** Jul – Aug; 67(7): 384.

Davidovich E, Schwarz Z, Davidovitch M, Eidelman E, Bimstein E. Oral findings and periodontal status in children, adolescents and young adults suffering from renal failure. J Clin Periodontol. **2005** Oct; 32(10): 1076 – 1082.

Dawson A, Martin W, Belser U. Classification of restorative cases. In: Dawson A, Chen S (eds). The SAC clas-sification in implant dentistry. Berlin: Quintessence. **2009**: 83 – 111.

Dayer R, Badoud I, Rizzoli R, Ammann P. Defective implant osseointegration under protein undernutrition: prevention by PTH or pamidronate. J Bone Miner Res. **2007** Oct; 22(10): 1526 – 1533.

de Albuquerque Júnior RF, Lund JP, Tang L, Larivée J, de Grandmont P, Gauthier G, Feine JS. Within-subject comparison of maxillary long-bar implant-retained prostheses with and without palatal coverage: patient-based outcomes. Clin Oral Implants Res. **2000** Dec; 11(6): 555-565.

de Baat C. Success of dental implants in elderly people—a literature review. Gerodontology. **2000** Jul; 17(1): 45 – 48.

de Groot V, Beckerman H, Lankhorst GJ, Bouter LM. How to measure comorbidity: a critical review of available methods. J Clin Epidemiol. **2003** Mar; 56(3): 221 – 229.

de Jong MH, Wright PS, Meijer HJ, Tymstra N. Posterior mandibular residual ridge resorption in patients with overdentures supported by two or four endos-

seous implants in a 10-year prospective comparative study. Int J Oral Maxillofac Implants. **2010** Nov – Dec; 25(6): 1168 – 1174.

De Rossi SS, Glick M. Dental considerations for the patient with renal disease receiving hemodialysis. J Am Dent Assoc. **1996** Feb; 127(2): 211 – 219.

De Rossi SS, Slaughter YA. Oral changes in older patients: a clinician's guide. Quintessence Int. **2007** Oct; 38(9): 773 – 780.

de Souza RF, de Freitas Oliveira Paranhos H, Lovato da Silva CH, Abu-Naba'a L, Fedorowicz Z, Gurgan CA. Interventions for cleaning dentures in adults. Cochrane Database Syst Rev. **2009** Oct 7; (4): CD007395.

de Torres EM, Barbosa GAS, Bernardes SR, de Mattos Mda G, Ribeiro RF. Correlation between vertical misfits and stresses transmitted to implants from metal frameworks. J Biomech. **2011** Jun 3; 44(9): 1735 – 1739.

Degidi M, Piattelli A. Immediately loaded bar-connected implants with an anodized surface inserted in the anterior mandible in a patient treated with diphosphonates for osteoporosis: a case report with a 12-month follow-up. Clin Implant Dent Relat Res. **2003**; 5(4): 269 – 272.

Del Fiol G, Weber AI, Brunker CP, Weir CR. Clinical questions raised by providers in the care of older adults: a prospective observational study. BMJ Open. **2014** Jul 4; 4(7): e005315.

Deliberador TM, Marengo G, Scaratti R, Giovanni AF, Zielak JC, Baratto Filho F. Accidental aspiration in a patient with Parkinson's disease during implant-supported prosthesis construction: a case report. Special Care Dentist. **2011** Sep – Oct; 31(5): 156 – 161.

Dello Russo NM, Jeffcoat MK, Marx RE, Fugazzotto P. Osteonecrosis in the jaws of patients who are using oral bisphosphonates to treat osteoporosis. Int J Oral Maxillofac Implants. **2007** Jan – Feb; 22(1): 146 – 153.

Department of Health, United Kingdom. Long term conditions compendium of information: Third edition. **2012** May 12. https://www.gov.uk/government/uploads/system/uploads/attachment_data/file/216528/dh_134486.pdf. Last accessed October 29, 2015.

Devlin J. Patients with chronic obstructive pulmonary disease: management considerations for the dental team. Br Dent J. **2014** Sep; 217(5): 235 – 237.

Dhanuthai K, Rojanawatsirivej S, Somkotra T, Shin HI, Hong SP, Darling M, Ledderhof N, Khalili M, Thosaporn W, Rattana-Arpha P, Saku T. Geriatric oral lesions: A multicentric study. Geriatr Gerontol Int. **2016** Feb; 16(2): 237–243.

Di Girolamo M, Napolitano B, Arullani CA, Bruno E, Di Girolamo S. Paroxysmal positional vertigo as a complication of osteotome sinus floor elevation. Eur Arch Ootorhinolaryngol. **2005** Aug; 262(8): 631–633.

Dijakiewicz M, Wojtowicz A, Dijakiewicz J, Szycik V, Rutkowski P, Rutkowski B. Is implanto-prosthodontic treatment available for haemodialysis patients? Nephrol Dial Transplant. **2007** Sep; 22(9): 2722–2724.

Dimopoulos MA, Kastritis E, Bamia C, Melakopoulos I, Gika D, Roussou M, Migkou M, Eleftherakis-Papaiakovou E, Christoulas D, Terpos E, Bamias A. Reduction of osteonecrosis of the jaw (ONJ) after implementation of preventive measures in patients with multiple myeloma treated with zoledronic acid. Ann Oncol. **2009** Jan; 20(1): 117–120.

Ding X, Zhu XH, Liao SH, Zhang XH, Chen H. Implant-bone interface stress distribution in immediately loaded implants of different diameters: a three-dimensional finite element analysis. J Prosthodont. **2009** Jul; 18(5): 393–402.

Diz P, Scully C, Sanz M. Dental implants in the medically compromised patient. J Dent. **2013** Mar 1; 41(3): 195–206.

Dodd MJ, Facione NC, Dibble SL, MacPhail L. Comparison of methods to determine the prevalence and nature of oral mucositis. Cancer Pract. **1996** Nov–Dec; 4(6): 312–318.

Donoff RB. Treatment of the irradiated patient with dental implants: The case against hyperbaric oxygen treatment. J Oral Maxillofac Surg. **2006** May; 64(5): 819–822.

Donos N, Laurell L, Mardas N. Hierarchical decisions on teeth vs. implants in the periodontitis-susceptible patient: the modern dilemma. Periodontol 2000. **2012** Jun; 59(1): 89–110.

Doud Galli SK, Lebowitz RA, Giacchi RJ, Glickman R, Jacobs JB. Chronic sinusitis complicating sinus lift surgery. Am J Rhinol. **2001** May–Jun; 15(3): 181–186.

Douglass CW, Shih A, Ostry L. Will there be a need for complete dentures in the United States in 2020? J Prosthet Dent. **2002** Jan; 87(1): 5–8.

Dubois L, de Lange J, Baas E, Van Ingen J. Excessive bleeding in the floor of the mouth after endosseous implant placement: a report of two cases. Int J Oral Maxillofac Surg **2010**; 39: 412–415.

Dudley J. Implants for the ageing population. Aust Dent J. **2015** Mar; 60(Suppl 1): 28–43.

Dvorak G, Arnhart C, Heuberer S, Huber CD, Watzek G, Gruber R. Peri-implantitis and late implant failures in postmenopausal women: a cross-sectional study. J Clin Periodontol. **2011** Oct; 38(10): 950–955.

Dwyer LL, Han B, Woodwell DA, Rechtsteiner EA. Polypharmacy in nursing home residents in the United States: results of the 2004 National Nursing Home Survey. Am J Geriatr Pharmacother. **2010** Feb; 8(1): 63–72.

Eder A, Watzek G. Treatment of a patient with severe osteoporosis and chronic polyarthritis with fixed implant-supported prosthesis: a case report. Int J Oral Maxillofac Implants. **1999** Jul–Aug; 14(4): 587–590.

Edwards LL, Pfeiffer RF, Quigley EM, Hofmann R, Balluff M. Gastrointestinal symptoms in Parkinson's disease. Mov Disord. **1991**; 6(2): 151–156.

Eiseman B, Johnson LR, Coll JR. Ultrasound measurement of mandibular arterial blood supply: techniques for defining ischemia in the pathogenesis of alveolar ridge atrophy and tooth loss in the elderly. Oral Maxillofac Surg. **2005**; 63: 28–35.

El Mekawy NH, El-Negoly SA, Grawish Mel A, El-Hawary YM. Intracoronal mandibular Kennedy Class I implant-tooth supported removable partial overdenture: a 2-year multicenter prospective study. Int J Oral Maxillofac Implants. **2012** May–Jun; 27(3): 677–683.

Emami E, Heydecke G, Rompré PH, de Grandmont P, Feine JS. Impact of implant support for mandibular dentures on satisfaction, oral and general health-related quality of life: a meta-analysis of randomized-controlled trials. Clin Oral Implants Res. **2009** Jun; 20(6): 533–544.

Engeland CG, Bosch JA, Cacioppo JT, Marucha PT. Mucosal wound healing: the roles of age and sex. Arch Surg. **2006** Dec; 141(12): 1193–1187; discussion 1198.

Engfors I, Ortorp Am Jemt T. Fixed implant-supported prostheses in elderly patients: a 5-year retrospective study of 133 edentulous patients older than 79 years. Clin Implant Dent Relat Res. **2004**; 6(4): 190 – 198.

Eom CS, Park SM, Myung SK, Yun JM, Ahn JS. Use of acid-suppressive drugs and risk of fracture: a meta-analysis of observational studies. Ann Fam Med. **2011** May – Jun; 9(3): 257 – 267.

Epstein JB, Lunn R, Le N, Stevenson-Moore P. Periodontal attachment loss in patients after head and neck radiation therapy. Oral Surg Oral Med Oral Pathol Oral Radiol Endod. **1998** Dec; 86(6): 673 – 677.

Ersanli S, Olgac V, Leblebicioglu B. Histologic analysis of alveolar bone following guided bone regeneration. J Periodontol. **2004** May; 75(5): 750 – 756.

Esposito SJ, Camisa C, Morgan M. Implant retained overdentures for two patients with severe lichen planus: a clinical report. J Prosthet Dent. **2003** Jan; 89(1): 6 – 10.

Esposito M, Worthington HV. Interventions for replacing missing teeth: hyperbaric oxygen therapy for irradiated patients who require dental implants. Cochrane Database Syst Rev. **2013** Sep 30; 9: CD003603.

Esser E, Wagner W. Dental implants following radical oral cancer surgery and adjuvant radiotherapy. Int J Oral Maxillofac Implants. **1997** Jul – Aug; 12(4): 552 – 557.

Ettinger RL, Pinkham JR. Dental care for the homebound—assessment and hygiene. Aust Dent J. **1977** Apr; 22(2): 77 – 82.

Evans WJ. Exercise, nutrition and aging. Clin Geriatr Med. **1995** Nov; 11(4): 725 – 734.

Fadaei Fathabady F, Norouzian M, Azizi F. Effect of hypothyroidism on bone repair in mature female rats. Int J Endocrinol Metab. **2005**; 1: 126 – 129.

Faggion CM Jr. Critical appraisal of evidence supporting the placement of dental implants in patients with neurodegenerative diseases. Gerodontology. **2013** Dec 10. [Epub ahead of print.]

Farrell B, Shamji S, Monahan A, French Merkley V. Reducing polypharmacy in the elderly: Cases to help you "rock the boat." Can Pharm J (Ott). **2013** Sep; 146(5): 243 – 244.

Faxen-Irving G, Basun H, Cederholm. Nutritional and cognitive relationships and long-term mortality in patients with various dementia disorders. Age Ageing. **2005** Mar; 34(2): 136 – 141.

FDA (United States Food and Drug Administration). Background document for meeting of advisory committee for reproductive health drugs and drug safety and risk management advisory committee. **2011**. http://www.fda.gov/downloads/AdvisoryCommittees/CommitteesMeetingMaterials/drugs/DrugSafetyandRiskManagementAdvisoryCommittee/ucm270958.pdf. Last accessed February 10, 2014.

FDA (United States Food and Drug Administration). Avastin (bevacizumab). Safety information. **2014**. http://www.fda.gov/safety/medwatch/safetyinformation/ucm275758.htm. Last accessed December 7, 2014. (**a**)

FDA (United States Food and Drug Administration). Sutent (sunitinib malate) capsules. Safety information. **2014**. http://www.fda.gov/safety/medwatch/safetyinformation/ucm224050.htm. Last accessed December 7, 2014. (**b**)

Feine JS, de Grandmont P, Boudrias P, Brien N, LaMarche C, Taché R, Lund JP. Within-subject comparisons of implant-supported mandibular prostheses: choice of prosthesis. J Dent Res. **1994** May; 73(5): 1105 – 1111.

Feine JS, Carlsson GE, Awad MA, Chehade A, Duncan WJ, Gizani S, Head T, Heydecke G, Lund JP, MacEntee M, Mericske-Stern R, Mojon P, Morais JA, Naert I, Payne AG, Penrod J, Stoker GT, Tawse-Smith A, Taylor TD, Thomason JM, Thomson WM, Wismeijer D. The McGill consensus statement on overdentures. Mandibular two-implant overdentures as first choice standard of care for edentulous patients. Gerodontology. **2002** Jul; 19(1): 3 – 4.

Feitosa Dda S, Bezerra Bde B, Ambrosano GM, Nociti FH, Casati MZ, Sallum EA, de Toledo S. Thyroid hormones may influence cortical bone healing around titanium implants: a histometric study in rats. J Periodontol. **2008** May; 79(5): 881 – 887.

Felsenberg D, Hoffmeister B: Kiefernekrosen nach hoch dosierter Bisphosphonattherapie. [Necrosis of the jaw after high-dose bisphosphonate therapy.] Dtsch Ärztebl. 2006; 103(46): A-3078/B-2681/C-2572.

Ferguson DB. The Aging Mouth. (Frontiers of Oral Biology, Vol. 6.) Basel: Karger AG; **1987**.

Ferreira SD, Silva GL, Cortelli JR, Costa JE, Costa FO. Prevalence and risk variables for peri-implant disease in Brazilian subjects. J Clin Periodontol. **2006** Dec; 33(12): 929 – 935.

Fialová D, Topinková E, Gambassi G, Finne-Soveri H, Jónsson PV, Carpenter I, Schroll M, Onder G, Sørbye LW, Wagner C, Reissigová J, Bernabei R; AdHOC Project Research Group. Potentially inappropriate medication use among elderly home care patients in Europe. JAMA. **2005** Mar 16; 293(11): 1348 – 1358.

Fich A, Camilleri M, Phillips SF. Effect of age on human gastric and small bowel motility. J Clin Gastroenterol. **1989** Aug; 11(4); 416 – 420.

Fick DM, Cooper JW, Wade WE, Waller JL, Maclean JR, Beers MH. Updating the Beers criteria for potentially inappropriate medication use in older adults: results of a US consensus panel of experts. Arch Intern Med. **2003** Dec 8 – 22; 63(22): 2716 – 2724.

Fillion M, Aubazac D, Bessadet M, Allegre M, Nicolas E. The impact of implant treatment on oral health related quality of life in a private dental practice: a prospective cohort study. Health Quality Life Outcomes. **2013** Nov; 11: 197.

Findler M, Galili D, Meidan Z, Yakirevitch V, Garfunkel AA. Dental treatment in very high-risk patients with active ischemic heart disease. Oral Surg Oral Med Oral Pathol. **1993** Sep; 76(3): 298 – 300.

Fiorellini JP, Nevins M. Dental implant considerations in the diabetic patient. Periodontology 2000. **2000** Jun; 23, 73 – 77.

Fiske J, Frenkel H, Griffiths J, Jones V. Guidelines for the development of local standards of oral health care for people with dementia. Gerodontology. **2006** Dec; 23 (Suppl 1): 5 – 32.

Folstein MF, Folstein SE, McHugh PR. "Mini-mental state." A practical method for grading the cognitive state of patients for the clinician. J Psychiatr Res. **1975** Nov; 12(3): 189 – 198.

Friberg B, Ekestubbe A, Mellström D, Sennerby L. Brånemark implants and osteoporosis: a clinical exploratory study. Clin Implant Dent Relat Res. **2001**; 3(1): 50 – 56.

Fried LP, Guralnik JM. Disability in older adults: evidence regarding significance, etiology, and risk. J Am Geriatr Soc. **1997** Jan; 45(1): 92 – 100.

Fried LP, Walston J. Frailty and failure to thrive. In: Hazzard WR, Blass JP, EW (eds). Principles of geriatric medicine and gerontology. New York: McGraw Hill; **1998**: 1387 – 1402.

Fried LP, Tangen CM, Walston J, Newman AB, Hirsch C, Gottdiener J, Seeman T, Tracy R, Kop WJ, Burke G, McBurnie MA; Cardiovascular Health Study Collaborative Research Group. Frailty in older adults: evidence for a phenotype. J Gerontol A Biol Sci Med Sci. **2001** Mar; 56(3): M146 – 156.

Fried LP, Hadley EC, Walston JD, Newman AB, Guralnik JM, Studenski S, Harris TB, Ershler WB, Ferrucci L. From bedside to bench: research agenda for frailty. Sci Aging Knowl Environ. **2005** Aug 3; 2005(31): pe24.

Fried TR, Tinetti ME, Iannone L. Primary care clinicians' experiences with treatment decision making for older persons with multiple conditions. Arch Int Med. **2011** Jan 10; 171(1): 75 – 80. (a)

Fried TR, Tinetti ME, Iannone L, O'Leary JR, Towle V, Van Ness PH. Health outcome prioritization as a tool for decision making among older persons with multiple chronic conditions. Arch Intern Med. **2011** Nov 14; 171(20): 1854 – 1856. (b)

Frith J, Jones D, Newton JL. Chronic liver disease in an ageing population. Age and Ageing. **2008** Nov 13; 38(1): 11 – 8.

Fujimoto T, Niimi A, Nakai H, Ueda M. Osseointegrated implants in a patient with osteoporosis: a case report. Int J Oral Maxillofac Implants. **1996** Jul – Aug; 11(4): 539 – 542.

Gallo JJ, Bogner HR, Morales KH, Post EP, Ten Have T, Bruce ML. Depression, cardiovascular disease, diabetes, and two-year mortality among older, primary-care patients. Am J Geriatr Psychiatry. **2005** Sep; 13(9): 748 – 755.

Gallucci GO, Bernard JP, Belser UC. Treatment of completely edentulous patients with fixed implant-supported restorations: three consecutive cases of simultaneous immediate loading in both maxilla and mandible. Int J Periodontics Restorative Dent. **2005** Feb; 25(1): 27 – 37.

Gallucci GO, Doughtie CB, Hwang JW, Fiorellini JP, Weber HP. Five-year results of fixed implant-supported rehabilitations with distal cantilevers for the edentulous mandible. Clin Oral Implants Res. **2009** Jun; 20(6): 601 – 607. (a)

Gallucci GO, Morton D, Weber HP. Loading protocols for dental implants in edentulous patients. Int J Oral Maxillofac Implants. **2009**; 24(Suppl): 132 – 146. (**b**)

Gallucci GO, Benic GI, Eckert SE, Papaspyridakos P, Schimmel M, Schrott A, Weber HP. Consensus statements and clinical recommendations for implant loading protocols. Int J Oral Maxillofac Implants. **2014;** 29(Suppl): 287 – 290.

Gandhi TK, Weingart SN, Borus J, Seger AC, Peterson J, Burdick E, Seger DL, Shu K, Federico F, Leape LL, Bates DW. Adverse drug events in ambulatory care. N Engl J Med. **2003** Apr 17; 348(16): 1556 – 1564.

Gavalda C, Bagan JV, Scully C, Silvestre F, Milian M, Jimenez V. Renal hemodialysis patients: oral, salivary, dental and periodontal findings in 105 adult cases. Oral Dis. **1999** Oct; 5(4): 299 – 302.

Gegauff AG, Laurell KA, Thavendrarajah A, Rosenstiel SF. A potential MRI hazard: forces on dental magnet keepers. J Oral Rehabil. **1990** Sep; 17(5): 403 – 410.

Gesing A, Lewiński A, Karbownik-Lewińska M. The thyroid gland and the process of ageing; what is new? Thyroid Res. **2012** Nov 24, 5(1): 16.

Gibson PG, McDonald VM, Marks GB. Asthma in older adults. Lancet. **2010** Sep 4; 376(9743): 803 – 813.

Gisbert JP, Chaparro M. Systematic review with meta-analysis: inflammatory bowel disease in the elderly. Aliment Pharmacol Ther. **2014** Jan 9; 39(5): 459 – 477.

Givol N, Chaushu G, Halamish-Shani T, Taicher S. Emergency tracheostomy following life-threatening hemorrhage in the floor of the mouth during immediate implant placement in the mandibular canine region. J Periodontol. **2000** Dec; 71(12): 1893 – 1895.

Glaser DL, Kaplan FS. Osteoporosis. Definition and clinical presentation. Spine. **1997** Dec 15; 22(24 Suppl): 12S-16S.

Gleissner C, Willershausen B, Kaesser U, Bolten WW. The role of risk factors for periodontal disease in patients with rheumatoid arthritis. Eur J Med Res. **1998** Aug 18; 3(8): 387 – 392.

Goiato MC, dos Santos DM, Santiago JF Jr, Moreno A, Pellizzer EP. Longevity of dental implants in type IV bone: a systematic review. Int J Oral Maxillofac Surg. **2014** Sep; 43(9): 1108 – 1116.

Goldman KE. Dental management of patients with bone marrow and solid organ transplantation. Dent Clin North Am. **2006** Oct; 50(4): 659 – 676.

Goodacre CJ, Kan JY, Rungcharassaeng K. Clinical complications of osseointegrated implants. J Prosthet Dent. **1999** May; 81(5): 537 – 552.

Gosain A, DiPietro LA. Aging and wound healing. World J Surg. **2004** Mar; 28(3): 321 – 326.

Gotfredsen K, Holm B. Implant-supported mandibular overdentures retained with ball or bar attachments: a randomized prospective 5-year study. Int J Prosthodont. **2000** Mar – Apr; 13(2): 125 – 130.

Gottrup F. Oxygen in wound healing and infection. World J Surg. **2004** Mar; 28(3): 312 – 315.

Granström G, Jacobsson M, Tjellström A. Titanium implants in irradiated tissue: benefits from hyperbaric oxygen. Int J Oral Maxillofac Implants. **1992** Spring; 7(1): 15 – 24.

Granström G, Tjellström A. Effects of irradiation on osseointegration before and after implant placement: a report of three cases. Int J Oral Maxillofac Implants. **1997** Jul – Aug; 12(4): 541 – 551.

Granström G. Radiotherapy, osseointegration and hyperbaric oxygen therapy. Periodontol 2000. **2003**; 33: 145 – 162.

Granström G. Osseointegration in irradiated cancer patients: An analysis with respect to implant failures. J Oral Maxillofac Surg. **2005** May; 63(5): 579 – 585.

Grant DJ, McMurdo ME, Mole PA, Paterson CR, Davies RR. Suppressed TSH levels secondary to thyroxine replacement therapy are not associated with osteoporosis. Clin Endocrinol (Oxford). **1993** Nov; 39(5): 529 – 533.

Grant BT, Amenedo C, Freeman K, Kraut RA. Outcomes of placing dental implants in patients taking oral bisphosphonates: a review of 115 cases. J Oral Maxillofac Surg. **2008** Feb; 66(2): 223 – 230.

Gravenstein S, Fillit HM, Ershler WB. Clinical immunology of aging. In: Tallis RC, Fillit HM (eds). Brocklehurst's textbook of geriatric medicine and gerontology. 6th edition. Churchill Livingstone; **2003**: 117 – 118.

Graves AB, Larson EB, Edland SD, Bowen JD, McCormick WC, McCurry SM, Rice MM, Wenzlow A, Uomoto JM.

Prevalence of dementia and its subtypes in the Japanese American population of King County, Washington state. The Kame Project. Am J Epidemiol. **1996** Oct; 144(8): 760–771.

Graziani F, Donos N, Needleman I, Gabriele M, Tonetti M. Comparison of implant survival following sinus floor augmentation procedures with implants placed in pristine posterior maxillary bone: a systematic review. Clin Oral Implants Res. **2004** Dec; 15(6): 677-682.

Grbic JT, Landesberg R, Lin SQ, Mesenbrink P, Reid IR, Leung PC, Casas N, Recknor CP, Hua Y, Delmas PD, Eriksen EF. Incidence of osteonecrosis of the jaw in women with postmenopausal osteoporosis in the health outcomes and reduced incidence with zoledronic acid once yearly pivotal fracture trial. J Am Dent Assoc. **2008** Jan; 139(1): 32–40.

Grbic JT, Black DM, Lyles KW, Reid DM, Orwoll E, McClung M, Bucci-Rechtweg C, Su G. The incidence of osteonecrosis of the jaw in patients receiving 5 milligrams of zoledronic acid: Data from the health outcomes and reduced incidence with zoledronic acid once yearly clinical trials program. J Am Dent Assoc. **2010** Nov; 141(11): 1365–1370.

Gross MD, Nissan J, Samuel R. Stress distribution around maxillary implants in anatomic photoelastic models of varying geometry. Part I. J Prosthet Dent. **2001** May; 85(5): 442–449. (**a**)

Gross MD, Nissan J. Stress distribution around maxillary implants in anatomic photoelastic models of varying geometry. Part II. J Prosthet Dent. **2001** May; 85(5): 450–454. (**b**)

Gross CP, Mallory R, Heiat A, Krumholz HM. Reporting the recruitment process in clinical trials: who are these patients and how did they get there? Ann Intern Med. **2002** Jul 2; 137(1): 10–16.

Grubbs V, Plantinga LC, Tuot DS, Powe NR. Chronic kidney disease and use of dental services in a United States public healthcare system: a retrospective cohort study. BMC Nephrol. **2012** Apr 2; 13(1): 16.

Gu L, Wang Q, Yu YC. Eleven dental implants placed in a liver transplantation patient: a case report and 5-year clinical evaluation. Chin Med J (Engl). **2011** Feb; 124(3): 472–475.

Gu L, Yu YC. Clinical outcome of dental implants placed in liver transplant recipients after 3 years: a case series. Transplant Proc. **2011** Sep; 43(7): 2678–2682.

Guarneri V, Miles D, Robert N, Diéras V, Glaspy J, Smith I, Thomssen C, Biganzoli L, Taran T, Conte P. Bevacizumab and osteonecrosis of the jaw: Incidence and association with bisphosphonate therapy in three large prospective trials in advanced breast cancer. Breast Cancer Res Treat. **2010** Jul; 122(1): 181–188.

Guigoz Y, Vellas B, Garry PJ. Mini nutritional assessment: a practical assessment tool for grading the nutritional state of elderly patients. In: The mini nutritional assessment. Facts and research in gerontology (suppl I). Paris: Serdi; **1994**.

Guo S, DiPietro LA. Factors affecting wound healing. J Dent Res. **2010** Mar; 89(3): 219–229.

Gupta A, Pansari K, Shett H. Post-stroke depression. Int J Clin Pract. **2002** Sep; 56(7): 531–537.

Guralnik JM, Eisenstaedt RS, Ferrucci L, Klein HG, Woodman RC. Prevalence of anemia in persons 65 years and older in the United States: evidence for a high rate of unexplained anemia. Blood. **2004** Oct; 104(8): 2263–2268.

Gurwitz JH, Avorn J, Ross-Degnan D, Choodnovskiy I, Ansell J. Aging and the anticoagulant response to warfarin therapy. Ann Intern Med. **1992** Jun 1; 116(11): 901–904.

Gurwitz JH, Field TS, Harrold LR, Rothschild J, Debellis K, Seger AC, Cadoret C, Fish LS, Garber L, Kelleher M, Bates DW. Incidence and preventability of adverse drug events among older persons in the ambulatory setting. JAMA. **2003** Mar; 289(9): 1107–1116.

Guyatt GH, Sackett DL, Cook DJ. Users' guides to the medical literature. II. How to use an article about therapy or prevention. B. What were the results and will they help me in caring for my patients? JAMA. **1994** Jan 5; 271(1): 59–63.

Haider R, Watzek G, Plenk H Jr. Histomorphometric analysis of bone healing after insertion of IMZ-1 implants independent of bone structure and drilling method (in German). Z Stomatol. **1991**; 88: 507–521.

Hajjar ER, Hanlon JT, Sloane RJ, Lindblad CI, Pieper CF, Ruby CM, Branch LC, Schmader KE. Unnecessary drug use in frail older people at hospital discharge. J Am Geriatr Soc. **2005** Sep; 53(9): 1518–1523.

Hajjar ER, Cafiero AC, Hanlon JT. Polypharmacy in elderly patients. Am J Geriatr Pharmacother. **2007** Dec; 5(4): 345–351.

Hakim FT, Gress RE. Immunosenescence: deficits in adaptive immunity in the elderly. Tissue antigens. **2007** Sep; 70(3): 179 – 189.

Halbert RJ, Natoli JL, Gano A, Badamgarav E, Buist AS, Mannino DM. Global burden of COPD: systematic review and meta-analysis. Eur Respir J. **2006** Sep; 28(3): 523 – 532.

Hamdan NM, Gray-Donald K, Awad MA, Johnson-Down L, Wollin S, Feine JS. Do implant overdentures improve dietary intake? A randomized clinical trial. J Dent Res. **2013** Dec; 92(12 Suppl): 146S-153S.

Han CH, Johansson CB, Wennerberg A, Albrektsson T. Quantitative and qualitative investigations of surface enlarged titanium and titanium alloy implants. Clin Oral Implants Res. **1998** Feb; 9(1): 1 – 10.

Handschel J, Simonowska M, Naujoks C, Depprich RA, Ommerborn MA, Meyer U, Kübler NR. A histomorphometric meta-analysis of sinus elevation with various grafting materials. Head Face Med. **2009** Jun 11; 5: 12.

Handschin AE, Trentz OA, Hoerstrup SP, Kock HJ, Wanner GA, Trentz O. Effect of low molecular weight heparin (dalteparin) and fondaparinux (Arixtra) on human osteoblasts in vitro. Br J Surg. **2005** Feb; 92(2): 177 – 183.

Hanlon JT, Handler S, Maher R, Schmader KE. Geriatric Pharmacotherapy and Polypharmacy. In: Fillit H, Rockwood K, Woodhouse K (eds). Brocklehurst's textbook of geriatric medicine and gerontology. 7th edition. Philadelphia: WB Saunders. **2010**. 880 – 885.

Hanna LA, Hughes CM. Public's views on making decisions about over-the-counter medication and their attitudes towards evidence of effectiveness: a cross-sectional questionnaire study. Patient Educ Couns. **2011** Jun; 83(3): 345 – 351.

Hansen J. Common cancers in the elderly. Drugs Aging. **1998** Dec; 13(6): 467 – 478.

Harding SM, Guzzo MR, Richter JE. The prevalence of gastroesophageal reflux in asthma patients without reflux symptoms. Am J Respir Crit Care Med. **2000** Jul; 162(1): 34 – 39.

Harpur P. From universal exclusion to universal equality: regulating ableism in a digital age. **2013**; Northern Kentucky Law Review 40(3): 529 – 565.

Harris MI, Flegal KM, Cowie CC, Eberhardt MS, Goldstein DE, Little RR, Wiedmeyer HM, Byrd-Holt DD. Prevalence of diabetes, impaired fasting glucose, and impaired glucose tolerance in U.S. adults. The Third National Health and Nutrition Examination Survey, 1988 – 1994. Diabetes Care. **1998** Apr; 21(4): 518 – 524.

Harrison JS, Stratemann S, Redding SW. Dental implants for patients who have had radiation treatment for head and neck cancer. Spec Care Dentist. **2003** Nov 1; 23(6): 223 – 229.

Hartmann R, Müller F. Clinical studies on the appearance of natural anterior teeth in young and old adults. Gerodontology. **2004** Aug; 21(1): 10 – 16.

Hasegawa M, Umekawa Y, Nagai E, Ishigami T. Retentive force and magnetic flux leakage of magnetic attachment in various keeper and magnetic assembly combinations. J Prosthet Dent. **2011** Apr; 105(4): 266 – 271.

Haugeberg G. Focal and generalized bone loss in rheumatoid arthritis: Separate or similar concepts? Nat Clin Pract Rheumatol. **2008** Aug; 4(8): 402 – 403.

Haynes RB, McKibbon KA, Kanani R. Systematic review of randomised trials on interventions to assist patients to follow prescriptions for medications. Lancet. **1996** Aug 10; 348(9024): 383 – 386. [Erratum: Lancet. 1997 Apr 19; 349(9059): 1180.]

Heaney RP, Gallagher JC, Johnston CC, Neer R, Parfitt AM, Whedon GD. Calcium nutrition and bone health in the elderly. Am J Clin Nutr. **1982** Nov; 36(5 Suppl): 986 – 1013.

Heath MR. The effect of maximum biting force and bone loss upon masticatory function and dietary selection of the elderly. Int Dent J. **1982** Dec; 32(4): 345 – 356.

Hebling E, Pereira AC. Oral health-related quality of life: a critical appraisal of assessment tools used in elderly people. Gerodontology. **2007** Sep; 24(3): 151 – 161.

Heckmann SM, Heckmann JG, Weber HP. Clinical outcomes of three Parkinson's disease patients treated with mandibular implant overdentures. Clin Oral Implants Res. **2000** Dec; 11(6): 566 – 567.

Heckmann SM, Heckmann JG, Linke JJ, Hohenberger W, Mombelli A. Implant therapy following liver transplantation: clinical and microbiological results after 10 years. J Periodontol **2004** Jun; 75 (6): 909 – 913.

Heino TJ, Kurata K, Higaki H, Väänänen K. Evidence of the role of osteocytes in the initiation of targeted remodeling. Technol Health Care. **2009**; 17(1): 49 – 56.

Heitz-Mayfield LJ. Peri-implant diseases: diagnosis and risk indicators. J Clin Periodontol. **2008** Sep; 35(8 Suppl): 292 – 304.

Hernández G, Lopez-Pintor RM, Arriba L, Torres J, de Vicente J C. Implant treatment in patients with oral lichen planus: a prospective-controlled study. Clin Oral Implants Res. **2012** Jun; 23(6): 726 – 732.

Heschl A, Payer M, Clar V, Stopper M, Wegscheider W, Lorenzoni M. Overdentures in the edentulous mandible supported by implants and retained by a Dolder bar: a 5-year prospective study. Clin Implant Dent Relat Res. **2013** Aug; 15(4): 589 – 599.

Heydecke G, Klemetti E, Awad MA, Lund JP, Feine JS. Relationship between prosthodontic evaluation and patient ratings of mandibular conventional and implant prostheses. Int J Prosthodont. **2003** May – Jun; 16(3): 307 – 312. (**a**)

Heydecke G, Locker D, Awad MA, Lund JP, Feine JS. Oral and general health-related quality of life with conventional and implant dentures. Community Dent Oral Epidemiol. **2003** Jun; 31(3): 161 – 168. (**b**)

Heydecke G, Penrod JR, Takanashi Y, Lund JP, Feine JS, Thomason JM. Cost-effectiveness of mandibular two-implant overdentures and conventional dentures in the edentulous elderly. J Dent Res. **2005** Sep; 84(9): 794 – 799.

Hoeksema AR, Visser A, Raghoebar GM, Vissink A, Meijer HJ. Influence of age on clinical performance of mandibular two-implant overdentures: a 10-year prospective comparative study. Clinical implant dentistry and related research. **2015** Apr 29. [Epub ahead of print.]

Hoff AO, Toth BB, Altundag K, Johnson MM, Warneke CL, Hu M, Nooka A, Sayegh G, Guarneri V, Desrouleaux K, Cui J, Adamus A, Gagel RF, Hortobagyi GN. Frequency and risk factors associated with osteonecrosis of the jaw in cancer patients treated with intravenous bisphosphonates. J Bone Miner Res. **2008** Jun; 23 (5): 826 – 836.

Hofmann M, Pröschel P. Funktionelle Wechselbezie-

hung zwischen perioraler. Muskulatur und totaler Prothese. [Mandibular dynamics and the mastication pattern of complete denture wearers and of subjects with a full set of teeth]. Dtsch Zahnärztl Z. **1982** Sep; 37(9): 763 – 771.

Hofschneider U, Tepper G, Gahleitner A, Ulm C. Assessment of the blood supply to the mental region for reduction of bleeding complications during implant surgery in the interforaminal region. Int J Oral Maxillofac Implants. **1999** May – Jun; 14(3): 379 – 383.

Holm-Pedersen P, Folke LEA, Gawronski TH. Composition and metabolic activity of dental plaque from healthy young and elderly individuals. J Dent Res. **1980** May; 59 (5): 771 – 776.

Holtzman JM, Akiyama H. Symptoms and the decision to seek professional care. Gerodontics. **1985** Feb; 1(1): 44 – 49.

Hong CH, Napenas JJ, Brennan MT, Furney SL, Lockhart PB. Frequency of bleeding following invasive dental procedures in patients on low-molecular-weight heparin therapy. J Oral Maxillofac Surg. **2010** May; 68(5): 975 – 979.

Horne BD, Anderson JL. Haptoglobin 2-2 genotyping for refining standard cardiovascular risk assessment: a promising proposition in need of validation. J Am Coll Cardiol. **2015** Oct 20; 66(16): 1800 – 1802.

Horner K, Devlin H, Alsop CW, Hodgkinson IM, Adams JE. Mandibular bone mineral density as a predictor of skeletal osteoporosis Br J Radiol. **1996** Nov; 69(827): 1019 – 1025.

Hubbard BM, Squier M. The physical aging of the neuromuscular system. In: Tallis J (ed). The clinical neurology of old age. London: John Wiley and Sons. **1989**: 137 – 142.

Hui SL, Slemenda CW, Johnston CC Jr. Age and bone mass as predictors of fracture in a prospective study. J Clin Invest. **1988** Jun; 81(6): 1804 – 1809.

Huja SS, Fernandez SA, Hill KJ, Li Y: Remodeling dynamics in the alveolar process in skeletally mature dogs. Anat Rec A Discov Mol Cell Evol Biol. **2006** Dec; 288(12): 1243 – 1249.

Hultin M, Svensson KG, Trulsson M. Clinical advantages of computer-guided implant placement: a systematic review. Clin Oral Implants Res. **2012** Oct; 23(Suppl 6): 124 – 135.

Hwang D, Wang HL. Medical contraindications to implant therapy: part I: absolute contraindications. Implant Dent. **2006** Dec; 15(4): 353–360.

Iber FL, Nurohy PA, Connor ES. Age-related changes in the gastrointestinal system. Effects on drug therapy. Drugs Aging. **1994** Jul; 5(1): 34–48.

Iida S, Tanaka N, Kogo M, Matsuya T. Migration of a dental implant into the maxillary sinus. A case report. Int J Oral Maxillofac Surg. **2000** Oct; 29(5): 358–359.

Iinuma T, Arai Y, Abe Y, Takayama M, Fukumoto M, Fukui Y, Iwase T, Takebayashi T, Hirose N, Gionhaku N, Komiyama K. Denture wearing during sleep doubles the risk of pneumonia in the very elderly. J Dent Res. **2015** Mar 94(3 Suppl): 28S-36S.

Ikebe K, Wada M, Kagawa R, Maeda Y. Is old age a risk factor for dental implants? Japanese Dental Science Review. **2009** ; 4(1): 59–64.

Ikebe K, Hazeyama T, Ogawa T, Kagawa R, Matsuda K, Wada M, Gonda T, Maeda Y. Subjective values of different age groups in Japan regarding treatment for missing molars. Gerodontology. **2011** Sep; 28(3): 192–196.

Incel NA, Sezgin M, As I, Cimen OB, Sahin G. The geriatric hand: correlation of hand-muscle function and activity restriction in elderly. Int J Rehabil Res. **2009** Sep; 32(3): 213–218.

International Diabetes Federation. IDF Diabetes Atlas. Sixth edition. **2014**. http://www.idf.org/diabetesatlas. Last accessed December 29, 2014.

Isaacson TJ. Sublingual hematoma formation during immediate placement of mandibular endosseous implants. J Am Dent Assoc. **2004** Feb; 135(2): 168–172.

Isaksson R, Becktor JP, Brown A, Laurizohn C, Isaksson S. Oral health and oral implant status in edentulous patients with implant-supported dental prostheses who are receiving long-term nursing care. Gerodontology. **2009** Dec; 26(4): 245–249.

Isidor F, Brøndum K, Hansen H J, Jensen J, Sindet-Pedersen S. Outcome of treatment with implant-retained dental prostheses in patients with Sjögren syndrome. Int J Oral Maxillofac Implants. **1999** Sep–Okt; 14(5): 736–743.

Israelson H, Plemons JM, Watkins P, Sory C. Barium-coated surgical stents and computer-assisted tomography in the preoperative assessment of dental implant patients. Int J Periodontics Restorative Dent. **1992**; 12(1): 52–61.

Jacobs R, Schotte A, van Steenberghe D, Quirynen M, Naert I. Posterior jaw bone resorption in osseointegrated implant-supported overdentures. Clin Oral Implants Res. **1992** Jun; 3(2): 63–70.

Jacobs R, Ghyselen J, Koninckx P, van Steenberghe D. Long-term bone mass evaluation of mandible and lumbar spine in a group of women receiving hormone replacement therapy. Eur J Oral Sci. **1996** Feb; 104(1): 10–16.

Jacobs JW, Bijlsma JW, van Laar JM. Glucocorticoids in early rheumatoid arthritis: are the benefits of joint-sparing effects offset by the adverse effect of osteoporosis? The effects on bone in the utrecht study and the CAMERA-II study. Neuroimmunomodulation. **2015**; 22(1–2): 66–71.

Jainkittivong A, Aneksuk V, Langlais RP. Oral mucosal conditions in elderly dental patients. Oral Dis. **2002** Jul; 8(4): 218–223.

Javed F, Almas K. Osseointegration of dental implants in patients undergoing bisphosphonate treatment: a literature review. J Periodontol. **2010** Apr; 81(4): 479–484.

Jeffcoat MK. Safety of oral bisphosphonates: controlled studies on alveolar bone. Int J Oral Maxillofac Implants. **2006** May–Jun; 21(53): 349–353.

Jemt T, Chai J, Harnett J, Heath MR, Hutton JE, Johns RB, McKenna S, McNamara DC, van Steenberghe D, Taylor R, Watson RM, Herrmann I. A 5-year prospective multicenter follow-up report on overdentures supported by osseointegrated implants. Int J Oral Maxillofac Implants. **1996** May–Jun; 11(3): 291–298. (**a**)

Jemt T, Book K. Prosthesis misfit and marginal bone loss in edentulous implant patients. Int J Oral Maxillofac Implants. **1996** Sep–Oct; 11(5): 620–625. (**b**)

Jerjes W, Upile T, Nhembe F, Gudka D, Shah P, Abbas S, et al. Experience in third molar surgery: an update. Br Dent J. **2010** Jul 10; 209(1): E1.

Jevon P. Emergency oxygen therapy in the dental practice: administration and management. Br Dent J. **2014** Feb; 216(3): 113–115.

Jisander S, Grenthe B, Alberius P. Dental implant survival in the irradiated jaw: a preliminary report. Int J Oral Maxillofac Implants. **1997** Sep – Oct; 12(5):643 – 648.

Jones R, Jones RO, McCowan C, Montgomery AA, Fahey T. The external validity of published randomized controlled trials in primary care. BMC Fam Pract. **2009** Jan 19; 10: 5.

Joshi A, Douglass CW, Feldman H, Mitchell P, Jette A. Consequences of success: do more teeth translate into more disease and utilization? J Public Health Dent. **1996** Summer; 56(4): 190 – 197.

Jyrkkä J, Enlund H, Lavikainen P, Sulkava R, Hartikainen S. Association of polypharmacy with nutritional status, functional ability and cognitive capacity over a three-year period in an elderly population. Pharmacoepidemiol Drug Saf. **2010** May; 20(5): 514 – 522.

Kale SS, Yende S. Effects of aging on inflammation and hemostasis through the continuum of critical illness. Aging Dis. **2011** Dec; 2(6): 501 – 511.

Kalpidis CD, Setayesh RM. Hemorrhaging associated with endosseous implant placement in the anterior mandible: a review of the literature. J Periodontol. **2004** May; 75(5): 631 – 645.

Kalpidis CD, Setayesh RM. Haemorrhaging associated with endosseous implant placement in the anterior mandible: a review of the literature. J Periodontol. **2004** May; 75(5): 631 – 645.

Kan JY, Rungcharassaeng K, Bohsali K, Goodacre CJ, Lang BR. Clinical methods for evaluating implant framework fit. J Prosthet Dent. **1999** Jan; 81(1), 7 – 13.

Kang B, Cheong S, Chaichanasakul T, Bezouglaia O, Atti E, Dry SM, Pirih FQ, Aghaloo TL, Tetradis S. Periapi-cal disease and bisphosphonates induce osteonecrosis of the jaws in mice. J Bone Miner Res. **2013** Jul 28(7): 1631 – 1640.

Kaplan DM, Attal U, Kraus M. Bilateral benign paroxysmal positional vertigo following a tooth implantation. J Laryngol Otol. **2003** Apr; 117(4): 312 – 313.

Kapur K. Masticatory performance and efficiency in denture wearers. J Prosthet Dent. **1964**; 14: 687 – 694.

Kapur KK, Garrett NR, Hamada MO, Roumanas ED, Freymiller E, Han T, Diener RM, Levin S, Wong WK. Randomized clinical trial comparing the efficacy of mandibular implant-supported overdentures and conventional dentures in diabetic patients. Part III: comparisons of patient satisfaction. J Prosthet Dent. **1999** Oct; 82(4): 416 – 427.

Katon WJ, Lin EH, Von Korff M, Ciechanowski P, Ludman EJ, Young B, Peterson D, Rutter CM, McGregor M, McCulloch D. Collaborative care for patients with depression and chronic illnesses. N Engl J Med. **2010** Dec 10; 363(27): 2611 – 2620.

Katsoulis J, Walchli J, Kobel S, Gholami H, Mericske-Stern R. Complications with computer-aided designed/computer-assisted manufactured titanium and soldered gold bars for mandibular implant-overdentures: short-term observations. Clin Implant Dent Relat Res. **2015** Jan; 17(Suppl 1): e75 – e85.

Kaufman DW, Kelly JP, Rosenberg L, Anderson TE, Mitchell AA. Recent patterns of medication use in the ambulatory adult population of the United States: the Slone survey. JAMA. **2002** Jan 16; 287(3): 337 – 344.

Kay EJ, Nuttall NM, Knill-Jones R. Restorative treatment thresholds and agreement in treatment decision-making. Community Dent Oral Epidemiol. **1992** Oct; 20(5): 265 – 268.

Kay EJ, Nuttall N. Clinical decision making—an art or a science? Part V: Patient preferences and their influence on decision making. Br Dent J. **1995** Mar; 178(6): 229 – 233.

Käyser AF. Shortened dental arches and oral function. J Oral Rehabil. **1981** Sep; 8(5): 457 – 462.

Keefe DM, Schubert MM, Elting LS, Sonis ST, Epstein JB, Raber-Durlacher JE, Migliorati CA, McGuire DB, Hutchins RD, Peterson DE. Updated clinical practice guidelines for the prevention and treatment of mucositis. Cancer. **2007** Mar 1; 109(5): 820 – 831.

Keller EE. Placement of dental implants in the irradiated mandible: A protocol without adjunctive hyperbaric oxygen. J Oral Maxillofac Surg. **1997** Sep; 55(9): 972 – 980.

Kelly E. Changes caused by a mandibular removable partial denture opposing a maxillary complete denture. J Prosthet Dent. **1972** Feb; 27(2): 140 – 150.

Kennedy E. Partial denture construction. Dent Items Interest. **1928**; 1: 3 – 8.

Khadivi V, Anderson J, Zarb GA. Cardiovascular disease and treatment outcomes with osseointegration surgery. J Prosthet Dent. **1999** May; 81(5): 533–536.

Khan AA, et al. International consensus on diagnosis and management of osteonecrosis of the jaw: a systematic review and international consensus. J Bone Miner Res. **2015** Jan; 30(1) 3–23.

Kilmartin CM. Managing the medically compromised geriatric patient. J Prosthet Dent. **1994** Nov; 72(5): 492–499.

Kim YK, Yun PY, Kim SG, Lim SC. Analysis of the healing process in sinus bone grafting using various grafting materials. Oral Surg Oral Med Oral Pathol Oral Radiol Endod. **2009** Feb; 107(2): 204–211.

Kim MS, Lee JK, Chang BS, Um HS. Benign paroxysmal positional vertigo as a complication of sinus floor elevation. J Periodontol Implant Sci. **2010** Apr; 40(2): 86–89.

Kimura T, Wada M, Suganami T, Miwa S, Hagiwara Y, Maeda Y. Dental implant status of patients receiving long-term nursing care in Japan. Clin Implant Dent Relat Res. **2015** Jan; 17(Suppl 1): e163-167.

Klein MO, Schiegnitz E, Al-Nawas B. Systematic review on success of narrow-diameter dental implants. Int J Oral Maxillofac Implants. **2014**; 29(Suppl): 43–54.

Klemetti E. Is there a certain number of implants needed to retain an overdenture? J Oral Rehabil. **2008** Jan; 35(Suppl 1): 80–84.

Ko YJ, Kim JY, Lee J, Song HJ, Kim JY, Choi NK, Park BJ. Levothyroxine dose and fracture risk according to the osteoporosis status in elderly women. J Prev Med Public Health. **2014** Jan 29; 47(1): 36–46.

Kobayashi M, Srinivasan M, Ammann P, Perriard J, Ohkubo C, Müller F, Belser UC, Schimmel M. Effects of in vitro cyclic dislodging on retentive force and removal torque of three overdenture attachment systems. Clin Oral Implants Res. **2014** Apr; 25(4): 426–434.

Koch WM, Patel H, Brennan J, Boyle JO, Sidransky D. Squamous cell carcinoma of the head and neck in the elderly. Arch Otolaryngol Head Neck Surg. **1995** Mar; 121(3): 262–265.

Koller MM. [Geriatric dentistry: medical problems as well as disease- and therapy-induced oral disorders].

Schweiz Rundsch Med Prax. **1994** Mar 8; 83(10): 273–282.

Kotsovilis S, Karoussis IK, Fourmousis I. A comprehensive and critical review of dental implant placement in diabetic animals and patients. Clin Oral Implants Res. **2006** Oct; 17(5): 587–599.

Kovács AF. Clinical analysis of implant losses in oral tumor and defect patients. Clin Oral Implants Res. **2000** Oct; 11(5): 494–504. (**a**)

Kovács L, Török T, Bari F, Kéri Z, Kovács A, Makula E, Pokorny G. Impaired microvascular response to cholinergic stimuli in primary Sjögren's syndrome. Ann Rheum Dis. **2000** Jan; 59(1): 48–53. (**b**)

Kowar J, Eriksson A, Jemt. Fixed implant-supported prostheses in elderly patients: a 5-year retrospective comparison between partially and completely edentulous patients aged 80 years or older at implant surgery. Clin Implant Dent Relat Res. **2013** Feb; 15(1): 37–46.

Kreisler M, Behneke N, Behneke A, d'Hoedt B. Residual ridge resorption in the edentulous maxilla in patients with implant-supported mandibular overdentures: an 8-year retrospective study. Int J Prosthodont. **2003** May–Jun; 16(3): 295–300.

Kremer U, Schindler S, Enkling N, Worni A, Katsoulis J, Mericske-Stern R. Bone resorption in different parts of the mandible in patients restored with an implant overdenture. A retrospective radiographic analysis. Clin Oral Implants Res. **2014** Nov 22. [Epub ahead of print.]

Krennmair G, Seemann R, Piehslinger E. Dental implants in patients with rheumatoid arthritis: clinical outcome and peri-implant findings. J Clin Periodontol. **2010** Oct; 37(19): 928–936.

Kripalani S, LeFevre F, Phillips CO, Williams MV, Basaviah P, Baker DW. Deficits in communication and information transfer between hospital-based and primary care physicians: implications for patient safety and continuity of care. JAMA. **2007** Feb 28; 297(8): 831–841.

Kronstrom M, Davis B, Loney R, Gerrow J, Hollender L. A prospective randomized study on the immediate loading of mandibular overdentures supported by one or two implants; a 3 year follow-up report. Clin Implant Dent Relat Res. **2014** Jun; 16(3): 323–329.

Kshirsagar AV, Craig RG, Moss KL, Beck JD, Offenbacher S, Kotanko P, Klemmer PJ, Yoshino M, Levin NW, Yip JK, Almas K, Lupovici EM, Usvyat LA, Falk RJ. Periodontal disease adversely affects the survival of patients with end-stage renal disease. Kidney Int. **2009** Apr; 75(7): 746–751.

Kuehl S, Payer M, Zitzmann NU, Lambrecht JT, Filippi A. Technical accuracy of printed surgical templates for guided implant surgery with the coDiagnostiX™ software. Clin Implant Dent Relat Res. **2015** Jan; 17(Suppl 1): e177–182.

Kuluski K, Gill A, Naganathan G, Upshur R, Jaakkimainen RL, Wodchis WP. A qualitative descriptive study on the alignment of care goals between older persons with multi-morbidities, their family physicians and informal caregivers. BMC Fam Pract. **2013** Sep 8; 14: 133.

Kunchur R, Need A, Hughes T, Goss A. Clinical investigation of C-terminal cross-linking telopeptide test in prevention and management of bisphosphonate-associated osteonecrosis of the jaws. J Oral Maxillofac Surg. **2009** Jun 1; 67(6): 1167–1173.

Kyrgidis A, Vahtsevanos K, Koloutsos G, Andreadis C, Boukovinas I, Teleioudis Z, Patrikidou A, Triaridis S. Bisphosphonate-related osteonecrosis of the jaws: a case-control study of risk factors in breast cancer patients. J Clin Oncol. **2008** Oct 1; 26(28): 4634–4638.

Lam NP, Donoff RB, Kaban LB, Dodson TB. Patient satisfaction after trigeminal nerve repair. Oral Surg Oral Med Oral Pathol Oral Radiol Endod. **2003** May; 95(5): 538–543.

Lambert FE, Weber HP, Susarla SM, Belser UC Gallucci GO. Descriptive analysis of implant and prosthodontic survival rates with fixed implant-supported rehabilitations in the edentulous maxilla. J Periodontol. **2009** Aug; 80(8): 1220–1230.

Lambrecht JT, Filippi A, Arrigoni J. Cardiovascular monitoring and its consequences in oral surgery. Ann Maxillofac Surg. **2011** Jul; 1(2): 102–106.

Landesberg R, Cozin M, Cremers S, Woo V, Kousteni S, Sinha S, Garrett-Sinha L, Raghavan S. Inhibition of oral mucosal cell wound healing by bisphosphonates. J Oral Maxillofac Surg. **2008** May; 66(5): 839–847.

Lang PO, Michel JP, Zekry D. Frailty syndrome: a transitional state in a dynamic process. Gerontology. **2009**; 55(5): 539–549.

Lang NP, Berglundh T. Periimplant diseases: where are we now?—Consensus of the Seventh European Workshop on Periodontology. J Clin Periodontol. **2011** Mar; 38(Suppl 11): 178–181. (a)

Lang NP, Bosshardt DD, Lulic M. Do mucositis lesions around implants differ from gingivitis lesions around teeth? J Clin Periodontol. **2011** Mar; 38(Suppl 11): 182–187. (b)

Lanza FL, Hunt RH, Thomson AB, Provenza JM, Blank MA. Endoscopic comparison of esophageal and gastroduodenal effects of risedronate and alendronate in post- menopausal women. Gastroenterology. **2000** Sep; 119 (3): 631–638.

Larrazabal-Morón C, Boronat-López A, Peñarrocha-Diago M, Peñarrocha-Diago M. Oral rehabilitation with bone graft and simultaneous dental implants in a patient with epidermolysis bullosa: a clinical case report. J Oral Maxillofac Surg. **2009** Jul 1; 67(7): 1499–1502.

Larsen PE. Placement of dental implants in the irradiated mandible: a protocol involving adjunctive hyperbaric oxygen. J Oral Maxillofac Surg. **1997** Sep; 55(9): 967–971.

Laurell KA, Gegauff AG, Rosenstiel SF. Magnetic resonance image degradation from prosthetic magnet keepers; J Prosthet Dent. **1989** Sep; 62(3): 344–348.

Law C, Bennani V, Lyons K, Swain M. Mandibular flexure and its significance on implant fixed prostheses: a review. J Prosthodont, **2012** Apr; 21(3): 219–224.

Lawton MP, Brody EM. Assessment of older people: self-maintaining and instrumental activities of daily living. Gerontologist. **1969** Autumn; 9(3): 179–186.

Leblebicioglu B, Ersanli S, Karabuda C, Tosun T, Gokdeniz H. Radiographic evaluation of dental implants placed using an osteotome technique. J Periodontol. **2005** Mar; 76(3): 385–390.

Lecka-Czernik B. Bone loss in diabetes: use of antidiabetic thiazolidinediones and secondary osteoporosis. Curr Osteoporos Rep. **2010** Sep 1; 8(4): 178–184.

Ledermann PD, Schenk RK, Buser D. Long-lasting osseointegration of immediately loaded, bar-connected TPS screws after 12 years of function: a histologic case report of a 95-year-old patient. Int J Periodontics Restorative Dent. **1998** Dec; 18(6): 552–563.

Lee RH, Lyles KW, Colón-Emeric C. A review of the effect of anticonvulsant medications on bone mineral density and fracture risk. Am J Geriatr Pharmacother. **2010** Feb; 8(1): 34 – 46.

Leesungbok R. Dr. Lee's Top-Down Implant Dentistry [in Korean]. Myung-Moon Publishing; **2004**.

Leiss W, Méan M, Limacher A, Righini M, Jaeger K, Beer HJ, Osterwalder J, Frauchiger B, Matter CM, Kucher N, Angelillo-Scherrer A, Cornuz J, Banyai M, Lämmle B, Husmann M, Egloff M, Aschwanden M, Rodondi N, Aujesky D. Polypharmacy is associated with an increased risk of bleeding in elderly patients with venous thromboembolism. J Gen Intern Med. **2014** Jan 30; 30(1): 17 – 24.

Lekholm U, Zarb G. Patient selection and preparation. In: Brånemark PI, Zarb G, Albrektsson T (eds). Tissue-integrated prostheses. Chicago: Quintessence. **1985**: 199 – 211.

Lim KO, Zipursky RB, Watts MC, Pfefferbaum A. Decreased gray matter in normal aging: an in vivo magnetic resonance study. J Gerontol. **1992** Jan; 47(1): B26 – B30.

Lindhardsen J, Ahlehoff O, Gislason GH, Madsen OR, Olesen JB, Torp-Pedersen C, Hansen PR. The risk of myocardial infarction in rheumatoid arthritis and diabetes mellitus: a Danish nationwide cohort study. Ann Rheum Dis. **2011** Jun; 70(6): 929 – 934.

Lindquist LW, Rockler B, Carlsson GE. Bone resorption around fixtures in edentulous patients treated with mandibular fixed tissue-integrated prostheses. J Prosthet Dent. **1988** Jan; 59(1): 59 – 63.

Lindquist LW, Carlsson GE, Jemt T. A prospective 15-year follow-up study of mandibular fixed prostheses supported by osseointegrated implants. Clinical results and marginal bone loss. Clin Oral Implants Res. **1996** Dec; 7(4): 329 – 336.

Linsen SS, Martini M, Stark H. Long-term results of endosteal implants following radical oral cancer surgery with and without adjuvant radiation therapy. Clin Implant Dent Relat Res. **2012** Apr; 14(2): 250 – 258.

Lipschitz DA, Mitchell CO, Thompson C: The anemia of senescence. Am J Hematol. **1981**; 11(1): 47 – 57.

Listgarten MA, Lang NP, Schroeder HE, Schroeder A. Periodontal tissues and their counterparts around endosseous implants Clin Oral Implants Res. **1991** Jan – Mar; 2(3): 1 – 19.

Little JW, Miller CS, Henry RG, McIntosh BA. Antithrombotic agents: implications in dentistry. Oral Surg Oral Med Oral Pathol Oral Radiol Endod. **2002** May; 93(5): 544 – 551.

Lo JC, O'Ryan FS, Gordon NP, Yang J, Hui RL, Martin D, Hutchinson M, Lathon PV, Sanchez G, Silver P, Chandra M, McCloskey CA, Staffa JA, Willy M, Selby JV, Go AS. Prevalence of osteonecrosis of the jaw in patients with oral bisphosphonate exposure. J Oral Maxillofac Surg. **2010** Feb; 68(2): 243 – 253.

Locker D, Jokovic A. Using subjective oral health status indicators to screen for dental care needs in older adults. Community Dent Oral Epidemiol. **1996** Dec; 24(6): 398 – 402.

Locker D. Dental status, xerostomia and the oral health-related quality of life of an elderly institutionalized population. Spec Care Dentist. **2003**; 23(3): 86 – 93.

Lockhart PB, Gibson J, Pond SH, Leitch J. Dental management considerations for the patient with an acquired coagulopathy. Part 2: Coagulopathies from drugs. Br Dent J. **2003** Nov 8; 195(9): 405 – 501.

Loftus MJ, Peterson LJ. Delayed healing of mandibular fracture in idiopathic myxedema. Oral Surg Oral Med Oral Pathol. **1979** Mar; 47(3): 233 – 237.

Logemann JA. Evaluation and treatment of swallowing disorders. Austin: Pro-Ed. **1998**.

Loo WJ, Burrows NP. Management of autoimmune skin disorders in the elderly. Drugs Aging. **2004**; 21(12): 767 – 777.

López-Jornet P, Camacho-Alonso F, Martínez-Canovas A, Molina-Miñano F, Gómez-García F, Vicente-Ortega V. Perioperative antibiotic regimen in rats treated with pamidronate plus dexamethasone and subjected to dental extraction: A study of the changes in the jaws. J Oral Maxillofac Surg. **2011** Oct; 69(10): 2488 – 2493.

Lugtenberg M, Burgers JS, Clancy C, Westert GP, Schneider EC. Current guidelines have limited applicability to patients with comorbid conditions: a systematic analysis of evidence-based guidelines. PLoS One. **2011**; 6(10): e25987.

Lulic M, Brägger U, Lang NP, Zwahlen M, Salvi, GE. Ante's (1926) law revisited: a systematic review on survival rates and complications of fixed dental prostheses (FDPs) on severely reduced periodontal tissue support. Clin Oral Implants Res. **2007** Jun; 18(Suppl 3): 63–72.

MacEntee MI, Walton JN, Glick N. A clinical trial of patient satisfaction and prosthodontic needs with ball and bar attachments for implant-retained complete overdentures: three-year results. J Prosthet Dent. **2005** Jan; 93(1): 28–37.

MacEntee MI, Müller F, Wayatt C (eds). Oral healthcare and the frail elder: a clinical perspective. Wiley-Blackwell. **2010**.

Madland G, Newton-John T, Feinmann C. Chronic idiopathic orofacial pain: I: What is the evidence base? Br Dent J. **2001** Jul 14; 191(1): 22–24.

Madrid C, Sanz M. What impact do systemically administrated bisphosphonates have on oral implant therapy? A systematic review. Clin Oral Implants Res. **2009** Sep; 20(Suppl 4): 87–95. (**a**)

Madrid C, Sanz M. What influence do anticoagulants have on oral implant therapy? A systematic review. Clin Oral Implants Res. **2009** Sep; 20(Suppl 4): 96–106. (**b**)

Maeda Y, Walmsley DA (ed). Implant dentistry with new generation magnetic attachments. Chicago: Quintessence. **2005**. (**a**)

Maeda Y, Sogo M, Tsutsumi S. Efficacy of a posterior implant support for extra shortened dental arches: a biomechanical model analysis. J Oral Rehabil. **2005** Sep; 32(9): 656–660. (**b**)

Maher RL, Hanlon J, Hajjar ER. Clinical consequences of polypharmacy in elderly. Expert Opin Drug Saf. **2014** Jan; 13(1): 57–65.

Mahoney FI, Barthel DW. Functional evaluation: the Barthel index. Md State Med J. **1965** Feb; 14: 61–65.

Malamed SF. Handbook of local anesthesia. 4th ed. St. Louis: Mosby; **1997**.

Malan J, Ettinger K, Naumann E, Beirne OR. The rela-tionship of denosumab pharmacology and osteonecrosis of the jaws. Oral Surg Oral Med Oral Pathol Oral Radiol. **2012** Dec; 114(6): 671–676.

Malden N, Lopes V: An epidemiological study of alendronate-related osteonecrosis of the jaws. A case series from the south-east of Scotland with attention given to case definition and prevalence. J Bone Miner Metab. **2012** Mar; 30(2): 171–182

Malmstrom K, Daniels S, Kotey P, Seidenberg BC, Desjardins PJ. Comparison of rofecoxib and celecoxib, two cyclooxygenase-2 inhibitors, in postoperative dental pain: a randomized, placebo- and active comparator-controlled clinical trial. Clin Ther. **1999** Oct; 21(10): 1653–1663.

Maloney WJ, Weinberg MA. Implementation of the American Society of Anesthesiologists physical status classification system in periodontal practice. J Periodontol. **2008** Jul; 79(7): 1124–1126.

Mancha de la Plata M, Gías LN, Díez PM, Muñoz-Guerra M, González-García R, Lee GY, Castrejón-Castrejón S, Rodríguez-Campo FJ. Osseointegrated implant rehabilitation of irradiated oral cancer patients. J Oral Maxillofac Surg. **2012** May; 70(5): 1052–1063.

Mangoni AA, Jackson SHD. Age-related changes in pharmacokinetics and pharmacodynamics: basic principles and practical applications. Br J Clin Pharmacol. **2004** Jan; 57(1): 6–14.

Mannucci PM, Nobili A; REPOSI Investigators. Multimorbidity and polypharmacy in the elderly: lessons from REPOSI. Intern Emerg Med. **2014** Oct; 9(7): 723–734.

Marengoni A, Angleman S, Melis R, Mangialasche F, Karp A, Garmen A, Meinow B, Fratiglioni L. Aging with multimorbidity: a systematic review of the literature. Ageing Res Rev. **2011** Sep 1; 10(4): 430–439.

Marques MA, Dib LL: Periodontal changes in patients undergoing radiotherapy. J Periodontol. **2004** Sep; 75(9): 1178–1187.

Marx JJ: Normal iron absorption and decreased red cell iron uptake in the aged. Blood. **1979** Feb; 53(2): 204–211.

Marx RE, Johnson RP. Studies in the radiobiology of osteoradionecrosis and their clinical significance. Oral Surg Oral Med Oral Pathol. **1987** Oct; 64(4): 379–390.

Marx RE. Bisphosphonate-induced osteonecrosis of the jaws: A challenge, a responsibility, and an opportunity. Int J Periodontics Restorative Dent. **2008** Feb; 28(1): 5–6.

Masarachia P, Weinreb M, Balena R, Rodan GA: Comparison of the distribution of 3H-alendronate and 3H-etidronate in rat and mouse bones. Bone. **1996** Sep; 19(3): 281 – 290.

Mason ME, Triplett RG, Van Sickels JE, Parel SM. Mandibular fractures through endosseous cylinder implants: report of cases and review. J Oral Maxillofac Surg. **1990**; 48: 311 – 317.

Mattheos N, Caldwell P, Petcu EB, Ivanovski S, Reher P. Dental implant placement with bone augmentation in a patient who received intravenous bisphosphonate treatment for osteoporosis. J Can Dent Assoc. **2013**; 79: d2.

Mauri D, Valachis A, Polyzos IP, Polyzos NP, Kamposioras K, Pesce LL. Osteonecrosis of the jaw and use of bisphosphonates in adjuvant breast cancer treatment: a meta-analysis. Breast Cancer Res Treat. **2008** Aug; 116(3): 433 – 439.

Mavrokokki T, Cheng A, Stein B, Goss A. Nature and frequency of bisphosphonate-associated osteonecrosis of the jaws in Australia. J Oral Maxillofac Surg. **2007** Mar; 65(3): 415 – 423.

McComsey G, Kitch D, Daar E, et al. Bone mineral density and fractures in anti-retroviral-naive persons randomized to receive abacavir-lamivudine or tenofovir disoproxil fumarate emtricitabine along with efavirenz or atazanavir-ritonavir: AIDS clinical trials group A5224s, a substudy of ACTG A5202. J Infect Dis. **2011** Jun 15; 203(12): 1791 – 1801.

Meijer HJ, Raghoebar GM, Van't Hof MA, Geertman ME, Van Oort RP. Implant-retained mandibular overdentures compared with complete dentures; a 5-years' follow-up study of clinical aspects and patient satisfaction. Clin Oral Implants Res. **1999** Jun; 10(3): 238 – 244.

Meijer HJ, Raghoebar GM, Van 't Hof MA. Comparison of implant-retained mandibular overdentures and conventional complete dentures: a 10-year prospective study of clinical aspects and patient satisfaction. Int J Oral Maxillofac Implants. **2003** Nov – Dec; 18(6): 879 – 885.

Meijer HJ, Raghoebar GM, Van't Hof MA, Visser A. A controlled clinical trial of implant-retained mandibular overdentures: 10 years' results of clinical aspects and aftercare of IMZ implants and Brånemark implants. Clin Oral Implants Res. **2004** Aug; 15(4): 421 – 427.

Meijer HJ, Raghoebar GM, Batenburg RH, Visser A, Vissink A. Mandibular overdentures supported by two or four endosseous implants: a 10-year clinical trial. Clin Oral Implants Res. **2009** Jul; 20(7): 722 – 728.

Meraw SJ, Reeve CM. Dental considerations and treatment of the oncology patient receiving radiation therapy. J Am Dent Assoc. **1998** Feb; 129(2): 201 – 205.

Mericske-Stern R, Oetterli M, Kiener P, Mericske E. A follow-up study of maxillary implants supporting an overdenture: clinical and radiographic results. Int J Oral Maxillofac Implants. **2002** Sep – Oct; 17(5): 678 – 686.

Merriam Webster. Medical Dictionary. **2015**. http://www.merriam-webster.com/dictionary/polypharmacy. Last accessed October 29, 2015.

Mersel A, Babayof I, Rosin A. Oral health needs of elderly short-term patients in a geriatric department of a general hospital. Spec Care Dentist. **2000** Mar – Apr; 20(2): 72 – 74.

Micheelis W, Schiffner U. Vierte Deutsche Mundgesundheitsstudie (DMS IV). Cologne: Deutscher Zahnärzte Verlag. **2006**.

Millwood J, Heath MR. Food choice by older people: the use of semi-structured interviews with open and closed questions. Gerodontology. **2000** Jul; 17(1): 25 – 32.

Minsk L, Polson AM. Dental implant outcomes in postmenopausal women undergoing hormone replacement. Compend Contin Educ Dent. **1998** Sep; 19(9): 859 – 864.

Mioche L, Bourdiol P, Monier S, Martin JF, Cormier D. Changes in jaw muscles activity with age: effects on food bolus properties. Physiol Behav. **2004** Sep 30; 82(4): 621 – 627.

Mitrani R, Brudvik JS, Phillips KM. Posterior implants for distal extension removable prostheses: a retrospective study. Int J Periodontics Restorative Dent. **2003** Aug; 23(4): 353 – 359.

Mojon P, Budtz-Jørgensen E, Michel JP, Limeback H. Oral health and history of respiratory tract infection in frail institutionalised elders. Gerodontology. **1997** Jul; 14(1): 9 – 16.

Mojon P. The world without teeth: demographic trends. In: Feine J, Carlsson GE (eds). Implant overdentures: the standard of care for edentulous patients. Chicago: Quintessence. **2003**: 3 – 14.

Mombelli A, van Oosten MA, Schurch E, Jr., Lang NP. The microbiota associated with successful or failing osseointegrated titanium implants. Oral Microbiol Immunol. **1987** Dec; 2(4): 145 – 151.

Mombelli A, Buser D, Lang NP. Colonization of osseointegrated titanium implants in edentulous patients. Early results. Oral Microbiol Immunol. **1988** Sep; 3(3): 113 – 120.

Mombelli A, Lang NP. Antimicrobial treatment of peri-implant infections. Clin Oral Implants Res. **1992** Dec; 3(4): 162 – 168.

Mombelli A. Aging and the periodontal and peri-implant microbiota. Periodontol 2000. **1998** Feb; 16: 44 – 52.

Mombelli A, Cionca N. Systemic diseases affecting osseointegration therapy. Clin Oral Implants Res. **2006** Oct; 17(Suppl 2), 97 – 103.

Montagnani A, Gonnelli S, Alessandri M, Nuti R. Osteoporosis and risk of fracture in patients with diabetes: an update. Aging Clin Exp Res. **2011** Apr; 23(2): 84 – 90.

Moore JG, Tweedy C, Christian PE, Datz FL. Effect of age on gastric emptying of liquid-solid meals in man. Dig Dis Sci. **1983** Apr; 28(4); 340 – 344.

Moore KL, Boscardin WJ, Steinman MA, Schwartz JB. Age and sex variation in prevalence of chronic medical conditions in older residents of U.S. nursing homes. J Am Geriatr Soc. **2012** Apr; 60(4): 756 – 764.

Moraguez OD, Belser UC. The use of polytetrafluoroethylene tape for the management of screw access channels in implant-supported prostheses. J Prosthet Dent. **2011** Mar; 103(3): 189 – 191.

Morais JA, Heydecke G, Pawliuk J, Lund JP, Feine JS. The effects of mandibular two-implant overdentures on nutrition in elderly edentulous individuals. J Dent Res. **2003** Jan; 82(1): 53 – 58.

Morales MP, Carvallo AP, Espinosa KA, Murillo EE. A young man with myelosuppression caused by clindamycin: a case report. J Med Case Rep. **2014** Jan 5; 8: 7.

Morley JE. Anorexia in older persons: epidemiology and optimal treatment. Drugs Aging. **1996** Feb; 8(2): 134 – 155.

Morneburg TR, Pröschel PA. Success rates of microimplants in edentulous patients with residual ridge resorption. Int J Oral Maxillofac Implants. **2008** Mar – Apr; 23(2): 270 – 276.

Mosca M, Virdis A, Tani C, Ghiadoni L, Versari D, Duranti E, d'Ascanio A, Salvetti A, Taddei S, Bombardieri S. Vascular reactivity in patients with undifferentiated connective tissue diseases. Atherosclerosis. **2009** Mar; 203(1): 185 – 191.

Moussavi S, Chatterji S, Verdes E, Tandon A, Patel V, Ustun B. Depression, chronic diseases, and decrements in health: results from the World Health Surveys. Lancet. **2007**; 370(9590): 851 – 858.

Moy PK, Medina D, Shetty V, Aghaloo TL. Dental implant failure rates and associated risk factors. Int J Oral Maxillofac Implants. **2005** Jul – Aug; 20(4): 569 – 577.

Moynihan PJ. The relationship between nutrition and systemic and oral well-being in older people. J Am Dent Assoc. **2007** Apr; 138(4): 493 – 497.

Mozzati M, Arata V, Gallesio G: Tooth extraction in patients on zoledronic acid therapy. Oral Oncol. **2012** Sep; 48(8): 817 – 821.

Muir JM, Andrew M, Hirsh J, Weitz JI, Young E, Deschamps P, Shaughnessy SG. Histomorphometric analysis of the effects of standard heparin on trabecular bone in vivo. Blood. **1996** Aug 15; 88(4): 1314 – 1320.

Muller JE, Tofler GH, Stone PH. Circadian variation and triggers of acute cardiovascular disease. Circulation. **1989** Apr; 79(4): 733 – 743.

Müller F, Hasse-Sander I. Experimental studies of adaptation to complete dentures related to ageing. Gerodontology. **1993** Jul; 10(1): 23 – 27.

Müller F, Link I, Fuhr K, Utz KH. Studies on adaptation to complete dentures. Part II: Oral stereognosis and tactile sensibility. J Oral Rehabil. **1995** Oct; 22(10): 759 – 767.

Müller F, Heath MR, Ferman AM, Davis GR. Modulation of mastication during experimental loosening of complete dentures. Int J Prosthodont. **2002** Nov – Dec; 15(6): 553 – 558.

Müller F, Naharro M, Carlsson GE. What are the prevalence and incidence of tooth loss in the adult and elderly population in Europe? Clin Oral Impl Res. **2007** Jun; 18(Suppl 3): 2 – 14.

Müller F. Tooth loss and dental prostheses in the oldest old. Eur Geriatr Med. **2010**; 1(4): 239 – 243.

Müller F, Bergendal B, Wahlmann U, Wagner W. Implant-supported fixed dental prostheses in an edentulous patient with dystrophic epidermolysis bullosa. Int J Prosthodont. **2010** Jan – Feb; 23(1): 42 – 48.

Müller F, Salem K, Barbezat C, Herrmann FR, Schimmel M. Knowledge and attitude of elderly persons towards dental implants. Gerodontology. **2012** Jun; 29(2): e914 – e923. (**a**)

Müller F, Hernandez M, Grutter L, Aracil-Kessler L, Weingart D, Schimmel M. Masseter muscle thickness, chewing efficiency and bite force in edentulous patients with fixed and removable implant-supported prostheses: a cross-sectional multicenter study. Clin Oral Implants Res. **2012** Feb; 23(2): 144 – 150. (**b**)

Müller F, Duvernay E, Loup A, Vazquez L, Herrmann FR, Schimmel M. Implant-supported mandibular overdentures in very old adults: a randomized controlled trial. J Dent Res. **2013** Dec; 92(12 Suppl): 154S – 160S.

Müller F. Interventions for edentate elders—what is the evidence? Gerodontology. **2014** Feb; 31(Suppl 1): 44 – 51.

Müller F, Al-Nawas B, Storelli S, Quirynen M, Hicklin S, Castro-Laza J, Bassetti R, Schimmel M; Roxolid Study Group. Small-diameter titanium grade IV and titanium-zirconium implants in edentulous mandibles: five-year results from a double-blind, randomized controlled trial. BMC Oral Health. **2015** Oct; 15(1): 123.

Nabil S, Samman N: Incidence and prevention of osteoradionecrosis after dental extraction in irradiated patients: a systematic review. Int J Oral Maxillofac Surg. **2011** Mar; 40(3): 229 – 243.

Naert I, Quirynen M, Theuniers G, van Steenberghe D. Prosthetic aspects of osseointegrated fixtures supporting overdentures. A 4-year report. J Prosthet Dent. **1991** May; 65(5): 671 – 680.

Naert I, Alsaadi G, van Steenberghe D, Quirynen M. A 10-year randomized clinical trial on the influence of splinted and unsplinted oral implants retaining mandibular overdentures: peri-implant outcome. Int J Oral Maxillofac Implants. **2004** Sep – Oct; 19(5): 695 – 702.

Nagaya M, Sumi Y. Reaction time in the submental muscles of normal older people. J Am Geriatr Soc. **2002** May; 50(5): 975 – 976.

Naik AA, Xie C, Zuscik MJ, Kingsley P, Schwarz EM, Awad H, Guldberg R, Drissi H, Puzas JE, Boyce B, Zhang X, O'Keefe RJ. Reduced COX-2 expression in aged mice is associated with reduced fracture healing. J Bone Miner Res. **2009** Feb; 24(2): 251 – 264.

Naitoh M, Hiraiwa Y, Aimiya H, Gotoh K, Ariji E. Accessory mental foramen assessment using cone-beam computed tomography. Oral Surg Oral Med Oral Pathol Oral Radiol Endod. **2009** Feb; 107(2): 289 – 294.

Nakayama H. Osteoporosis in the patients with rheumatoid arthritis (3): The efficacy and the selection of the osteoporosis therapeutic drug [in Japanese]. Clin Calcium. **2007** Oct; 17(10): 1607 – 1612.

Napeñas JJ, Hong CH, Brennan MT, Furney SL, Fox PC, Lockhart PB. The frequency of bleeding complications after invasive dental treatment in patients receiving single and dual antiplatelet therapy. J Am Dent Assoc. **2009** Jun; 140(6): 690 – 695.

Nedelman CI, Bernick S. The significance of age changes in human alveolar mucosa and bone. J Prosthet Dent. **1978** May; 39(5): 495 – 501.

Nelson K, Heberer S, Glatzer C. Survival analysis and clinical evaluation of implant-retained prostheses in oral cancer resection patients over a mean follow-up period of 10 years. J Prosthet Dent. **2007** Nov; 98(5): 405 – 410.

Newton JP, Abel EW, Robertson EM, Yemm R. Changes in human masseter and medial pterygoid muscles with age: a study by computed tomography. Gerodontics. **1987** Aug; 3(4): 151 – 154.

Newton JP, Yemm R, Abel RW, Menhinick S. Changes in human jaw muscles with age and dental state. Gerodontology. **1993** Jul; 10(1): 16 – 22.

Newton JP, McManus FC, Menhenick S. Jaw muscles in older overdenture patients. Gerodontology. **2004** Mar; 21(1): 37 – 42.

Ney DM, Weiss JM, Kind AJ, Robbins J. Senescent swallowing: impact, strategies, and interventions. Nutr Clin Pract. **2009** Jun – Jul; 24(3): 395 – 413.

Niamtu J 3rd. Near-fatal airway obstruction after routine implant placement. Oral Surg Oral Med Oral Pathol Oral Radiol Endod. **2001** Dec; 92(6): 597 – 600.

NICE (National Institute for Health and Care Excellence). Clinical Knowledge Summaries. **2014**. http://cks.nice.org.uk/osteoporosis-prevention-of-fragility-fractures#!topicsummary. Last accessed December 27, 2014.

NICE (National Institute for Health and Care Excellence). Ensuring the safe and effective use of medicines. **2015** Mar. https://www.nice.org.uk/news/article/ensuring-the-safe-and-effective-use-of-medicines. Last accessed February 20, 2016.

Nitschke I, Ilgner A, Müller F. Barriers to provision of dental care in long-term care facilities: the confrontation with ageing and death. Gerodontology. **2005** Sep; 22(3): 123 – 129.

Niwa H, Sato Y, Matsuura H. Safety of dental treatment in patients with previously diagnosed acute myocardial infarction or unstable angina pectoris. Oral Surg Oral Med Oral Pathol Oral Radiol Endod. **2000** Jan; 89(1): 35 – 41.

Nobili A, Garattini S, Mannucci PM. Multiple diseases and polypharmacy in the elderly: challenges for the internist of the third millennium. Journal of Comorbidity. **2011**; 1(1): 28 – 44.

Nooh N. Dental implant survival in irradiated oral cancer patients: a systematic review of the literature. Int J Oral Maxillofac Implants. **2013** Sep – Oct; 28(5): 1233 – 1242.

North Carolina State University. The principles of universal design. **1997**: https://www.ncsu.edu/ncsu/design/cud/about_ud/udprinciples.htm+D559

Nyomba BL, Verhaegue J, Tomaste M, Nyomba BL, Verhaeghe J, Thomasset M, Lissens W, Bouillon R. Bone mineral homeostasis in spontaneously diabetic BB rats. I. Abnormal vitamin D metabolism and impaired active intestinal calcium absorption. Endocrinology. **1989** Feb; 124(2): 565 – 572.

O'Halloran M, Boyd N, Smith A. Denosumab and osteonecrosis of the jaws—the pharmacology, pathogenesis and a report of two cases. Aust Dent J. **2014** Dec; 59(4): 516 – 519.

O'Neill PA, Davies I, Fullerton KJ, Bennett D. Stress hormone and blood glucose response following acute stroke in the elderly. Stroke. **1991** Jul; 22(7): 842 – 847.

O'Neill JE, Yeung SC. Do dental implants preserve and maintain alveolar bone? J Investig Clin Dent. **2011** Nov; 2(4): 229 – 235.

Oczakir C, Balmer S, Mericske-Stern R. Implant-prosthodontic treatment for special care patients: a case series study. Int J Prosthodont. **2005** Sep-Oct; 18(5), 383 – 389.

Oertel R, Ebert U, Rahn R, Kirch W. The effect of age on pharmacokinetics of the local anesthetic drug articaine. Reg Anesth Pain Med. **1999** Nov – Dec; 24(6): 524 – 528.

Oettle AC, Fourie J, Human-Baron R, van Zyl AW. The midline mandibular lingual canal: importance in implant surgery. Clin Implant Dent Relat Res. **2015** Feb; 17(1): 93 – 101.

Office for National Statistics. Population trends. PT 118, table 1.4 (population age and sex). London: ONS. **2004**.

Oghalai JS. Aspiration of a dental appliance in a patient with Alzheimer disease. JAMA. **2002** Nov; 288(20): 2543 – 2544.

Ohkubo C, Kurihara D, Shimpo H, Suzuki Y, Kokubo Y, Hosoi T. Effect of implant support on distal extension removable partial dentures: in vitro assessment. J Oral Rehab. **2007** Jan; 34(1): 52 – 56.

Ohkubo C, Kobayashi M, Suzuki Y, Hosoi T. Effect of implant support on distal-extension removable partial dentures: in vivo assessment. Int J Oral Maxillofac Implants. **2008** Nov – Dec; 23(6): 1095 – 1101.

Olerud E, Hagman-Gustafsson ML, Gabre P. Oral status, oral hygiene, and patient satisfaction in the elderly with dental implants dependent on substantial needs of care for daily living. Spec Care Dentist. **2012** Mar; 32(2): 49 – 54.

Olesen C, Harbig P, Barat I, Damsgaard EM. Absence of "over-the-counter" medicinal products in on-line prescription records: a risk factor of overlooking interactions in the elderly. Pharmacoepidemiol Drug Saf. **2013** Feb; 22(2): 145 – 150.

Ong CT, Ivanovski S, Needleman IG, Retzepi M, Moles DR, Tonetti MS, Donos N. Systematic review of implant outcomes in treated periodontitis subjects. J Clin Periodontol. **2008** May; 35(5): 438 – 462.

Op Heij DG, Opdebeeck H, van Steenberghe D, Quirynen M. Age as compromising factor for implant insertion. Periodontol 2000. **2003**; 33: 172 – 184.

Oral Cancer Foundation. Oral cancer facts. Rates of occurrence in the United States. **2012**. http://www.oralcancerfoundation.org/facts. Last accessed December 21, 2014.

Osterberg T, Carlsson GE, Sundh V. Trends and prognoses of dental status in the Swedish population: analysis based on interviews in 1975 to 1997 by Statistics Sweden. Acta Odontol Scand. **2000** Aug; 58(4): 177 – 182.

Osterberg T, Carlsson GE, Sundh V, Steen B. Number of teeth—a predictor of mortality in the elderly? A population study in three Nordic localities. Acta Odontol Scand. **2007** Nov; 65(6): 335 – 340.

Ostuni E. Stroke and the dental patient. J Am Dent Assoc. **1994** June; 125(6): 721 – 727.

Ott SM. Bone disease in CKD. Curr Opin Nephrol Hypertens. **2012** Jul; 21(4): 376 – 381.

Oyebode O. Cardiovascular disease. In: Craig R, Mindell J (eds). Health survey for England—2011. Vol 1: Health, social care and lifestyles. Leeds: Health and Social Care Information Centre. **2012**: 21 – 62.

Packer M, Nikitin V, Coward T, Davis DM, Fiske J. The potential benefits of dental implants on the oral health quality of life of people with Parkinson's disease. Gerodontology. **2009** Mar; 26(1): 11 – 18.

Palmqvist S, Carlsson GE, Öwall B. The combination syndrome: a literature review. J Prosthet Dent. **2003** Sep; 90(3): 270 – 275.

Pandya A, Gaziano TA, Weinstein MC, Cutler D. More Americans living longer with cardiovascular disease will increase costs while lowering quality of life. Health Aff. **2013**; 32(10): 1706 – 1714.

Papaspyridakos P, Chen CJ, Singh M, Weber HP, Gallucci GO. Success criteria in implant dentistry: a systematic review. J Dent Res. **2012** Mar; 91(3): 242 – 248.

Papaspyridakos P, Chen CJ, Chuang SK, Weber HP, Gallucci GO. A systematic review of biologic and technical complications with fixed implant rehabilitations for edentulous patients. Int J Oral Maxillofac Implants. **2012** Jan; 27(1): 102 – 110.

Parlesak A, Klein B, Schecher K, Bode JC, Bode C. Prevalence of small bowel bacterial overgrowth and its association with nutrition intake in nonhospitalized older adults. J Am Geriatr Soc. **2003** Jun; 51(6); 768 – 773.

Passia N, Wolfart S, Kern M. Six-year clinical outcome of single implant-retained mandibular overdentures—a pilot study. Clin Oral Implants Res. **2015** Oct; 16(19: 1191 – 1194.

Patel KV. Epidemiology of anemia in older adults. Semin Hematol. **2008** Oct; 45(4): 210 – 217.

Pauly L, Stehle P, Volkert D. Nutritional situation of elderly nursing home residents. Z Gerontol Geriatr. **2007** Feb; 40(1): 3 – 12.

Pawelec G, Solana R, Remarque E, Mariani E. Impact of aging on innate immunity. J Leukoc Biol. **1998** Dec; 64(8): 703 – 712.

Payne AG, Lownie JF, Van Der Linden WJ. Implant-supported prostheses in patients with Sjögren's syndrome: a clinical report on three patients. Int J Oral Maxillofac Implants. **1997** Sep – Oct; 12(5): 679 – 685.

Payne AGT, Solomons YF. The prosthodontic maintenance requirements of mandibular mucosa- and implant-supported overdentures: a review of the literature. Int J Prosthodont. **2000** May – Jun; 13(3): 238 – 245.

Payne AG, Tawse-Smith A, De Silva RK, Duncan WJ. Early loading of two implants in the mandible and final restoration with a retentive-anchor-supported RPD. In: Wismeijer D, Buser D, Belser U (eds). ITI Treatment Guide, Vol 2: Loading protocols in implant dentistry. Berlin: Quintessence Publishing Co (Ltd); **2010**.

Peltola P, Vehkalahti MM, Wuolijoki-Saaristo K. Oral health and treatment needs of the long-term hospitalised elderly. Gerodontology. **2004** Jun; 21(2): 93 – 99.

Peñarrocha-Diago M, Serrano C, Sanchis JM, Silvestre FJ, Bagán JV. Placement of endosseous implants in patients with oral epidermolysis bullosa. Oral Surg Oral Med Oral Pathol Oral Radiol Endod. **2000** Nov; 90(5): 587–590.

Peñarrocha M, Rambla J, Balaguer J, Serrano C, Silvestre J, Bagán JV. Complete fixed prostheses over implants in patients with oral epidermolysis bullosa. J Oral Maxillofac Surg. **2007** Jul; 65(7): 103–106. [Erratum: J Oral Maxillofac Surg. 2008 Oct; 66(10): 2195–2196.] **(a)**

Peñarrocha M, Larrazábal C, Balaguer J, Serrano C, Silvestre J, Bagán JV. Restoration with implants in patients with recessive dystrophic epidermolysis bullosa and patient satisfaction with the implant-supported superstructure. Int J Oral Maxillofac Implants. **2007** Jul–Aug; 22(4): 651–655. **(b)**

Peñarrocha-Diago M, Rambla-Ferrer J, Perez V, Pérez-Garrigues H. Benign paroxysmal vertigo secondary to placement of maxillary implants using the alveolar expansion technique with osteotomes: a study of 4 cases. Int J Oral Maxillofac Implants. **2008** Jan–Feb; 23(1): 129–132.

Percival RS, Challacombe SJ, Marsh PD. Flow rates of resting whole and stimulated parotid saliva in relation to age and gender. J Dent Res. **1994** Aug; 73(8): 1416–1420.

Petersen PE. The World Oral Health Report 2003: continuous improvement of oral health in the 21st century—the approach of the WHO Global Oral Health Programme. Community Dent Oral Epidemiol. **2003** Dec; 31(Suppl 1):3–23.

Peyron MA, Blanc O, Lund JP, Woda A. Influence of age on adaptability of human mastication. J Neurophysiol. **2004** Aug; 92(2): 773–779.

Pierrisnard L, Renouard F, Renault P, Barquins M. Influence of implant length and bicortical anchorage on implant stress distribution. Clin Implant Dent Relat Res. **2003**; 5(4): 254–262.

Pinto A, Glick M. Management of patients with thyroid disease: oral health considerations. J Am Dent Assoc. **2002** Jul; 133(7): 849–858.

Pirih FQ, Zablotsky M, Cordell K, McCauley LK. Case report of implant placement in a patient with Paget's disease on bisphosphonate therapy. J Mich Dent Assoc. **2009** May; 91(5): 38–43.

Pjetursson BE, Brägger U, Lang NP, Zwahlen M. Comparison of survival and complication rates of tooth-supported fixed dental prostheses (FDPs) and implant-supported FDPs and single crowns (SCs). Clin Oral Implants Res. **2007**; 18 (Suppl. 3): 97–113.

Pjetursson BE, Thoma D, Jung R, Zwahlen M, Zembic A. A systematic review of the survival and complication rates of implant-supported fixed dental prostheses (FDPs) after a mean observation period of at least 5 years. Clin Oral Implants Res. **2012** Oct; 23(Suppl 6): 22–38.

Pjetursson BE, Asgeirsson AG, Zwahlen M, Sailer I. Improvements in implant dentistry over the last decade: comparison of survival and complication rates in older and newer publications. Int J Oral Maxillofac Implants. **2014**; 29(Suppl): 308–324.

Plun-Favreau H, Lewis PA, Hardy J, Martins LM, Wood NW. Cancer and neurodegeneration: between the devil and the deep blue sea. PLoS Genet. **2010** Dec 23; 6(12): e1001257.

Porter SR, Scully C. Adverse drug reactions in the mouth. Clin Dermatol. **2000** Sep–Oct; 18(5): 525–532.

Prasad M, Hussain MZ, Shetty SK, Kumar TA, Khaur M, George SA, Dalwai S. Median mandibular flexure at different mouth opening and its relation to different facial types: A prospective clinical study. J Nat Sci Biol Med. **2013** Jul; 4(2): 426–430.

Pretty IA, Ellwood RP, Lo EC, MacEntee MI, Müller F, Rooney E, Murray Thomson W, Van der Putten GJ, Ghezzi EM, Walls A, Wolff MS. The Seattle Care Pathway for securing oral health in older patients. Gerodontology. **2014** Feb; 31(Suppl 1): 77–87.

Price EA. Aging and erythropoiesis: Current state of knowledge. Blood Cells Mol Dis. **2008** Sep–Oct; 41(2): 158–165.

Proctor R, Kumar N, Stein A, Moles D, Porter S. Oral and dental aspects of chronic renal failure. J Dent Res. **2005** Mar; 84(3): 199–208.

Qato DM, Alexander GC, Conti RM, Johnson M, Schumm P, Lindau ST. Use of prescription and over-the-counter medications and dietary supplements among older adults in the United States. JAMA. **2008** Dec 24; 300(24): 2867–2878.

Qi WX, Tang LN, He AN, Yao Y, Shen Z. Risk of osteo-
necrosis of the jaw in cancer patients receiving
denosumab: a meta-analysis of seven randomized
controlled trials. Int J Clin Oncol. **2014** Apr; 19(2):
403–410.

Quagliarello V, Ginter S, Han L, Van Ness P, Allore H, Ti-
netti M. Modifiable risk factors for nursing home-ac-
quired pneumonia. Clin Infec Dis. **2005** Jan; 40(1):
1–6.

Quirynen M, Mraiwa N, van Steenberghe D, Jacobs R.
Morphology and dimensions of the mandibular jaw
bone in the interforaminal region in patients requir-
ing implants in the distal areas. Clin Oral Implants
Res. **2003** Jun; 14(3): 280–285.

Quirynen M, Al-Nawas B, Meijer HJ, Razavi A, Reichert
TE, Schimmel M, Storelli S, Romeo E; Roxolid Study
Group. Small-diameter titanium Grade IV and tita-
nium-zirconium implants in edentulous mandibles:
three-year results from a double-blind, randomized
controlled trial. Clin Oral Implants Res. **2015** Jul;
26(7): 831–840.

Rabkin JM, Hunt TK. Infection and oxygen. In: Davis JC,
Hunt TK (eds). Problem wounds: the role of oxygen.
New York: Elsevier. **1988**: 1–16.

Raghoebar GM, Stellingsma K, Batenburg RH, Vissink A.
Etiology and management of mandibular fractures
associated with endosteal implants in the atrophic
mandible. Oral Surg Oral Med Oral Pathol Oral Radi-
ol Endod. **2000** May; 89(5): 553-559.

Raj DV, Abuzar M, Borromeo GL. Bisphosphonates,
healthcare professionals and oral health. Gerodon-
tology. **2014** Jul 15. [Epub ahead of print.]

Rajgopal R, Bear M, Butcher MK, Shaughnessy SG. The
effects of heparin and low molecular weight hepa-
rins on bone. Thrombosis Research. **2008**; 122(3):
293–298.

Rankin K, Jones DL (eds). Oral health in cancer therapy.
A guide for health care professionals. Austin: Texas
Cancer Council; **1999**: 1–48.

Rashid F, Awad MA, Thomason JM, Piovano A, Spielberg
GP, Scilingo E, Mojon P, Müller F, Spielberg M, Hey-
decke G, Stoker G, Wismeijer D, Allen F, Feine JS. The
effectiveness of 2-implant overdentures—a prag-
matic international multicentre study. J Oral Rehabil.
2011 Mar; 38(3): 176–184.

Rasmussen JM, Hopfensperger ML. Placement and
restoration of dental implants in a patient with
Paget's disease in remission: literature review and
clinical report. J Prosthodont. **2008** Jan; 17(1):
35–40.

Regan RF, Rogers B. Delayed treatment of haemoglo-
bin neurotoxicity. J Neurotrauma. **2003** Jan; 20(1):
111–120.

Reid IR, Bolland MJ, Grey AB: Is bisphosphonate-associ-
ated osteonecrosis of the jaw caused by soft tissue
toxicity? Bone. **2007** Sep; 41(3): 318–320.

Rémond D, Machebeuf M, Yven C, Buffière C, Mioche L,
Mosoni L, Patureau Mirand P. Postprandial whole-
body protein metabolism after a meat meal is influ-
enced by chewing efficiency in elderly subjects. Am
J Clin Nutr. **2007** May; 85(5): 1286–1292.

Renouard F, Nisand D. Impact of implant length and
diameter on survival rates. Clin Oral Implants Res.
2006 Oct; 17(Suppl 2): 35-51.

Renton T, Woolcombe S, Taylor T, Hills CM. Oral surgery:
part 1. Introduction and the management of the
medically compromised patient. Br Dent J. **2013** Sep;
215(5): 213–223.

Renton T, Yilmaz Z. Managing iatrogenic trigeminal
nerve injury: a case series and review of the liter-
ature. Int J Oral Maxillofac Surg. **2012** May; 41(5):
629–637.

Ribera-Casado JM. Ageing and the cardiovascular sys-
tem. Z Gerontol Geriatr. **1999** Dec; 32(6): 412–419.

Riesen M, Chung JP, Pazos E, Budtz-Jorgensen E. Inter-
ventions bucco-dentaires chez les personnes âgées.
Rev Med Suisse. **2002**; 2414: 2178–2188.

Riley MA, Walmsley AD, Harris IR. Magnets in pros-
thetic dentistry. J Prosthet Dent. **2001** Aug; 86(2):
137–142.

Ripamonti CI, Maniezzo M, Campa T, Fagnoni E,
Brunelli C, Saibene G, Bareggi C, Ascani L, Cislaghi
E. Decreased occurrence of osteonecrosis of the jaw
after implementation of dental preventive measures
in solid tumour patients with bone metastases
treated with bisphosphonates. The experience of the
National Cancer Institute of Milan. Ann Oncol. **2009**
Jan; 20(1): 137–145.

Ristow O, Gerngroß C, Schwaiger M, Hohlweg-Majert

B, Kehl V, Jansen H, Hahnefeld L, Koerdt S, Otto S, Pautke C. Effect of antiresorptive drugs on bony turnover in the jaw: denosumab compared with bisphosphonates. Br J Oral Maxillofac Surg. **2014** Apr; 52(4): 308–313.

Robert Wood Johnson Foundation. **2010**; http://www.rwjf.org/pr/product.jsp?id=50968.

Roberts HW, Mitnitsky EF. Cardiac risk stratification for postmyocardial infarction dental patients. Oral Surg Oral Med Oral Pathol Oral Radiol Endod. **2001** Jun; 91(6): 676–681.

Rocchietta I, Fontana F, Simion M. Clinical outcomes of vertical bone augmentation to enable dental implant placement: a systematic review. J Clin Periodontol. **2008** Sep; 35(Suppl): 203–215.

Roccuzzo M, Bonino F, Gaudioso L, Zwahlen M, Meijer HJ. What is the optimal number of implants for removable reconstructions? A systematic review on implant-supported overdentures. Clin Oral Implants Res. **2012** Oct; 23(Suppl 6): 229–237.

Rofes L, Arreola V, Romea M, Palomera E, Almirall J, Cabré M, Serra-Prat M, Clavé P. Pathophysiology of oropharyngeal dysphagia in the frail elderly. Neurogastroenterol Motil. **2010** Aug; 22(8): 851–858.

Rohlin M, Mileman PA. Decision analysis in dentistry—the last 30 years. J Dent. **2000** Sep; 28(7): 453–468.

Romano MM, Soares MS, Pastore CA, Tornelli MJ, de Oliveira Guaré R, Adde CA. A study of effectiveness of midazolam sedation for prevention of myocardial arrhythmias in endosseous implant placement. Clin Oral Implants Res. **2012** Apr; 23(4): 489–495.

Rosenberg ES, Torosian JP, Slots J. Microbial differences in 2 clinically distinct types of failures of osseointegrated implants. Clin Oral Implants Res. **1991** Jul–Sep; 2(3): 135–144.

Rossi MI, Young A, Maher R, Rodriguez KL, Appelt CJ, Perera S, Hajjar ER, Hanlon JT. Polypharmacy and health beliefs in older outpatients. Am J Geriatr Pharmacother. **2007** Dec; 5(4): 317–323.

Rothman SLG, Schwarz MS, Chafetz NI. High-resolution computerized tomography and nuclear bone scanning in the diagnosis of postoperative stress fractures of the mandible: a clinical report. Int J Oral Maxillofac Implants. **1995** Nov–Dec; 10(6): 765–768.

Roubenoff R. The pathophysiology of wasting in the elderly. J Nutr. **1999** Jan; 121(1S Suppl): 256S–259S.

Ruggiero SL, Dodson TB, Assael LA, Landesberg R, Marx RE, Mehrotra B. American Association of Oral and Maxillofacial Surgeons position paper on bisphosphonate-related osteonecrosis of the jaws—2009 update. J Oral Maxillofac Surg. **2009** May; 67(5 Suppl): 2–12.

Ruggiero SL, Dodson TB, Fantasia J, Goodday R, Aghaloo T, Mehrotra B, O'Ryan F. American Association of Oral and Maxillofacial Surgeons position paper on medication-related osteonecrosis of the jaw—2014 update. J Oral Maxillofac Surg. **2014** Oct; 72(10): 1938–1956.

Ruospo M, Palmer SC, Craig JC, Gentile G, Johnson DW, Ford PJ, Tonelli M, Petruzzi M, De Benedittis M, Strippoli GF. Prevalence and severity of oral disease in adults with chronic kidney disease: a systematic review of observational studies. Nephrology Dialysis Transplantation. **2014** Feb; 29(2): 364–375.

Russell RG, Croucher PI, Rogers MJ. Bisphosphonates: pharmacology, mechanisms of action and clinical uses. Osteoporos Int. **1999**; 9(Suppl 2): S66–S80.

Ryan Camilon P, Stokes WA, Nguyen SA, Lentsch EJ. The prognostic significance of age in oropharyngeal squamous cell carcinoma. Oral oncol. **2014** May; 50(5): 431–436.

Saad F, Brown JE, Van Poznak C, Ibrahim T, Stemmer SM, Stopeck AT, Diel IJ, Takahashi S, Shore N, Henry DH, Barrios CH, Facon T, Senecal F, Fizazi K, Zhou L, Daniels A, Carrière P, Dansey R. Incidence, risk factors, and outcomes of osteonecrosis of the jaw: integrated analysis from three blinded active-controlled phase III trials in cancer patients with bone metastases. Ann Oncol. **2012** May; 23(5): 1341–1347.

Saarela RK, Lindroos E, Soini H, Hiltunen K, Muurinen S, Suominen MH, Pitkälä KH. Dentition, nutritional status and adequacy of dietary intake among older residents in assisted living facilities. Gerodontology. **2014** Aug 28.

Sakakura CE, Marcantonio Jr E, Wenzel A, Scaf G. Influence of cyclosporin A on quality of bone around integrated dental implants: a radiographic study in rabbits. Clin Oral Implants Res. **2007** Feb; 18(1): 34–39.

Salvi GE, Aglietta M, Eick S, Sculean A, Lang NP, Ramseier CA. Reversibility of experimental peri-implant mucositis compared with experimental gingivitis in humans. Clin Oral Implants Res. **2012** Feb; 23(2): 182 – 190.

Santana RB, Xu L, Chase HB, Amar S, Graves DT, Trackman PC. A role for advanced glycation end products in diminished bone healing in type 1 diabetes. Diabetes. **2003** Jun; 52(6): 1502 – 1510.

Santini D, Vincenzi B, Dicuonzo G, Avvisati G, Massacesi C, Battistoni F, Gavasci M, Rocci L, Tirindelli MC, Altomare V, Tocchini M, Bonsignori M, Tonini G. Zoledronic acid induces significant and long-lasting modifications of circulating angiogenic factors in cancer patients. Clin Cancer Res. **2003** Aug 1; 9(8): 2893 – 2897.

Sarajlic N, Topic B, Brkic H, Alajbeg IZ. Aging quantification on alveolar bone loss. Coll Antropol. **2009** Dec; 33(4): 1165 – 1170.

Scannapieco FA, Stewart EM, Mylotte J. Colonization of dental plaque by respiratory pathogens in medical intensive care patients. Crit Care Med. **1992** Jun; 20(6): 740 – 745.

Schein OD, Hochberg MC, Muñoz B, Tielsch JM, Bandeen-Roche K, Provost T, Anhalt GJ, West S. Dry eye and dry mouth in the elderly: a population- based assessment. Arch Intern Med. **1999** Jun 28; 159(12): 1359 – 1363.

Schembri A, Fiske J. The implications of visual impairment in an elderly population in recognizing oral disease and maintaining oral health. Spec Care Dentist. **2001** Nov – Dec; 21(6): 222 – 226.

Schilcher J, Koeppen V, Aspenberg P, Michaëlsson K. Risk of atypical femoral fracture during and after bisphosphonate use. N Engl J Med. 2014 Sep; 371(10): 974 – 976.

Schimmel M, Schoeni P, Zulian GB, Müller F. Utilisation of dental services in a university hospital palliative and long-term care unit in Geneva. Gerodontology. **2008** Jun; 25(2): 107 – 112.

Schimmel M, Loup A, Duvernay E, Gaydarov N, Müller F. The effect of lower denture abstention on masseter muscle thickness in a 97 year-old patient: a case report. Int J Prosthodont. **2010** Sep – Oct; 23(5): 418 – 420.

Schimmel M, Srinivasan M, Herrmann FR, Müller F. Loading protocols for implant-supported overdentures in the edentulous jaw: a systematic review and meta-analysis. Int J Oral Maxillofac Implants. **2014**; 29(Suppl): 271 – 286.

Schneider D, Witt L, Hämmerle CH. Influence of the crown-to-implant length ratio on the clinical performance of implants supporting single crown restorations: a cross-sectional retrospective 5-year investigation. Clin Oral Implants Res. **2012** Feb; 23(2): 169 – 174

Schneider D, Schober F, Grohmann P, Hämmerle CH, Jung RE. In-vitro evaluation of the tolerance of surgical instruments in templates for computer-assisted guided implantology produced by 3-D printing. Clin Oral Implant Res. **2015** Mar; 26(3): 320 – 325.

Schoen F. The heart. In: Kumar V (ed). Robbins and Cotran pathologic basis of disease. 7th ed. St. Louis: Saunders. **2005**: 584 – 586.

Schropp L, Isidor F. Timing of implant placement relative to tooth extraction. J Oral Rehabil. **2008** Jan; 35(Suppl. 1): 33 – 43.

Schuldt Filho G, Dalago HR, Oliveira de Souza JG, Stanley K, Jovanovic S, Bianchini MA. Prevalence of peri-implantitis in patients with implant-supported fixed prostheses. Quintessence Int. **2014** Nov; 45(10): 861 – 868.

Schulte J, Flores AM, Weed M. Crown-to-implant ratios of single tooth implant-supported restorations. J Prosthet Dent. **2007** Jul; 98(1): 1 – 5.

Scott J, Valentine JA, St Hill CA, Balasooriya BA. A quantitative histological analysis of the effects of age and sex on human lingual epithelium. J Biol Buccale. **1983** Dec; 11(4): 303 – 315.

Scully C, Boyle P. Reliability of a self-administered questionnaire for screening for medical problems in dentistry. Community Dent Oral Epidemiol. **1983** Apr; 11(2): 105 – 108.

Scully C: Scully's medical problems in dentistry. 7th ed. Elsevier Health Sciences. **2014**: 167 – 168.

Seddon HJ. A classification of nerve injuries. Br Med J. **1942** Aug 29; 2(4260): 237 – 239.

Sedghizadeh PP, Kumar SK, Gorur A, Schaudinn C, Shuler CF, Costerton JW. Identification of microbial biofilms in osteonecrosis of the jaws secondary to bisphosphonate therapy. J Oral Maxillofac Surg. **2008** Apr; 66(4): 767–775.

Sedghizadeh PP, Kumar SK, Gorur A, Schaudinn C, Shuler CF, Costerton JW. Microbial biofilms in osteomyelitis of the jaw and osteonecrosis of the jaw secondary to bisphosphonate therapy. J Am Dent Assoc. **2009** Oct; 140(10): 1259–1265.

Seitz HK, Stickel F. Alcoholic liver disease in the elderly. Clin Geriatr Med. **2007** Nov; 23(4): 905–921.

Seymour DG, Vaz FG. A prospective-study of elderly general surgical patients: II. Post-operative complications. Age Ageing. **1989** Sep; 18(5): 316–326.

Sharkey S, Kelly A, Houston F, O'Sullivan M, Quinn F, O'Connell B. A radiographic analysis of implant component misfit. Int J Oral Maxillofac Implants. **2011** Jul–Aug; 26(4): 807–815.

Sharma L. Epidemiology of osteoarthritis. In: Moskovitz RW, Howell OS, Altman RD, Buckwater JA, Goldberg VM (eds). Osteoarthritis: Diagnosis and medical surgical management. 3rd edition. Philadelphia: Saunders; **2001**: 3–17.

Shaw JE, Sicree RA, Zimmet PZ. Global estimates of the prevalence of diabetes for 2010 and 2030. Diabetes Res Clin Pract. **2010** Jan; 87(1): 4–14.

Shay K. Identifying the needs of the elderly dental patient. The geriatric dental assessment. Dent Clin North Am. **1994** Jul; 38(3): 499–523.

Sheehy C, Gaffney K, Mukhtyar C. Standardized grip strength as an outcome measure in early rheumatoid arthritis. Scand J Rheumatol. **2013**; 42(4): 289–293.

Sheiham A, Steele JG, Marcenes W, Lowe C, Finch S, Bates CJ, Prentice A, Walls AW. The relationship among dental status, nutrient intake, and nutritional status in older people. J Dent Res. **2001** Feb; 80(2): 408–413.

Sheikh JI, Yesavange JA. Geriatric Depression Scale (GDS). Recent evidence and development of a shorter version. In: Bring T (ed). Clinical gerontology: a guide to assessment and interventions. New York: Haworth Press. **1986**: 165–173.

Shepherd AM, Hewick DS, Moreland TA, Stevenson IH. Age as a determinant of sensitivity to warfarin. Br J Clin Pharmacol. **1977** Jun; 4(3): 315–320.

Shet UK, Oh HK, Kim HJ, Chung HJ, Kim YJ, Kim OS, Choi HR, Kim OJ, Lim HJ, Lee SW. Quantitative analysis of periodontal pathogens present in the saliva of geriatric subjects. J Periodontal Implant Sci. **2013** Aug; 43(4): 183–190.

Ship JA, Pillemer SR, Baum BJ. Xerostomia in the geriatric patient. J Am Geriatr Soc. **2002** Mar; 50(3): 535–543.

Shulman KI. Clock-drawing: is it the ideal cognitive screening test? Int J Geriatr Psychiatry. **2000** Jun; 15(6): 548–561.

Shuman SK, Bebeau MJ. Ethical issues in nursing home care: practice guidelines for difficult situations. Special Care Dentist. **1996** Jul–Aug; 16(4): 170–176.

Sihvo S, Klaukka T, Martikainen J, Hemminki E. Frequency of daily over-the-counter drug use and potential clinically significant over-the-counter prescription drug interactions in the Finnish adult population. Eur J Clin Pharmacol. **2000** Sep; 56(6–7): 495–499.

Sjögren P, Nilsson E, Forsell M, Johansson O, Hoogstraate J. A systematic review of the preventive effect of oral hygiene on pneumonia and respiratory tract infection in elderly people in hospitals and nursing homes: effect estimates and methodological quality of randomized controlled trials. J Am Geriatr Soc. **2008** Nov; 56(11): 2124–2130.

Slade GD, Spencer AJ. Development and evaluation of the Oral Health Impact Profile. Community Dent Health. **1994** Mar; 11(1): 3–11.

Slade GD. Assessment of oral health related quality of life. In: Inglehart MR, Bagramian RA (eds). Oral health related quality of life. Chicago: Quintessence. **2002**.

Slagter KW, Raghoebar GM, Vissink A. Osteoporosis and edentulous jaws. Int J Prosthodont. **2008** Jan–Feb; 21(1): 19–26.

Slotte C, Grønningsæter A, Halmøy AM, Öhrnell LO, Stroh G, Isaksson S, Johansson LÅ, Mordenfeld A, Eklund J, Embring J. Four-millimeter implants supporting fixed partial dental prostheses in the severely resorbed posterior mandible: two-year results.

Clin Implant Dent Relat Res. **2012** May;14(Suppl 1): e46 – e58.

Soehardi A, Meijer GJ, Manders R, Stoelnga PJ. An inventory of mandibular fractures associated with implants in atrophic edentulous mandibles: a survey of Dutch oral and maxillofacial surgeons. Int J Oral Maxillofac Implants. **2010** Sep – Oct; 26(5): 1087 – 1093.

Soteriades ES, Evans JC, Larson MG, Chen MH, Chen L, Benjamin EJ, Levy D. Incidence and prognosis of syncope. N Engl J Med. **2002** Sep 19; 347(12): 878 – 885.

Sreebny LM, Schwartz SS. A reference guide to drugs and dry mouth—2nd edition. Gerodontology. **1997** Jul; 14(1): 33 – 47.

Srinivasan M, Vazquez L, Rieder P, Moraguez O, Bernard JP, Belser UC. Survival rates of short (6 mm) micro-rough surface implants: a review of literature and meta-analysis. Clin Oral Implants Res. **2014** May; 25(5): 539 – 545. (**a**)

Srinivasan M, Schimmel M, Riesen M, Ilgner A, Wicht MJ, Warncke M, Ellwood RP, Nitschke I, Müller F, Noack MJ. High-fluoride toothpaste: a multicenter randomized controlled trial in adults. Community Dent Oral Epidemiol. **2014** Aug; 42(4): 333 – 340. (**b**)

Srinivasan M, Makarov NA, Herrmann FR, Müller F. Implant survival in 1- versus 2-implant mandibular overdentures: a systematic review and meta-analysis. Clin Oral Implants Res. **2016** Jan; 27(1): 63 – 72.

Stamberger H. Functional endoscopic sinus surgery. Philadelphia: Mosby Year Book/BC Decker. **1991**.

Stanford CM. Dental implants. A role in geriatric dentistry for the general practice? J Am Dent Assoc. **2007** Sep; 138(Suppl): 34S – 40S.

Stanford CM. Surface modification of biomedical and dental implants and the processes of inflammation, wound healing and bone formation. Int J Mol Sci. **2010** Jan 25; 11(1): 354 – 369.

Starr ME, Saito H. Sepsis in old age: review of human and animal studies. Aging Dis. **2014** Apr 1; 5(2): 126 – 136.

Stoehr GP, Ganguli M, Seaberg EC, Echement DA, Belle S. Over-the- counter medication use in an older rural community: the MoVIES Project. J Am GeriatrSoc. **1997** Feb; 45(2): 158 – 165.

Stone AA, Schwartz JE, Broderick JE, Deaton A. A snapshot of the age distribution of psychological well-being in the United States. Proc Natl Acad Sci U.S.A. **2010** Jun; 107(22): 9985 – 9990.

Strippoli GF, Palmer SC, Ruospo M, Natale P, Saglimbene V, Craig JC, Pellegrini F, Petruzzi M, De Benedittis M, Ford P, Johnson DW, Celia E, Gelfman R, Leal MR, Torok M, Stroumza P, Bednarek-Skublewska A, Dulawa J, Frantzen L, Ferrari JN, del Castillo D, Hegbrant J, Wollheim C, Gargano L. Oral disease in adults treated with hemodialysis: prevalence, predictors, and association with mortality and adverse cardiovascular events: the rationale and design of the ORAL Diseases in hemodialysis (ORAL-D) study, a prospective, multinational, longitudinal, observational, cohort study. BMC Nephrology. **2013** Apr 19; 14: 90.

Stuck AE, Beers MH, Steiner A, Aronow HU, Rubenstein LZ, Beck JC. Inappropriate medication use in community-residing older persons. Arch Intern Med. **1994** Oct 10; 154(19), 2195 – 2200.

Summers RB. Sinus floor elevation with osteotomes. J Esthet Dent. **1998**; 10(3): 164-171.

Sweeney MP, Williams C, Kennedy C, Macpherson LM, Turner S, Bagg J. Oral health care and status of elderly care home residents in Glasgow. Community Dent Health. **2007** Mar; 24(1): 37 – 42.

Swelem AA, Gurevich KG, Fabrikant EG, Hassan MH, Aqou S. Oral health-related quality of life in partially edentulous patients treated with removable, fixed, fixed-removable, and implant-supported prostheses. Int J Prosthodont. **2014** Jul – Aug; 27(4): 338 – 347.

Swift ME, Burns AL, Gray KL, DiPietro LA. Age-related alterations in the inflammatory response to dermal injury. J Invest Dermatol. **2001** Nov; 117(5): 1027 – 1035.

Syrjälä AM, Ylöstalo P, Ruoppi P, Komulainen K, Hartikainen S, Sulkava R, Knuuttila M.Dementia and oral health among subjects aged 75 years or older. Gerodontology. **2012** Mar; 29(1): 36 – 42.

Taguchi T, Fukuda K, Sekine H, Kakizawa T. Intravenous sedation and hemodynamic changes during dental implant surgery. Int J Oral Maxillofac Implants. **2011** Nov – Dec; 26(6): 1303 – 1308.

Tahmaseb A, Wismeijer D, Coucke W, Derksen W. Computer technology applications in surgical implant dentistry: a systematic review. Int J Oral Maxillofac Implants. **2014**; 29(Suppl): 25–42.

Taji T, Yoshida M, Hiasa K, Abe Y, Tsuga K, Akagawa Y. Influence of mental status on removable prosthesis compliance in institutionalized elderly persons. Int J Prosthodont. **2005** Mar–Apr; 18(2): 146–149.

Tallgren A. The continuing reduction of the residual alveolar ridges in complete denture wearers: a mixed-longitudinal study covering 25 years. J Prosthet Dent. **1972** Feb; 27(2): 120–132.

Tan K, Pjetursson BE, Lang NP, Chan ES. A systematic review of the survival and complication rates of fixed partial dentures (FPDs) after an observation period of at least 5 years. Clin Oral Implants Res. **2004** Dec; 15(6): 654–666.

Tan WC, Lang NP, Zwahlen M, Pjetursson BE. A systematic review of the success of sinus floor elevation and survival of implants inserted in combination with sinus floor elevation. Part II: transalveolar technique. J Clin Periodontol. **2008** Sep; 35(8 Suppl): 241–254.

Tepper G, Haas R, Zechner W, Krach W, Watzek G. Three-dimensional finite element analysis of implant stability in the atrophic posterior maxilla: a mathematical study of the sinus floor augmentation. Clin Oral Implants Res. **2002** Dec; 13(6): 657–665.

Tepper G, Haas R, Mailath G, Teller C, Bernhart T, Monov G, Watzek G. Representative marketing-oriented study on implants in the Austrian population. II. Implant acceptance, patient-perceived cost and patient satisfaction. Clin Oral Implants Res. **2003** Oct; 14(5): 634–642.

Terpenning MS, Taylor GW, Lopatin DE, Kerr CK, Dominguez BL, Loesche WJ. Aspiration pneumonia: dental and oral risk factors in an older veteran population. J Am Geriatr Soc. **2001** May; 49(5): 557–563.

Thiel CP, Evans DB, Burnett RR. Combination syndrome associated with a mandibular implant-supported overdenture: a clinical report. J Prosthet Dent. **1996** Feb; 75(2): 107–113.

Thomas DR. Age-related changes in wound healing. Drugs Aging. **2001**; 18(8): 607–620.

Thomason JM, Feine J, Exley C, Moynihan P, Müller F, Naert I, Ellis JS, Barclay C, Butterworth C, Scott B, Lynch C, Stewardson D, Smith P, Welfare R, Hyde P, McAndrew R, Fenlon M, Barclay S, Barker D. Mandibular two implant-supported overdentures as the first choice standard of care for edentulous patients— the York Consensus Statement. Br Dent J. **2009** Aug; 207(4): 185–186.

Thompson R, Phillips J, McCauley S, Elliott JR, Moran CG. Atypical femoral fractures and bisphosphonate treatment. Journal of Bone and Joint Surgery. **2012** Mar; 94(3): 385–390.

Tinetti ME, Bogardus ST, Agostini JV. Potential pitfalls of disease-specific guidelines for patients with multiple conditions. N Engl J Med. **2004** Dec 30; 351(27): 2870–2874.

Tjia J, Velten SJ, Parsons C, Valluri S, Briesacher BA.. Studies to reduce unnecessary medication use in frail older adults: a systematic review. Drugs Aging. **2013** May; 30(5): 285–307.

Toffler M. Osteotome-mediated sinus floor elevation: a clinical report. Int J Oral Maxillofac Implants. **2004** Mar–Apr; 19(2): 266–273.

Tokmakidis SP, Kalapotharakos VI, Smilios I, Parlavantzas A. Effects of detraining on muscle strength and mass after high or moderate intensity of resistance training in older adults. Clin Physiol Funct Imaging. **2009** Jul 29(4): 316–319.

Tomkinson A, Reeve J, Shaw RW, Noble BS. The death of osteocytes via apoptosis accompanies estrogen withdrawal in human bone. J Clin Endocrinol Metab. **1997** Sep; 82(9): 3128–3135.

Torres J, Tamimi F, Garcia I, Herrero A, Rivera B, Sobrino JA, Hernández G. Dental implants in a patient with Paget disease under bisphosphonate treatment: a case report. Oral Surg Oral Med Oral Pathol Oral Radiol Endod. **2009** Mar; 107(3): 387–392.

Trisi P, Rao W. Bone classification: clinical histomorphometric comparison. Clin Oral Implants Res. **1999** Feb; 10(1): 1–7.

Tsao C, Darby I, Ebeling PR, Walsh K, O'Brien-Simpson N, Reynolds E, Borromeo G. Oral health risk factors for bisphosphonate-associated jaw osteonecrosis. J Oral Maxillofac Surg. **2013** Aug; 71(8): 1360–1366.

Turkyilmaz I, Company AM, McGlumphy EA. Should edentulous patients be constrained to removable complete dentures? The use of dental implants to improve the quality of life for edentulous patients. Gerodontology. **2010** Mar; 27(1): 3 – 10.

Turner MD, Ship JA. Dry mouth and its effects on the oral health of elderly people. J Am Dent Assoc. **2007** Sep; 138(Suppl): 15S – 20S. [Erratum: J Am Dent Assoc. 2008 Mar; 139(3): 252 – 253.]

Tymstra N, Raghoebar GM, Vissink A, Meijer HJ. Maxillary anterior and mandibular posterior residual ridge resorption in patients wearing a mandibular implant-retained overdenture. J Oral Rehabil. **2011** Jul; 38(7): 509 – 516.

Tzakis MG, Osterberg T, Carlsson GE. A study of some masticatory functions in 90-year old subjects. Gerodontology. **1994** Jul; 11(1): 25 – 29.

Ueda M, Kaneda T. Maxillary sinusitis caused by dental implants: report of two cases. J Oral Maxillofa Surg. **1992** Mar; 50(3): 285 – 287.

Ungar A, Morrione A, Rafanelli M, Ruffolo E, Brunetti MA, Chisciotti VM, Masotti G, Del Rosso A, Marchionni N. The management of syncope in older adults. Minerva Med. **2009** Aug; 100(4): 247 – 258.

United Nations, Department of Economic and Social Affairs, Population Division. World Population Ageing 2013. **2013**. United Nations publication ST/ESA/SER.A/348.

Vahtsevanos K, Kyrgidis A, Verrou E, Katodritou E, Triaridis S, Andreadis CG, Boukovinas I, Koloutsos GE, Teleioudis Z, Kitikidou K, Paraskevopoulos P, Zervas K, Antoniades K. Longitudinal cohort study of risk factors in cancer patients of bisphosphonate-related osteonecrosis of the jaw. Journal of Clinical Oncology. **2009** Nov 10; 27(32): 5356 – 5362.

Valenti G, Ferrucci L, Lauretani F, Ceresini G, Bandinelli S, Luci M, Ceda G, Maggio M, Schwartz RS. Dehydroepiandrosterone sulfate and cognitive function in the elderly: The InCHIANTI Study. J Endocrinol Invest. **2009** Oct; 32(9): 766 – 772.

van den Akker M, Buntinx F, Roos S, Knottnerus JA. Problems in determining occurrence rates of multimorbidity. J Clin Epidemiol. **2001** Jul; 54(7): 675 – 679.

van den Bergh JP, Bruggenkate ten CM, Disch FJ, Tuinzing DB. Anatomical aspects of sinus floor elevations. Clin Oral Implants Res. **2000** Jun; 11(3): 256-265.

van der Bilt A, van Kampen FM, Cune MS. Masticatory function with mandibular implant-supported overdentures fitted with different attachment types. Eur J Oral Sci. **2006** Jun; 114(3): 191 – 196.

van der Bilt A, Burgers M, van Kampen FM, Cune MS. Mandibular implant-supported overdentures and oral function. Clin Oral Implants Res. **2010** Nov; 21(11): 1209 – 1213.

van der Maarel-Wierink CD, Vanobbergen JN, Bronkhorst EM, Schols JM, de Baat C. Meta-analysis of dysphagia and aspiration pneumonia in frail elders. J Dent Res. **2011** Dec; 90(12): 1398 – 1404.

Van der Sleen MI, Slot DE, Van Trijffel E, Winkel EG, Van der Weijden GA. Effectiveness of mechanical tongue cleaning on breath odour and tongue coating: a systematic review. Int J Dent Hyg. **2010** Nov; 8(4): 258 – 268.

van Kampen FM, van der Bilt A, Cune MS, Fontijn-Tekamp FA, Bosman F. Masticatory function with implant-supported overdentures. J Dent Res. **2004** Sep; 83(9): 708 – 711.

van Steenberghe D, Vanherle GV, Fossion E, Roelens J. Crohn's disease of the mouth, report of case. J Oral Surg. **1976** Jul; 34(7): 635 – 638.

van Steenberghe D, Jacobs R, Desnyder M, Maffei G, Quirynen M. The relative impact of local and endogenous patient-related factors on implant failure up to the abutment stage. Clin Oral Implants Res. **2002** Dec; 13(6): 617 – 622.

van Steenberghe D, Quirynen M, Molly L, Jacobs R. Impact of systemic diseases and medication on osseointegration. Periodontol 2000. **2003**; 33: 163 – 171.

Vandone AM, Donadio M, Mozzati M, Ardine M, Polimeni MA, Beatrice S, Ciuffreda L, Scoletta M. Impact of dental care in the prevention of bisphosphonate-associated osteonecrosis of the jaw: A single-center clinical experience. Ann Oncol. **2012** Jan; 23 (1): 193 – 200.

Vercruyssen M, Marcelis K, Coucke W, Naert I, Quirynen M. Long-term, retrospective evaluation (implant and patient-centred outcome) of the two-implants-supported overdenture in the mandible. Part 1: survival rate. Clin Oral Implants Res. **2010** Apr; 21(4): 357 – 365. (**a**)

Vercruyssen M, Quirynen M. Long-term, retrospective evaluation (implant and patient-centred outcome) of the two-implant-supported overdenture in the mandible. Part 2: marginal bone loss. Clin Oral Implants Res. **2010** May; 21(5): 466–472. (**b**)

Vernamonte S, Mauro V, Vernamonte S, Messina AM. An unusual complication of osteotome sinus floor evaluation: benign paroxysmal positional vertigo. Int J Oral Maxillofac Surg. **2011** Feb; 40(2): 216–218.

Vernooij-Dassen M, Leatherman S, Rikkert MO. Quality of care in frail older people: the balance between receiving and giving. BMJ. **2011** Mar 25; 342: 1062–1063.

Vigild M. Benefit related assessment of treatment need among institutionalised elderly people. Gerodontology. **1993** Jul; 10(1): 10–15.

Visentin GP, Liu CY. Drug-induced thrombocytopenia. Hematol Oncol Clin North Am. **2007** Aug; 21(4): 685–696, vi.

Visser A, Raghoebar GM, Meijer HJ, Vissink A. Implant-retained maxillary overdentures on milled bar suprastructures: a 10-year follow-up of surgical and prosthetic care and aftercare. Int J Prosthodont. **2009** Mar–Apr; 22(2): 181–192.

Visser A, de Baat C, Hoeksema AR, Vissink A. Oral implants in dependent elderly persons: blessing or burden? Gerodontology. **2011** Mar; 28(1): 76–80.

Vitlic A, Khanfer R, Lord JM, Carroll D, Phillips AC. Bereavement reduces neutrophil oxidative burst only in older adults: role of the HPA axis and immunesenescence. Immun Ageing. **2014** Aug 29; 11: 13.

Vogeli C, Shields AE, Lee TA, Gibson TB, Marder WD, Weiss KB, Blumenthal D. Multiple chronic conditions: prevalence, health consequences, and implications for quality, care management, and costs. J Gen Intern Med. **2007** Dec; 22(Suppl. 3): 391–395.

von Wowern N, Melsen F. Comparative bone morphometric analysis of mandibles and iliac crests. Scand J Dent Res. **1979** Oct; 87(5): 351–357.

von Wowern N, Storm TL, Olgaard K. Bone mineral content by photon absorptiometry of the mandible compared with that of the forearm and the lumbar spine. Calcif Tissue Int. **1988** Mar; 42(3): 157–161.

von Wowern N, Gotfredsen K. Implant-supported overdentures, a prevention of bone loss in edentulous mandibles? A 5-year follow-up study. Clin Oral Implants Res. **2001** Feb; 12(1): 19–25.

Vos T et al. Years lived with disability (YLDs) for 1160 sequelae of 289 diseases and injuries 1990–2010: a systematic analysis for the Global Burden of Disease Study 2010. Lancet. **2012** Dec 15; 380(9859): 2163–2196. [Erratum: Lancet. 2013 Feb 23; 381(9867): 628.]

Wagner W, Esser E, Ostkamp K. Osseointegration of dental implants in patients with and without radiotherapy. Acta Oncol. **1998**; 37(7–8): 693–696.

Walton JN, MacEntee MI, Glick N. One-year prosthetic outcomes with implant overdentures: a randomized clinical trial. Int J Oral Maxillofac Implants. **2002** May–Jun; 17(3): 391–398.

Walton JN, MacEntee MI. Choosing or refusing oral implants: a prospective study of edentulous volunteers for a clinical trial. Int J Prosthodont. **2005** Nov–Dec; 18(6): 483–488.

Walton JN, Glick N, Macentee MI. A randomized clinical trial comparing patient satisfaction and prosthetic outcomes with mandibular overdentures retained by one or two implants. Int J Prosthodont. **2009** Jul–Aug; 22(4): 331–339.

Wang HL, Weber D, McCauley LK. Effect of long-term oral bisphosphonates on implant wound healing: literature review and a case report. J Periodontol. **2007** Mar; 78(3): 584–594.

Warrer K, Buser D, Lang NP, Karring T. Plaque-induced peri-implantitis in the presence or absence of keratinized mucosa. An experimental study in monkeys. Clin Oral Implants Res. **1995** Sep; 6(3): 131–138.

Watson RM, Jemt T, Chai J, Harnett J, Heath MR, Hutton JE, Johns RB, Lithner B, McKenna S, McNamara DC, Naert I, Taylor R. Prosthodontic treatment, patient response, and the need for maintenance of complete implant-supported overdentures: an appraisal of 5 years of prospective study. Int J Prosthodont. **1997** Jul–Aug; 10(4): 345–354.

Wawruch M, Kuzelova M, Foltanova T, Ondriasova E, Luha J, Dukat A, Murin J, Shah R. Characteristics of elderly patients who consider over-the-counter medications as safe. Int J Clin Pharm. **2013** Feb; 35(1): 121–128.

Weinlander M, Krennmair G, Piehslinger E. Implant prosthodontic rehabilitation of patients with rheumatic disorders: a case series report. Int J Prosthodont. **2010** Jan–Feb; 23(1): 22–28.

Weischer T, Mohr C. Ten-year experience in oral implant rehabilitation of cancer patients: treatment concept and proposed criteria for success. Int J Oral Maxillofac Implants. **1999** Jul–Aug; 14(4): 521–528.

Weiss RE, Gorn AH, Nimni ME. Abnormalities in the biosynthesis of cartilage and bone proteoglycans in experimental diabetes. Diabetes. **1981** Aug; 30(8): 670–677.

Weiss A, Beloosesky Y, Boaz M, Yalov A, Kornowski R, Grossman E. Body mass index is inversely related to mortality in elderly subjects. J Gen Intern Med. **2008** Jan; 23(1): 19–24.

Welsh G, Grey N, Potts S. The use of liaison psychiatry service in restorative dentistry. CPD Dent. **2000**; 1(1): 32–34.

Welte T, Torres A, Nathwani D. Clinical and economic burden of community-acquired pneumonia among adults in Europe. Thorax. **2012** Jan; 67(1): 71–79.

Wennström JL, Derks J. Is there a need for keratinized mucosa around implants to maintain health and tissue stability? Clin Oral Implants Res. **2012** Oct; 23(Suppl 6): 136–146.

Werbitt MJ, Goldberg PV. The immediate implant: bone preservation and bone regeneration. Int J Periodontics Restorative Dent. **1992**; 12(3): 206–217.

Weyant RJ, Pandav RS, Plowman JL, Ganguli M. Medical and cognitive correlates of denture wearing in older community-dwelling adults. J Am Geriatr Soc. **2004** Apr; 52(4): 596–600.

White H. Weight change in Alzheimer's disease. J Nutr Health Aging. **1998**; 2(2): 110–112.

Whitfield LR, Schentag JJ, Levy G. Relationship between concentration and anticoagulant effect of heparin in plasma of hospitalized patients: magnitude of predictability of interindividual differences. Clin Pharmacol Ther. **1982** Oct; 32(4): 503–516.

WHO Definition of palliative care. **1990**. http://www. who.int/cancer/palliative/definition/en/. Last accessed November 23, 2015.

Williams S, Malatesta K, Norris K. Vitamin D and chronic kidney disease. Ethn Dis. **2009** Autumn; 19(4 Suppl 5): S5–8–11.

Wiltfang J, Schultze-Mosgau S, Merten HA, Kessler P, Ludwig A, Engelke W. Endoscopic and ultrasonographic evaluation of the maxillary sinus after combined sinus floor augmentation and implant insertion. Oral Surg Oral Med Oral Pathol Oral Radiol Endod. **2000** Mar; 89(3): 288–291.

Winkler S, Garg AK, Mekayarajjananonth T, Bakaeen LG, Khan E. Depressed taste and smell in geriatric patients. J Am Dent Assoc. **1999** Dec; 130(12): 1759–1765.

Winwood K, Zioupos P, Currey JD, Cotton JR, Taylor M. The importance of the elastic and plastic components of strain in tensile and compressive fatigue of human cortical bone in relation to orthopaedic biomechanics. J Musculoskelet Neuronal Interact. **2006** Apr–Jun; 6(1): 134–141.

Wiseman M. The treatment of oral problems in the palliative patient. J Can Dent Assoc. **2006** Jun; 72(5): 453–458.

Wismeijer D, VanWaas MAJ, Vermeeren J, Mulder J, Kalk W. Patient satisfaction with implant-supported mandibular overdentures. A comparison of three treatment strategies with ITI-dental implants. Int J Oral Maxillofac Surg. **1997** Aug 26(4): 263–267.

Wismeijer D, Tawse-Smith A, Payne AG. Multicentre prospective evaluation of implant-assisted mandibular bilateral distal extension removable partial dentures: patient satisfaction. Clin Oral Implants Res. **2013** Jan; 24(1): 20–27.

Wolfe M, Lichtenstein D, Singh G. Gastrointestinal toxicity of nonsteroidal antiinflammatory drugs. N Engl J Med. **1999** Jun 17; 340(24): 1888–1889.

Wolff B, Berger T, Frese C, Max R, Blank N, Lorenz HM, Wolff D. Oral status in patients with early rheumatoid arthritis: a prospective, case-control study. Rheumatology (Oxford). **2014** Mar; 53(3): 526–431.

Wood J, Bonjean K, Ruetz S, Bellahcène A, Devy L, Foidart JM, Castronovo V, Green JR. Novel antiangiogenic effects of the bisphosphonate compound zoledronic acid. J Pharmacol Exp Ther. **2002** Sep; 302(3): 1055–1061.

Wood MR, Vermilyea SG; Committee on Research in Fixed Prosthodontics of the Academy of Fixed Prosthodontics. A review of selected dental literature on evidence-based treatment planning for dental implants: report of the Committee on Research in Fixed Prosthodontics of the Academy of Fixed Prosthodontics. J Prosthet Dent. **2004** Nov; 92(5): 447–462.

World Health Organization. Statistical Dataset. **2000**. http://www.who.int/respiratory/copd/burden/en/index.html. Last accessed Jan 1, 2015.

World Health Organization. Global status report on noncommunicable diseases 2010. **2011**. http://www.who.int/nmh/publications/ncd_report_full_en.pdf.

Wurtman JJ, Lieberman H, Tsay R, Nader T, Chew B. Caloric and nutrient intake of elderly and young subjects measured under identical conditions. J Gerontol. **1988** Nov; 43(6): B174–B180.

Xiao W, Li Z, Shen S, Chen S, Wang Y, Wang J. Theoretical role of adjunctive implant positional support in stress distribution of distal-extension mandibular removable partial dentures. Int J Prosthodont. **2014** Nov–Dec; 27(6): 579–581.

Yacoub N, Ismail YH, Mao JJ. Transmission of bone strain in the craniofacial bones of edentulous human skulls upon dental implant loading. J Prosthet Dent. **2002** Aug; 88(2): 192–199.

Yoneyama T, Yoshida M, Matsui T, Sasaki H. Oral care and pneumonia. Oral Care Working Group. Lancet. **1999** Aug; 354(9177): 515.

Yoon V, Maalouf NM, Sakhaee K. The effects of smoking on bone metabolism. Osteoporos Int. **2012** Aug; 23(8): 2081–2092.

Zarb GA, Schmitt A. Implant therapy alternatives for geriatric edentulous patients. Gerodontology. **1993** Jul 1; 10(1): 28–32.

Zembic A, Kim S, Zwahlen M, Kelly JR. Systematic review of the survival rate and incidence of biologic, technical, and esthetic complications of single implant abutments supporting fixed prostheses. Int J Oral Maxillofac Implants. **2014**; 29(Suppl): 99–116. (**a**)

Zembic A, Wismeijer D. Patient-reported outcomes of maxillary implant-supported overdentures compared with conventional dentures. Clin Oral Implants Res. **2014** Apr; 25(4): 441–450.

Zermansky AG, Alldred DP, Petty DR, Raynor DK, Freemantle N, Eastaugh J, Bowie P. Clinical medication review by a pharmacist of elderly people living in care homes—randomised controlled trial. Age Ageing. **2006** Nov; 35(6): 586–591.

Zimmer CM, Zimmer WM, Williams J, Liesener J. Public awareness and acceptance of dental implants. Int J Oral Maxillofac Implants. **1992** Summer; 7(2): 228–232.

Zitzmann NU, Sendi P, Marinello CP. An economic evaluation of implant treatment in edentulous patients: preliminary results. Int J Prosthodont. **2005** Jan–Feb; 18(1): 20–27.

Zitzmann NU, Hagmann E, Weiger R. What is the prev-alence of various types of prosthetic dental restorations in Europe? Clin Oral Implants Res. **2007** Jun; 18(Suppl 3): 20–33.

Zitzmann NU, Staehelin K, Walls AW, Menghini G, Weiger R, Zemp Stutz E. Changes in oral health over a 10-yr period in Switzerland. Eur J Oral Sci. **2008** Feb; 116(1): 52–59. (**a**)

Zitzmann NU, Berglundh T (2008). Definition and prevalence of peri-implant diseases. J Clin Periodontol. **2008** Sep; 35(8 Suppl): 286–291. (**b**)

Zou H, Zhao X, Sun N, Zhang S, Sato T, Yu H, Chen Q, Weber HP, Dard M, Yuan Q, Lanske B. Effect of chronic kidney disease on the healing of titanium implants. Bone. **2013** Oct; 56(2): 410–415.

16　译后补记

宿玉成

本系列丛书为世界上著名口腔种植专家所组成的国际口腔种植学会（ITI）教育委员会的共识性论著。本系列丛书中的某些名词，或是由本系列丛书提出的，或是先前已经存在的，但国际口腔种植学会（ITI）教育委员会基于口腔种植的临床实践已经形成了专有解释或专门概念。其中有些名词在出现的同时给予了详细的解释，有些则没有解释。为了方便读者对本系列丛书的理解和对应以前用中文建立的概念，有利于口腔种植的研究和临床实践，译者对后者进行补记。

1. 国际口腔种植学会（ITI）

2008年1月13日国际口腔种植学会（ITI）在北京召开了国际口腔种植学会（ITI）中国分会筹备会议，中国大陆的7名国际口腔种植学会（ITI）专家组成员全部与会，会议上共同决定将"International Team for Implantology"中译为"国际口腔种植学会（ITI）"。

2. 国际口腔种植学会（ITI）共识研讨会

译者将"The First ITI Consensus Conference"译为"国际口腔种植学会（ITI）第一次共识研讨会"，其余各次以此类推。

3. 口腔种植学和牙种植学

国内将缺失牙种植修复这一口腔医学领域称为"口腔种植学"。由于本系列丛书始终使用英文"implant dentistry"，所以根据"信、达、雅"的翻译原则，本系列丛书仍然将其译为"牙种植学"，只是在书名、译者序和译后补记中使用"口腔种植"字样。

4. 前上颌

前上颌（anterior maxilla）在解剖学上是指上颌两侧尖牙之间的解剖学区域，其独特的解剖特点对美学种植修复具有重要意义。因此，"前上颌"开始作为一个独立的解剖学名词出现，而不是上颌前部。

5. 美学牙种植

美学牙种植学（esthetic implant dentistry），或美学种植（esthetic implant）是基于美学区（esthetic zone）范围内的牙种植概念。美学牙种植目前有两层含义：（1）美学区的牙种植，尤其是在前上颌的牙种植；（2）所期望的种植治疗效果除了保持长期的功能以外，还要获得长期稳定的美学效果，使种植修复体具备类似于天然牙从颌骨内自然长出的感觉，包括种植体周软组织形态、修复体的穿龈轮廓以及修复体冠部的外形轮廓、色泽和光学特性等。

6. 穿龈轮廓

穿龈轮廓（emergence profile）是指牙或修复体的唇面或颊面轴向轮廓，从上皮性龈沟底向软组织边缘延伸，至外形高点。（主要参考文献：W. R. Laney, Glossary of Oral and Maxillofacial Implant. Berlin: Quintessence, 2007: 50）

7. 弧线形/弧形

尽管英文"scalloped"的中文描述为"扇边/扇边样""扇贝/扇贝样"或"弧线/弧线形/弧线型"等，但在英文将这个词引入牙龈生物型和种植窝预备时取"弧线"之意，所以在本系列丛书中用形容词"弧线形/弧形"（scalloped）描述以下两种情况：（1）弧线形牙龈生物型，指牙龈唇/颊侧软组织边缘走行；（2）种植窝预备时的弧形处理。

8. 初始骨接触和继发骨接触

这是描述种植体稳定性的两个重要概念。在以往的中文文献中将"primary bone contact 和 secondary bone contact"翻译为"初级骨接触（或初期骨接触）和次级骨接触"。因为"primary bone contact"所表达的是在种植体植入过程中或植入完成时的骨与种植体表面（或界面）的即刻接触，属于机械性接触；"secondary bone contact"所表达的是在种植体植入后的愈合过程中新骨在种植体表面的沉积或改建后新形成的骨-种植体接触（界面），即骨结合。因此，中译本中分别将"primary bone contact"和"secondary bone contact"翻译为"初始骨接触"和"继发骨接触"。

9. 牙列缺损和单颗牙缺失

本来，牙列缺损包括了单颗牙缺失。但是，在种植修复中单颗牙缺失和连续多颗牙缺失有显著不同的特点，所以原著中将其分别讨论。

10. 固定修复体

在本系列丛书中译本中将"fixed dental prosthesis"译为"固定修复体"。原文中"固定修复体"包括了将多颗种植体连在一起共同支持的联冠、桥体和悬臂桥等。单颗种植体独立支持修复体时，或称之为"固定修复体"，或称之为"冠"。

11. 咔嗒印模帽

在本系列丛书译本中将"snap-on impression cap"译为"咔嗒印模帽"，而非"卡抱式印模帽"或"卡紧式印模帽"。原因是原文中的"snap-on impression cap"不但有印模帽的"卡抱或卡紧"之意，并强调作者使用的印模帽在准确就位于种植体肩台时，会发出"咔嗒"响声，由此提醒医师印模帽是否准确就位。

12. "SAC分类"以及"S""A"和"C"的中文翻译

SAC分类并非由国际口腔种植学会（ITI）首次提出，开始也不是牙种植学的一个概念。开始是Sailer和Pajarola在口腔外科图谱（Sailer和Pajarola，1999）中首次提出，用于描述外科手术的难度分类，比如难度不同的第三磨牙拔出，分类为"S: simple, A: advanced, C: complex"。2003年国际口腔种植学会（ITI）共识研讨会上，采纳了这种病例分类方法，并依照学术尊重的惯例保留了分类中使用的英文单词，发表于国际口腔种植学会（ITI）共识研讨会的会议纪要。国际口腔种植学会（ITI）2006年决定稍微修改原始分类的英文单词，将"simple"改为"straightforward"。

SAC分类评价病例和治疗程度的治疗难度及风险，并可作为医师病例选择及治疗设计的指导原则，包括的内容并不单一，目前国际口腔种植学会（ITI）教育委员会没有给出描述性定义。所以，本系列丛书翻译组未能给出中文定义，继续将"SAC classification"中译为"SAC分类"。

"S""A"和"C"的中文翻译过程中，未能找到更加准确的三级比较级中文单词，按照与医学描述术语尽量贴切的惯例，中译为"S"（Straightforward）：简单；"A"（advanced）：复杂；"C"（complex）：高度复杂。

13. 修正因素

由于牙种植临床效果判定有别于其他治疗技术，影响病例和治疗程序分类的因素在不同的病例、不同的治疗程序和方案中，所起的作用和风险程度显著不同，原著中将这些因素定义为"modifying factors"。同一种"modifying factor"在不同临床状态下可以修改SAC标准分类，所以将"modifying factors"中译为"修正因素"。

14. 拔牙位点种植

事实上，基于种植修复的角度，拟种植位点在患者就诊时划分为3种情况：（1）牙齿缺失已有相当的时间，拔牙窝已经完成软组织和骨组织愈合；（2）已经是缺牙状态，是牙缺失4个月以内的牙槽窝，未完成软组织和/或骨组织愈合；（3）牙齿或牙根还位于牙槽窝，但是已经没有保留的价值，必须拔除。

在牙种植技术的早期，选择第一种临床状态为种植适应证。但是，伴随口腔种植技术的进步以及患者和医师对种植修复技术的信赖，开始寻求在第二种和第三种临床状态时如何选择种植体植入时机。因此，需要专业术语描述和定义这3种临床状态。在开始，用"拔牙窝内种植（implants in extraction sockets）"描述第二种和第三种临床状态的种植体植入，但是并不恰当。2008年之后，国际口腔种植学会（ITI）使用"implant placement in post-extraction sites"，本系列丛书译为"拔牙位点种植，或拔牙位点种植体植入"。用"拔牙位点"代替"拔牙窝"表述牙齿已经拔除，但并未完成牙槽窝愈合的临床状态更为贴切。

15. 软组织水平种植体和骨水平种植体

伴随种植体设计的不断优化，目前从种植体修复平台的角度，将种植体分为"软组织水平种植体（tissue level implant）"和"骨水平种植体（bone level implant）"。

16. 总义齿

按照以往中文习惯，总义齿（complete denture）既表达修复上颌与下颌牙列同时缺失的上颌和下颌义齿，也代表修复上颌或下颌单一牙列缺失的义齿。为避免叙述的混乱和对原文的误解，"总义齿"与"complete denture"相对应。由此，"maxillary complete denture"中译为"上颌总义齿"，"mandible complete denture"中译为"下颌总义齿"。

17. 皮卡印模和皮卡技术

关于"pick-up technique"的中文翻译，译者先后与冯海兰教授（北京大学）、张磊主任医师（北京大学）和耿威副教授（首都医科大学）以及北京口腔种植培训学院（BITC）的专家们进行了多次探讨，在此记述。

"pick-up impression"和"pick-up technique"，偶见于传统修复的文献，但常见于种植文献中。迄今为止，并未见到"pick-up"在医学上的中文翻译，但在其他领域已经有公认的中文译法，"pick-up car"被译为"皮卡车"，与种植治疗中的"pick-up"的含义类似，都表示"承载"某物之意。因此将"pick-up impression"和"pick-up technique"分别中译为"皮卡印模"和"皮卡技术"。皮卡印模和皮卡技术为不同的概念，并且存在较大差别。

（1）皮卡印模，即用于印模帽印模的技术。印模帽有两种基本类型，一种是螺丝固位的印模帽，使用开窗式印模托盘，或归类为开窗式托盘印模；另一种是使用塑料的卡抱式印模帽（咔嗒印模帽，snap-fit coping或snap-on coping），使用非开窗式印模托盘，或归类为非开窗式托盘印模。（主要参考文献：Heeje Lee, Joseph S. So, J. L. Hochstedler, Carlo Ercoli. The of Implant Impressions: A Systematic Review. J Prosthet Dent 2008; 100: 285-291）

（2）皮卡印模，用于基底印模的技术。制取印模之前，将修复体基底或上部结构安放在基台上，从口腔内取下的印模包含了修复体基底或上部结构。（主要参考文献：W. R. Laney. Glossary of Oral and Maxillofacial Implants. Quintessence. 2007, P125; A. Sethi, T. Kaus. Practical Implant Dentistry. Quintessence. 2005, P102）

（3）皮卡技术，基于临时模板制作种植体支持式修复体的即刻负荷技术。该技术要点包括：外科模板引导下的种植体植入；种植体数目6~8颗；术前预成的临时模板从口内直接获取临时基台；避免了术中印模和直接重衬；执行术前设计的人工牙位置和𬌗位关系；当天戴入临时修复体。（主要参考文献：D. Wismeijer, D. Buser, U. Belser. ITI Treatment Guide. Quintessence. 2010, P177-183; G. O. Gallucci, J-P. Bernard, M. Bertosa, U. C. Belser. Immediate Loading with Fixed Screw-retained Provisional Restorations in Edentulous Jaws: The Pickup Technique. Int J Oral Maxillofac Implants 2004; 19: 524-533）

18. 自固位附着体

将"locator abutment"中译为"自固位附着体"。在阳型（安放于种植体上）和阴型（安放于义齿内）之间存在自锁式固位设计，因此翻译为自固位附着体。

19. 多基基台

将"multi-base abutment"中译为"多基基台"。

20. 种植体前后间距

"anteroposterior（AP）spread"，为种植/修复中常见的概念，在种植中将其翻译为"（种植体）前后间距"或"AP间距"，为两侧远端种植体后缘连线至最前方种植体之间的垂直距离。

21. 上颌窦底提升

"上颌窦底提升"的基本含义是应用外科方法提高上颌窦底的高度，以应对因上颌窦气化所导致的窦底骨高度降低。尽管在以往的英文文献中，表达为"sinus lift""sinus bone graft""sinus floor elevation""sinus floor augmentation""inlay-type maxillary ridge augmentation",但在近期文献,尤其在本系列丛书英文版统一使用了"sinus floor elevation"。

同样,在以往的中文文献中对"sinus floor elevation"有不同的表达,例如"上颌窦提升""上颌窦底提升""上颌窦底骨增量""上颌窦内植骨"等,但在本系列丛书的中译本,译者统一使用"上颌窦底提升"这一术语。

22. 穿牙槽嵴上颌窦底提升

通过牙槽嵴入路提高上颌窦底的高度,在以往的英文文献中使用了"classic method"和"summers method"等术语,在中文文献中使用了"上颌窦底内提升""闭合式上颌窦底提升"和"穿牙槽嵴顶技术"等。但在本系列丛书英文版统一表达为"transcrestal SFE(sinus floor elevation)"和"transcrestal technique";在本系列丛书的中译本,译者统一中译为"穿牙槽嵴上颌窦底提升"和"穿牙槽嵴技术"。

23. 侧壁开窗上颌窦底提升

通过上颌窦外侧骨壁开窗入路提高上颌窦底的高度,在中文文献中使用了"上颌窦底外提升"和"经侧壁开窗技术"等。但在本系列丛书英文版统一表达为"lateral window SFE(sinus floor elevation)"和"lateral window technique";在本系列丛书的中译本,译者统一中译为"侧壁开窗上颌窦底提升"和"侧壁开窗技术"。

24. 上颌窦底提升同期或分阶段种植

上颌窦底提升的同一次手术中植入种植体,或上颌窦底提升愈合之后的第二次手术中植入种植体。在本系列丛书的英文版称之为"simultaneous SFE(sinus floor elevation)"或"staged SFE(sinus floor elevation)";在本系列丛书的中译本,译者分别中译为"上颌窦底提升同期种植"或"上颌窦底提升分阶段种植"。

25. 连续多颗牙缺失和相邻牙齿缺失

牙种植学中,牙缺失可以分类为牙列缺失和牙列缺损。依据种植治疗的功能和美学效果的长期稳定,国际口腔种植学会(ITI)将牙列缺损分为单颗牙缺失和连续多颗牙缺失,或称之为单颗牙缺失位点和连续多颗牙缺失位点。"国际口腔种植学会(ITI)口腔种植临床指南"系列丛书中,"连续多颗牙缺失"的英文表达为"extended edentulous"和"adjacent missing teeth"。

26. 机械并发症、工艺并发症

本系列丛书中详细讨论了"mechanical and technical complications"。在以往的中文种植文献中,习惯性地将"technical complications"翻译为"技术并发症"。但是基于Salvi and Brägger(2009)的定义"Mechanical risk: Risk of a complication or failure of a prefabricated component caused by mechanical forces. Technical risk: Risk of a complication or failure of the laboratory-fabricated suprastructure or its materials",本系列丛书将"mechanical complications"中译为"机械并发症",将"technical complications"中译为"工艺并发症"。

机械并发症与工艺并发症合称为硬件并发症。

27. 透明压膜保持器

关于"Essix retainer",目前并没有统一的中文译名。本文借鉴口腔种植学中关于"Essix retainer"的中文解释,在本系列丛书中将其中译为"透明压膜保持器"。

28. 牙位记录

本系列丛书原著采用的牙位编码系统为世界牙科联盟(FDI World Dental Federation)的二位数系统,中译版的"本系列丛书说明",也遵循原著将相关语句翻译为"本系列丛书使用了世界牙科联盟(FDI World Dental Federation)的牙位编码系统"。

但是在正文中，为更加符合中文读者的阅读习惯（国内以象限标记法更为常见），并避免阅读过程中发生理解错误，遂将单个牙位的记录均用汉字直接描述（例如，"15"译为"上颌右侧第二前磨牙"）。

此外，因为在本"临床指南"系列丛书中频繁使用阿拉伯数字标记牙位，容易与种植治疗中所描述的数字数据相混淆，也是汉译采用汉字直述的另一个原因。

少量涉及固定修复体的描述，为简洁、遵循原著，其牙位表示方法如下：天然牙位采用FDI二位数系统，缺失牙用x表示，如该位点为种植体，则在FDI牙位的二位数前面增加字母"i"（i为英文implant的首字母），一组固定修复体内的各牙位之间用"–"连接。例如：使用下颌右侧第一前磨牙天然牙与下颌右侧第二磨牙种植体混合支持以修复缺失的下颌右侧第二前磨牙与第一磨牙，则表示为"i47–x–x–44"。

29. ICK分类

第九卷提到的ICK分类（种植修正肯式分类）是由AI–Johany和Andres在2008年提出，但原书参考文献所列出的他们发表的文章原文中未能体现书中所含的ICK Ⅴ类、Ⅵ类（肯式分类Ⅴ类、Ⅵ类）（第109页、第110页、第111页），特此说明，请读者斟酌。